もっと気になる社会保障

歴史を踏まえ未来を創る**政策論**

権丈善一・権丈英子
Kenjoh Yoshikazu　　Kenjoh Eiko

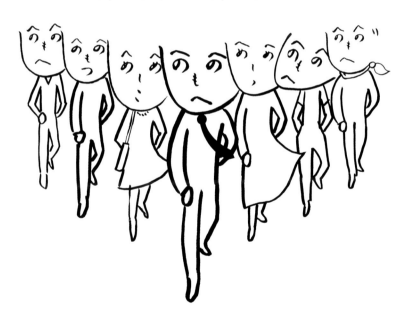

勁草書房

はじめに，そして勤労者皆保険の話

『ちょっと気になる社会保障』から『もっと気になる社会保障』へ

社会保障を政策論として見る場合，この政策が多数決という民主主義の下で形成されている事実は重い意味を持つ．たとえば医療であれば，診察・診断に基づく治療のあり方が民意に問われることはない．しかし，政策論はそうではない．制度に対して人々の誤解が高じれば，民主主義は誤解に基づく政策を誕生させ，社会全体の厚生を低下させることになる（仮に制度がまともな場合でも，正確な理解を欠けば利用の仕方を誤り残念な事態を招くこともある）．民主主義を構成するひとりひとりの誤解を解き，社会保障を通じて社会的厚生を高めるためには，人々に社会保障への正確な理解をしてもらい，民主主義を通じて，あるべき政策を実現するしかなさそうである．そのためには，人々の手元まで正確な情報が届く本を書く方法が考えられるなどというのは，後付けの理屈であって，ひょんなことから表紙にへのへのもへじの絵がある本を書いたのは，2016 年であった．私が歴史を語る際に用いる言葉——バタフライ・エフェクト（11 頁）風に語れば，2011 年に立ち上げられた「社会保障の教育推進に関する検討会」に関わらなければ，そこで高校の教科書で社会保障がどのように教えられているかのチェックなどを行わなければ，さらに検討会の活動に高校の一部の先生たちの反発がなければ，ああいう本は生まれなかったことは確かである．そのあたりは，別に記した「前途多難な社会保障教育」『年金，民主主義，経済学——再分配政策の政治経済学Ⅶ』（2015）を見てもらいたいところだが，そうした背景もあり『ちょっと気になる社会保障』を書くことになる．

この本は，表紙にへのへのもへじの挿絵が描かれていながら，「正確な理解」という言葉が 15 回も登場し，「おわりに」には，次の文章がある．

> そして今すぐにとは言いませんが，できましたらいつの日か，社会保障をもっとよくし，この国をもっと住みやすい社会にするために，社会保障についての正確

な理解を，まわりの人たちに伝える役回りになってくださいませんか？　僕はそういう人たちを，ポピュリズムと闘う静かなる革命戦士と呼んでいるのですが，そうした話はいずれまた追い追い……．

　その後，『ちょっと気になる医療と介護』，『ちょっと気になる政策思想』，『ちょっと気になる「働き方」の話』と出版が続く．その間に，FP や社会保険労務士をはじめ，多芸多才な経済コラムニスト，ジャーナリスト，エッセイストなどなど，多くの理解者と知り合いとなり，社会保障に関する「正解な知識」は有名な YouTuber たちにも届いていった．そして彼らの正確な情報の発信力はものすごいものがあった．のみならず，彼らは，厚生年金の適用拡大や被保険者期間の延長の重要性など公の課題についても，広く積極的に説いてくれてもいる．

　彼らのおかげも大いにあり，社会保障をめぐる環境は以前とは相当に変わってきた．

　過去，大きな問題であった，公的年金への世間からの誤解は随分と解けた．そして年金は，公的年金保険と正しく呼ぼう，WPP，すなわちもし長生きしたときに備えて，高齢期に向けて Work Longer，次に Private Pension が中継ぎ，そして最後は，抑えの切り札，守護神として Public Pension という人生設計を立てておけば，さほど後悔することはないというガイドラインも広まってきた．

ジャンプ 知識補給　WPP を知らないのは，もういいだろう，放っておいて 303 頁へ

　破綻もしていない公的年金を破綻していると信じ，どうすれば良いのかと脅え消費を我慢して世の中全体でデフレを加速させ，将来不安に駆られていろいろとお金の情報を求めながら生きているなど，まったくもっておかしな話であった．だが，今は，多くの人たちが，あの頃よりも，自分の時間を，楽しく意味のあることに使うことができるようになってきたと思う．ゆえに，この国の，いわゆる社会的厚生はかなり高まったはずである．しかし公的年金に関して言えば，厚生年金の適用拡大，被保険者期間の延長，マクロ経済スライドのフル適用など，やらなければならない改革は，相変わらず解決には遠い──そうい

う状況にある．

医療も，似たような状況にある．次は，第3回全世代型社会保障構築会議（2022年3月29日）での私の発言である．

> 2013年の国民会議のときに改革の道筋が示されて，それ以降，新たに地域医療構想がつくられ，また，それまで介護の世界にあった地域包括ケアを医療の世界にまで拡張し，さらに，医療法の中で「地域医療構想と地域包括ケアシステムの構築に資する役割を積極的に果たすよう努めなければならない」と規定された地域医療連携推進法人などが生まれました．2013年から9年たって，その間パンデミックがあった中，あのときに示された改革の方向性の正しさは十分に認識されたと思います．問題は，当時意図されたほどに改革が進まなかったことです．……改革を実行たらしめる手段の在り方も検討していく必要があろうと思っています．

何が問題なのかということは，ことさら言うまでもなく，大方みんなは分かっている．そうであるのに，改革の方向性が示された2013年の社会保障制度改革国民会議の後，政治・行政方面でおかしなことが起こり，提供体制の改革などの重い改革には目をそむけて，予防をすれば医療費は抑制でき，抑制された医療費で財源問題は解決できるとか，病気になるのは自己責任だという風潮をもたらす──私が「ポピュリズム医療政策」と呼んでいた話に迷い込んでいた時代があった．しかしそれも一昨年の2020年頃に転機を迎えた．

オンラインへGO！
医療維新「全世代型社会保障検討会議報告書を読み解く」vol.1
途中で「主役」がいなくなった会議『m3.com』（2021年1月15日）

ジャンプ 知識補給　医療政策を取り巻く政治環境の変化　311頁へ

そして今，政策の主軸は，保守本流の医療介護の一体改革に戻り，提供体制の改革を心機一転進める時代に入っている．

改革の方向性はわかっている．では，どうすればそれを実現できるのか．社

会保障が抱える問題の多くはかなり前からそういう段階にある．本書はそういうところから始めようと思う．かなり前から言っていることであるが，本書にも，「実際のところ，公共政策の目的のほとんどは，「合成の誤謬」の解決である」（214頁）という文章がある．合成の誤謬が関わる問題は，必ず総論賛成・各論反対となる．それでも総論に基づく解決策を実行する方法を考える．それは，2001年に出した本に書いていた「価値判断と実行可能性という2つの制約条件のもとで織りなされるアート」（本書263頁で引用）の趣があるが，それが政策論というものであろう．

社会保障をめぐる環境の変化

長く社会保障に関わってきたせいか，いや，それに本当はある程度制度が整ってきたという時代の条件も加わったためだと思うのだが，社会保障制度が目指す目標として，シンプルであること，煩わしくないことの価値が，以前よりも高まってきている．人に相談などしなくても簡単に分かる制度，ああすればいいのか，それともこうすればいいのかと様々な情報を集めさせるような，選択のために人様の貴重な時間を奪うことのない制度，人の生き方に影響など与えない中立的な制度，いわば，人々にその制度の存在に鬱懐を抱かせない制度，まして人の雇い方次第で企業側の損得に違いが生まれないような制度，そうしたものに高い価値を置くようになってきているのを感じる．人の意思決定に中立な制度ができたら，FPや社会保険労務士たちへの相談も大幅に減るかもしれない．だが，そうした事態が出来するような，シンプルな制度，煩わしくない制度こそが目指す方向性であってほしいと強く考えるようになって久しい．

特殊な情報にアクセスすることができる人だけが得をする制度——往々にして所得の高い人たちに有利に働く制度——や，国が掲げる高い次元での目標，例えば数十年前の70歳の人たちよりも，体力，知力と若返った多くの人たちに生き生きと生きてもらうために，なるべく社会参加を続けてもらう機会を準備していくWork Longerという目標などと矛盾する制度などは，二流，三流の制度でしかない．

ジャンプ 知識補給　社会保険における高所得層の包摂　307頁へ

　以前は，社会保障の制度を考える際には，公平や効率を意識し，その際にも多分，私は人よりも，効率のようにはひとつの答えをカチッとだすことのできない公平や正義という価値への選好をもっていたようではあった．たとえば，公的年金の世界では被用者年金の一元化が長く言われてそれが実現していった．そうした年金の世界も見ている立場からすると，医療保険料率にこれほどの差があり，しかも逆進的である状況は，同じ社会保険である公的年金保険のように公平な負担に向けて改革をするべきと思え，20年ほど前から，被用者健康保険の一元化やリスク構造調整の導入を論じてきた．2013年の社会保障制度改革国民会議報告書にある「負担に関する公平化措置」は，後期高齢者医療制度支援金の負担の在り方を全面的に総報酬割にするための文言であり，「健保組合の中での保険料率格差も相当に縮小する」ためのものであった．その後，その政策も実現された．そして次の目標は，健保組合の協会けんぽへの統合やリスク構造調整の導入であるとも論じてきた．そこで2017年に出した『ちょっと気になる医療と介護』には，「第8章　制度と歴史と政治」「第9章　リスク構造調整の動きが国民健康保険にまでおよぶ2018年度」で詳しく論じていた．なお，介護保険については，次を参照してもらいたい．

オンラインへGO！
なぜ大企業の介護保険料が4月から上がるのか──加入者割から総報酬割へ移行する意味『東洋経済オンライン』（2020年3月7日）

　全世代型社会保障構築会議の中間整理にある「能力に応じて皆が支え合う」には，そうした課題も込められていると理解できる．社会保障制度に関する公平面ではそうした現状にあることを前提にした上で，ここにきて，公平，効率，簡素という目標とすべき価値に優先順位をつけるとすれば，と問われれば，公平をもたらす制度がある程度整備されてきた現在においては，制度が簡素，シンプルであることが極めて重要と感じるようになってきている．簡素であれば，効率も促される．そしてそのためにも，社会保障制度の財源の調達，給付の認定，給付の実行は，DX化を図るべきだとも強く思う．この本の中で，マイナンバーの社会保障ナンバー化を言っているのもそうした理由による（283頁）．

書名など

　今回の書名は，『もっと気になる社会保障』にしてみた．

　本書の第1章，第2章は，年金の話からはじまる．ちょうど，日本年金学会が2020年に40周年を迎え，その記念誌『人生100年時代の年金制度──歴史的考察と改革への視座』で私，善一が原稿を書き，英子が記念講演を依頼されたので，それを載せている．あの時の年金学会シンポジウムのテーマは「働き方改革と年金」だったため，学会員ではない彼女は労働方面の話を求められて呼ばれたようである．翌年の2021年日本年金学会シンポジウムでは私が基調講演を行っており，その概要を第3章で紹介している．

　ふたりとも，年相応に歴史を語るようになってきている．したがって，この本は『社会保障の歴史』の趣もある．ただ，それにとどまらず，本書には，歴史の先にある未来において，こうすればいいではないかという政策提言も豊富にあるので，『社会保障政策論』の趣もある．そこで，副題に「歴史を踏まえ未来を創る政策論」を置くことにした．そしてこの本はこれまでの総集編の位置づけになるため，表紙には，これまでのへのへさん，へのへのくん達に勢揃いしてもらった．隊長は『政策思想』である．

労働力希少社会を迎えて

　最近，とみに思うのは，年金をはじめとした社会保障政策にしろ，労働政策全般にしろ，使用者には申し訳ない話だが，彼らに譲歩を求めることが多いということである．だがそれはある面仕方がなく，それは，『ちょっと気になる「働き方」の話』にあるように「労働力の供給曲線が左側にシフトしていくために労働力の希少性が増して労働条件が改善していく「労働力希少社会」」の必然の出来事であるのかもしれない．

　というのも，労働力希少社会は，社会全体に労働力の有効な活用を求めることになる．そしてそれまで働いていなかった人たちにも労働力となってもらうことを求めることにもなる．ゆえに使用者には，これまでの労働力の使い方，働いてもらい方に再考を求めることになるので，必然，労働力希少社会は，このままでいたい，今までこれでよかったんだと思う使用者たちに譲歩を求めることになってしまう．

図表1　高齢者人口の推移

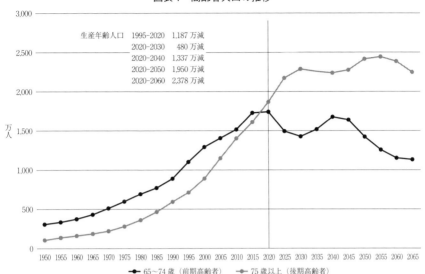

出所：2020年までは「労働力調査」，2020年以降は国立社会保障・人口問題研究所「日本の将来推計人口（平成29年推計）」の出生中位・死亡中位仮定による推計結果.

　労働力希少社会は次のようにまとめられていた.

　「日本は，人口減少社会，特に，生産年齢人口が大幅に減少していく社会に入っています．そうした社会では，労働力の希少性が増す「労働力希少社会」を迎えることになります．今は，希少性が高まりゆく労働力をいかに有効に活用するかという方向性を模索する大きな動きの中にあると言えます．これまで，グローバリズムをはじめとした環境の変化は，労働力の価値を押し下げる方向に作用してきました．その逆向きへの動きが，今，世界中に先駆けて，この日本で始まりつつあるとも言えます.」

『ちょっと気になる「働き方」の話』

　今起こっている次のようなことはいずれも，使用者の協力を得てこそ実現する政策であった.

- Work Longer 社会
- 女性活躍推進
- ワーク・ライフ・バランス
- 均等・均衡待遇（いわゆる日本型同一労働同一賃金）
- 育児・介護休業
- 最低賃金
- 勤労者皆保険
  etc.

そして今起こっている変化は，良いことか悪いことか．『ちょっと気になる「働き方」の話』の出だしに書いていたように，「多くの人たちが労働者であり消費者でもあり，さらには生活者でもあるという多面性が強く意識されるようになってきた」今の時代には，「労働力の不足」という現象を，一方向から評価するのは難しい．

> 「労働力不足というのは，評価するのになかなか難しい問題を抱えていまして，「不足」という言葉をみれば，何か一方的に悪いことのように受け止められるのですけど，これは働く人たち側からみればバーゲニング・ポジション（交渉上の地歩）の上昇のきっかけにもなるわけです．少なくとも言えることは，労働力が希少になり，使用者に対する労働者の交渉上の地歩が高まる「労働力希少社会」になったということです．それを困ったこととみるか，望ましいこととみるかは，立場によって異なるかと思います．」
>
> 『ちょっと気になる「働き方」の話』

（バーゲニング・ポジション（交渉上の地歩））については

『ちょっと気になる政策思想 第2版』へワープ‼

知識補給　アダム・スミスとリカードの距離──縁付きエッジワース・ボックス（312頁）

生産年齢人口は1990年代半ばから減り始め，1995-2020年に1,187万人減少

した．これは，1995 年時の就業者数の 18% に相当していた．しかし，前期高齢者と女性の就業率の上昇で量的には十分すぎるほどにカバーでき，就業者数は 1995-2020 年に 219 万人増加した．

　だが，これからは，前期高齢者と女性というふたつの労働力の給源からの供給量の増加はあまり期待できない．

　前期高齢者は急激に減っていくし，女性の就業率の上昇余地はこれまでほどは多くはない．つまり，労働力希少社会は本格化していく．

　したがって，今後は，非正規という形で増えてきた高齢者と女性の雇用の質を高め，彼らが備え持つ潜在的な能力を十分に発揮できる環境への変化がスムーズに行われるように，政策的にしていくことが課題になる．

勤労者皆保険について

　ところで，いま，勤労者皆保険という言葉が言われている．これは，岸田総理が 2021 年の総裁選の時に公約に掲げていた言葉である．「勤労者皆保険」は，以前，「勤労者皆社会保険」と言われていた．たとえば，次をみてもらいたい．

2018 年 5 月 29 日

自民党政務調査会「人生 100 年時代戦略本部」これまでの議論のとりまとめ

社会保険の適用拡大：「勤労者皆社会保険制度（仮称）」の実現

……

「勤労者皆社会保険制度（仮称）」により，いかなる雇用形態であっても，企業で働く方は全員，社会保険に加入できるようにして，充実した社会保障を受けられるようにする．その際，所得の低い勤労者の保険料は免除・軽減しつつも，事業主負担は維持すること等で，企業が事業主負担を回避するために生じる「見えない壁」を壊しつつ，社会保険の中で助けあいを強化する．

　ここに，「所得の低い勤労者の保険料は免除・軽減」，「事業主負担は維持する」という言葉がでてくる．この言葉は，何を意味するのだろう．

　この本は，まずは，そのあたりから始めてみようかと思う．ずいぶんと前からこの世界にいるために，その頃の話をしようとすると，歴史の話になってしまう．そうした，2007 年頃の歴史から，本書をスタートすることにしよう．

社会保険の適用除外が非正規雇用，格差，貧困を生む

2007年3月に，厚労省年金局は，「パート労働者の厚生年金適用ワーキンググループ」の報告書をまとめている．そこに次の文章がある．

「諸外国では低所得者について，事業主拠出分のみを強制し，本人負担分を軽減することで，低所得者の負担感をできるだけ少なくして適用を図っている例もあることから，中長期的には検討に値するのではないかとの意見があった」．

そうした意見を言ったのは私であるが，あれから15年――当時から見れば，今は，「中長期的」な時が過ぎた頃なのかもしれない．

上述のワーキンググループに委員として参加していた私は，2007年7月に『医療政策は選挙で変える――再分配政策の政治経済学Ⅳ』を出した．そこに次の図がある．図表2，3は事業主が賃金wで人を雇っている場合に事業主が直面する労務コスト線であり，労働者側から見た可処分所得線である．この図では，（2007年当時一般的であった）週30時間以上で厚生年金が適用されることをイメージしている．

いま，wを時給1,000円だと想定しよう．週30時間以上就労した人は，厚生年金に適用され，その保険料は労使折半で負担されることになる．今は，厚生年金の保険料率は18.3%であるため，30時間以上の労働者に対して，使用者は時給1,000円×18.3%/2＝91.5円を年金保険料として負担することになり，このとき，事業主は，時給1091.5円の労務コストを意識することになる．事業主にとっては，時給1,000円から1091.5円へと約1割の引上げは避けたい．

今のような，厚生年金の適用除外規定がある制度は，労働時間が30時間未満の人を雇えば安くすみますよと，事業主に非正規雇用を推奨しているようなものである．一方，普通に適用を行っている事業主からは，公平な競争を阻害する制度に見えよう．

130万円の壁などと違い，事業主負担を節約するために事業主が短時間労働者を雇おうとするこの壁は，労働者には見えない．だから，「見えない壁」なのである．あろうことか，格差や貧困を解決するべきはずの社会保障制度の中の厚生年金適用除外の仕組みが非正規雇用を生む誘因となっており，社会保障そのものが格差・貧困の原因となっているのである．

図表2　パート労働者の厚生年金適用拡大（第3号被保険者・未納未加入者の場合）

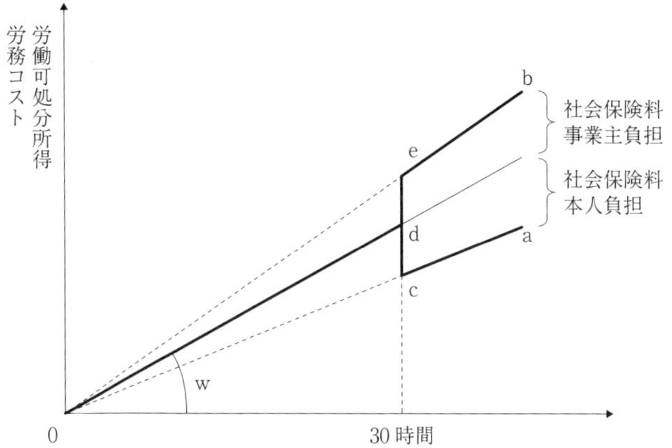

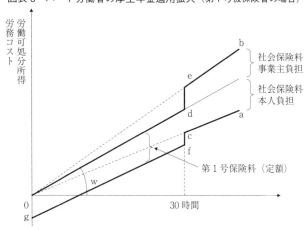

出所：『医療政策は選挙で変える――再分配政策の政治経済学Ⅳ　増補版』
　　　（2007〔初版2007〕）221頁.

図表3　パート労働者の厚生年金適用拡大（第1号被保険者の場合）

出所：同上，222頁.

　2007年当時，参議院厚生労働委員会からのヒアリング調査の中で次のように答えている．

　「事業主負担を免れることのできる穴が大きければ大きいほど，事業主は，その穴に労働者の中でも弱い立場にある未熟練労働者を追いつめ落とし込む雇

用形態をつくってしまう．なるべく事業主負担を免れることのできる穴を小さくする，もしくは蓋をしてしまって穴をなくす必要がある．」

そこで，考えていたのが，「要するに，事業主が直面する労務コスト線から屈折点をなくす．……厚生年金が適用されない第1号の人たちにも事業主負担を課して，彼らの基礎年金の上に報酬比例部分を上積みした年金権を確保していく」という案であった．それは，図表4，5のように描くことができる．

かつては20時間未満に適用されるこの制度を1.5号と呼んだのであるが，それを制度の名前とはしづらいという声もあったので，事業主負担分のみが保険料として納められる制度を第4号被保険者制度と呼んでおこう．

第4号被保険者を新設する——報酬比例の厚生年金の給付額を算定する際には（＝平均報酬月額×加入月数×乗数），加入月数を第2号被保険者期間と第4号被保険者期間に分けて，第4号被保険者期間には2分の1を掛ける．2分の1の理由は，事業主負担分しかないためである[1]．

その効果は，

> 「ここに屈折点があるから，雇う側はこの屈折点の内側で雇おうとするわけです．この屈折点は雇う側が意識する壁ですから，図における第1号被保険者には目に見えない壁として立ちはだかることになります．……労務コストの屈折点をなくし，企業が合理的・利己的に考えたら，長時間働いてスキルを習得した人のほうを選好するような制度に組み替える」権丈（2015）『再分配政策の政治経済学Ⅶ』153-156頁

> 「スーパーマーケットのオオゼキでは，「やっぱり商品知識がある人たちのほうが価値があるから，私たちは正規労働者を雇っていますよ」という方針で，商品知識の蓄積がある人を育てようとしているそうです．同じ賃金率で雇うことができるのであれば，ある程度スキルを蓄積できる雇用形態を選択するわけです．ですから，事業主が直面する労務コスト線から屈折点をなくす措置さえしておけば，……」権丈（2015）『再分配政策の政治経済学Ⅶ』94頁

---

1 医療保険についても，現行制度と矛盾することなく第4号被保険者制度を考えることができるが，詳細はここでは省略しておく．

図表4　パート労働者の厚生年金適用拡大（第3号被保険者・未納未加入者の場合）

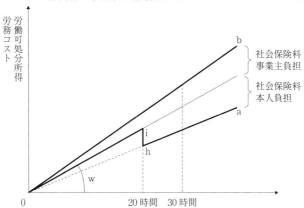

出所：『医療政策は選挙で変える――再分配政策の政治経済学Ⅳ　増補版』
（2007〔初版 2007〕）229 頁.

図表5　パート労働者の厚生年金適用拡大（第1号被保険者の場合）

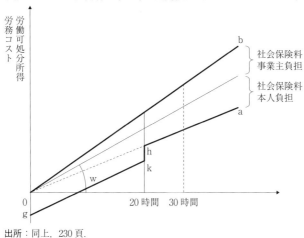

出所：同上，230 頁.

　さて，ここまでの説明を読んでもらった後に，先の，自民党による勤労者皆
（社会）保険制度の定義に戻って，再読してもらいたい．「所得の低い勤労者の
保険料は免除・軽減」，「事業主負担は維持する」そして「見えない壁」の意味
をイメージできるようになったと思う．

　前回 2020 年改正時の適用拡大は，2022 年 10 月から 100 人超，2024 年 10 月から 50 人超への適用となっていたから，次は規模要件の撤廃である．企業規模要件が 2012（平成 24）年改正法の附則に，「当分の間」の経過措置として位置づけられていることを踏まえれば，法律に沿って規模要件が速やかに次回の改正で撤廃されることはもちろんのことである．「当分の間」の経過措置とされて 10 年も経っているのに，まだ残っていることを反省すべきであろう．

　加えて，政府の言う勤労者皆保険というのは，これまでの適用拡大の延長線上にある話でもなさそうである．現行のような適用除外規定をもつ社会保険制度が，非正規雇用を生み，格差・貧困を生み，社会を分断しているという事実を直視して，この原因を取り除くことである．

　貧困・格差を生んでいるのは，実は，それを解決するはずの社会保険であるという極めて残念な話を広く世の中に問題として共有してもらい，今回，解決をはかる．岸田首相が，政務調査会長の時にまとめた報告書にある勤労者皆（社会）保険，そして総裁選の時に公約に掲げた勤労者皆保険，その実現がなされれば，社会保険周りの最大の問題が解決されることになる．

　本書には，第 4 号被保険者を新設する勤労者皆保険の提案の他にも，人への投資のための子育て支援連帯基金，国民皆奨学金制度，地域医療連携推進法人を社会的共通資本とみなしていこうという話や，高齢者は経済の宝なのだから，地方創生して高齢者を誘致しようなどの提案もある．これまでの『ちょっと気になるシリーズ』は，制度・歴史を正確に理解してもらうことが主眼であったために，政策提言は控えてきた．しかしこの本では，こうすればいいではないかという話をいくつも論じている．ここで提案している政策は，それが実現するしないにかかわらず，提案している政策の仕組みをみてもらえれば，社会保障の制度や機能の全体像を理解できるようになっている．加えて，私が政策を提案する際には，その論拠にも，なにがしかの特徴があるのかもしれない．たとえば，子育て支援や両立支援，子育て費用の社会化は，高齢期の主要な生活費が社会化されているのだから当然ではないかとしか言っておらず（20 年近く前からそう言っている），私自身が少子化対策という言葉を使っている箇所はない．加えて，年金においても，Work Longer は自分のためなのだから「支え

手を増やす」という言葉に使用禁止令を出していたりする．終末期の医療の在り方についても，以前から，そして本書でも QOD，すなわち死に向かう医療，生活の質をたかめるために ACP を行うことができる環境を整えることが必要としか論じていない．そして何よりも，『ちょっと気になる政策思想』で考えのベースになっている，供給の成長はコントロールが難しいが，需要の育成はコントロールできるということが本書のベースにもなっている——このことはあとがきでも触れている．ということで，本書を読んで遊んでもらえればと思う．

拙著文献表

　これまで，再分配政策の政治経済学シリーズ，ちょっと気になるシリーズを出してきた．ちょっと気になるシリーズでは，「知識補給」というコーナーや，「オンラインへGO」などのコーナーを設けてきた．そして世の中？では，「知識補給」は他の本にも登場する人気コーナーに成長していたりもする（笑）[2]．

　加えてこの度，『もっと気になる社会保障』を出すにあたり，ワープというコーナーも考えた．たとえば，次のように．

『ちょっと気になる政策思想　第2版』へワープ!!
市場は分配が苦手なのに繰り返し出てくるトリクルダウン（344頁）

　一応，シリーズの全体像をまとめておこう．
　＊は，慶應義塾大学出版会

『ちょっと気になる社会保障　V3』（2020［初版 2016］）勁草書房

『ちょっと気になる政策思想　第2版』（2021［初版 2018］）勁草書房

『ちょっと気になる医療と介護　増補版』（2018［初版 2018］）勁草書房

『ちょっと気になる「働き方」の話』（2019）勁草書房，権丈英子執筆

＊『再分配政策の政治経済学 I ——日本の社会保障と医療［第2版］』
（2005［初版 2001］I 巻）

＊『年金改革と積極的社会保障政策——再分配政策の政治経済学 II ［第2版］』
（2009［初版 2004］II 巻），権丈英子との共著

＊『医療年金問題の考え方——再分配政策の政治経済学 III』（2006　III 巻）

＊『医療政策は選挙で変える——再分配政策の政治経済学 IV ［増補版］』
（2007［初版 2007］IV 巻）

＊『社会保障の政策転換——再分配政策の政治経済学 V』（2009　V 巻）

＊『医療介護の一体改革と財政——再分配政策の政治経済学 VI』（2015　VI 巻）

＊『年金，民主主義，経済学——再分配政策の政治経済学 VII』（2015　VII 巻）

　2　海老原嗣生さんの『年金不安の正体』や香取照幸さんの『社会保障論 I』などに登場！　みなさんもどうぞ!!

目　次

年　金

目　次

第2章　働き方の変化と年金制度，
そしてライフプラン …………………………… 43

第3章　令和時代の公的年金保険に向けて

第4章　日本の労働市場における被用者保険適用拡大の意義

第8章　社会的共通資本としての地域医療連携推進法人 …………… 131

第9章　かかりつけ医という言葉の誕生と変遷の歴史 ……………… 147

ジャンプ⤴ 好事例か，それとも創造的破壊者か

労　働

『ちょっと気になる政策思想』へワープ‼⤴ 制度学派とリベラリズム，そしてネオ・リベラリズム
(319 頁)

『ちょっと気になる政策思想』へワープ‼⤴ 市場は分配が苦手なのに繰り返し出てくる
トリクルダウン (344 頁)

オンラインへ GO !⤴ 今すぐ読んでもらう必要のない年金改革の話
――言ってどうなるものでもない世界はある

第15章　制度，政策はどのように 動いているのか

未来に向けた社会保障

目　　次

年　金

第1章 不確実性と公的年金保険の過去，現在，未来観

日本年金学会 40 周年記念出版（2021）『人生 100 年時代の年金制度——歴史的考察と改革への視座』の第 1 章として，公的年金保険制度の全体像を歴史的観点から執筆．

将来不安という人間の恐怖を制御してきた制度の進化

不確実性とリスク

　人間というのは，「不確実性」に耐えられない生物のようである．ここでいう不確実性とは，将来に起こる主に悪い出来事が，どれくらいの確率で発生するのかを事前にわからないことである．経済学では，フランク・ナイトによる 1921 年の *Risk, Uncertainty and Profit* 以来，サイコロの目（理論的確率）や今年の男女別・年齢別平均余命（統計的確率）のように，確率的に予測できる事象を「リスク」，そうでない事象を「不確実」と呼んできた．

　人類の歴史をながめてみて，将来について確実に言えることは，将来は不確実であるということくらいしかなさそうである．実際，将来というものは何が起こるか分からない．そして，人類は，そうした不確実な将来の下でも命を全うしようとする本能を身につけ，不確実な将来に対して不安という恐怖を強く意識し，将来の不確実性をなんとかして制御，克服しようとしてきた．将来不安という人間の本質的恐怖が醸成する政治不安を制御する過程で生まれてきた統治システムが「公的年金保険」である．この制度を，そうした人間の性（さが）により，不確実性を増幅させた資本主義の時代に生み出された社会的構築物であるとみると，その辿ってきた歴史を理解することができる．

不確実性と公的年金保険

　人間は，不確実性を，不安という恐怖を持って受け止めるあまりに，世の中が不確実であることを受け入れたくない本能をも持つようである．本当は因果関係もない諸現象の間のただの見せかけの相関に因果関係を見出そうとするし，将来が予測可能であると確信的に言う者たちを信じたがる性向も持ち合わせてきた．人間が持つこうした本源的な性質に基づく認知上の誤謬，ヒューリスティックな思考が持つバイアスから独立していられる人たちが，専門家に属するのであろうが，この意味での専門家は，職業的な「専門家」と一致するわけではない．職業的には経済学者は，一種の専門家なのであろうが，経済学そのものが将来に関しては，不確実性を受け入れない姿勢を長く保ち，研究者たちに，あたかも将来が予測できるかのような夢を抱かせ，彼ら研究者たちの膨大な時間と労力を吸収してきた．最近は，不確実な事象に対しては確率論的な将来推計を行うべきという論も出てきているが，確率論的将来推計そのものは，将来を，確率分布を既知とするリスクととらえる考え方の延長線上にある．その論理を辿ると，背後に確率分布に関して正規分布をはじめとした何らかの仮定が置かれていたりする．将来が不確実であるということは，将来を予測するには十分な論拠がないという，ラプラスによる論拠不十分の原則（principle of insufficient reason）に基づいた話であって，基になる事象の発生確率がどのような形状なのかさえもわからないということである．

　他方，人口学の世界は，早くから将来の人口試算は投影（projection）であって予測（forecast）ではないと意識されてもいたし，年金の長期的な財政試算も，financial projection（投影）と呼ばれ，この投影によって，社会が目指すべき方向性との乖離が確認でき，政策による出来事の経過を修正する機会を提供するツールとして利用されてきた．そして投影の下では，不確実な未来に対して複数ケースを試算することで対応し，ひとつひとつの状態は生起する公算が互いに等しいとみなす方が論理的妥当性をもつという理解も，ようやく広まってきた．それが公的年金周り，特に財政検証に関する議論を落ち着いたものにしつつある．

　将来は読みきれないということは，1958年頃，国民皆年金に向けた動きの中で，専門家たちが集まったはずの国民年金（5人）委員会[3]は，年利7.5%で

運用する積立方式の公的年金を提唱していたことからも分かるであろう．幸い
にもこの案が取り入れられることはなかったが，当時の専門家と考えられてい
た人たちが，年利 7.5% で公的年金制度という超長期，いや国が存続する限り
永続する制度を設計できると考えていたのである．のみならず，1966 年に厚
生年金基金ができたときは，予定利回り 5.5% に基づいて，代行部分の免除保
険料率が設計されてもいた．発足当初から，いずれは行き詰まり，厚生年金基
金の整理をどこかで行わなければならなくなる――と今になればわかるのであ
るが，時代というものは，人々を集団としてある種の誤謬の中に飲み込んでし
まう力を持つ．

　そうした不確実な世の中，しかも将来が予測できると信じている大勢の人が
いる世の中で[4]，人が生あるかぎり貧困に陥らずに生きていくシステムを，民
主主義過程を通じて前もって準備していくことは極めて難しい．ここでは，
「貧困」については厳密な定義はしないで話を進めさせてもらうが，人々の生
活を貧困に陥らせることになる大きな原因である不確実性は，時代とともに変
化するから厄介さが増していく．

資本主義と不確実性

　産業革命によって興隆してくる資本主義は，たしかに，成長をもたらして，
人々の生活はより便利に，より清潔に，そしてより健康になり，人生選択の機
会を増やしてくれた．しかし，経済成長とは，人間が生きる環境の周りで以前
と今では状況が異なるという「変化」がもたらすものであり，そうした成長の
原因となる「変化」には，旧来の助け合いのシステムであった家族，親族，地
域社会の変化も必然含まれていた．そして何よりも，資本主義の中で，多くの
人は賃労働者として生きていくことになっていった．

　この賃労働は，老齢，障害，遺族や失業のような収入の途絶，医療費の支払
いや，介護，出産，育児などの支出の膨張への対応力が極めて弱い剛構造の稼

3　1957 年 5 月厚生省が 5 人の専門家による国民年金委員会を設置．1958 年 2 月国民年金委員会が
「国民年金制度検討試案要綱」を発表．詳細は矢野聡『日本公的年金政策史』（2012）125-126 頁．

4　年金論の分岐点は財政検証を正確に「投影（projection）」と理解するかどうかにある．財政検証
の試算結果を「予測（forecast）」と呼んで，予測の当否の観点から財政検証を論じる者も未だに
いるのも事実である．しかしかつてと比べて，相当に減ったことも確かである．

得チャネルである．それゆえに，資本主義が常態となっていった世の中では，生活リスク——収入の途絶と支出の膨張——に直面して貧困に陥る人たちが増えていき，そうした社会に生きる人たちは，貧困に陥る不安を極度に高めていった．そして当然，そのような人々が多く生きる社会では，政情の不安定さや統治の難しさが高まっていく．

政情の不安定の高まりを懸念するのは為政者たちであり，19世紀末ともなると，貧困に陥る不安を緩和して，統治の安定を図るために，国がいくつかの制度を作っていくことになる．

その時にひとつの工夫がなされていて，資本主義社会，市民社会の深層原理である，生活自己責任，自助努力，給付反対給付均等の原則に大きく抵触することのない方法が考えられていったのである．そこで，すでに存在していた助け合いのシステム「私保険」の手法を擬することにより，「社会保険」という政策技術が考えられていった．後世に，1601年のエリザベス救貧法に淵源をみる税による貧困の救済を担う公的扶助は「救貧制度」と呼ばれるようになり，社会保険料を事前に収め，貧困に陥るのを未然に防ぐ社会保険制度を「防貧制度」と呼ぶようになるのであるが，この呼称は，みごとに双方の制度の特徴を表していた．社会保険は，防貧機能を持つ自助の強制の制度であると解釈できるゆえに，資本主義社会，生活自己責任が掲げられる市民社会の中でも，費用負担者たちへのぎりぎりの説得に成功し，国境を越えて一気に普及していった．

公的年金保険の制度設計
無拠出制の税方式か拠出制の社会保険方式か

各国で国民全般を対象とした公的年金制度を作ろうとする時，多くの国で，租税方式にするか，社会保険方式にするかの議論はなされる．日本もそうで，1961年の国民皆年金に向けた議論がなされていた時も，無拠出制の税方式か，それとも拠出制の社会保険方式かが議論されていた．そして最終的には拠出原則が選択されていく．その場での議論は，やはり，生活に対する自己責任の姿勢，自助の姿勢を確保していくことが重要というものであった．もちろん，その判断がなされるときには，税によって安定した制度をつくることの難しさも意識されていた．

ジャンプ🏃 知識補給　公的年金の創設，拠出制か無拠出制か？　313頁へ

のみならず，社会保険は，資本主義社会であるという事実から大いに便益を得ている企業側に費用負担を求める際にも好都合であった．各国において大方，社会保険の財源構成は労使折半である．使用者側を説得する際には彼らが恩恵を受けている資本主義を守るために，そして，彼ら使用者が必須とする労働力を保全するためにとの論が使われた．労働者側には，自助の強制であるとともに，イギリスにロイド・ジョージが社会保険を導入する際に用いた「4ペンスで9ペンスを」式の説得もなりたった．

　財源調達というものは，社会保障政策の要諦であり，費用負担者たちを説得するために，いかなる理由に基づいて財源を調達するかという根拠は極めて重要となる．社会保障論そのものが，費用負担者たちへのメッセージなのである．このあたりの問題意識は，社会保障関係の論者の中でも理解できない者がいるところだが，社会保険料の方が労使双方，さらには広く国民の理解を得やすかったというのは確かにあろう．そして歴史の上では，資本主義体制そのものから使用者側は十分に便益を受けるのだからという，使用者に負担を求める論は，社会保険の創設時のみならず拡張の際にも繰り返し使われていくことになる──もっとも，そう簡単にはいかないのだが．

積立方式か賦課方式か

　1961年の皆年金の実現に携わった小山進次郎著『国民年金法の解説』にある基本スタンスは，「人口老齢化の趨勢を考えると賦課方式の採用が当分の間至難である事情がさらに明瞭となろう[5]」というものであった．国民年金の財政方式の選択時には，積立金を生む平準保険料方式（目標の給付水準を未来永劫ひとつの保険料率で運営することができるように算定された保険料率──英語では，constant premium，あるいは level premium）が意識されており，制度もその方式でスタートしている．しかしすぐに給付の早期化と給付の充実促進の中で，平準保険料方式は賦課方式に近づいていった．だが当時はまだ，積立方式と賦課方式の比較において，公的年金が，その年々に生産された付加価値を分配し

5　小山進次郎（1959）『国民年金法の解説』114頁.

ている制度であり，後に，経済学者ニコラス・バーの「生産物こそが重要
（Output is central）であり，年金受給者は金銭に関心があるのではなく，消費
に関心がある（食料，衣類，医療サービス）――このように鍵となる変数は，将
来の生産物である．賦課方式と積立方式は，単に，将来の生産物に対する請求
権を組織的に設定するための財政上の仕組みが異なるに過ぎない．２つのアプ
ローチの違いを誇張すべきではない[6]」に要約される Output is central の考え
方はなされていなかった[7]．積立方式と賦課方式については，今日，「少子高齢
化で生産力が低下した影響は（積立方式・賦課方式）いずれも受けるが，積立
方式は運用悪化など市場を通して，賦課方式は保険料収入の減少などを通して
受ける」（厚生労働省（2014）『いっしょに検証！公的年金』）と説明されており，
妥当であろう．

1954 年改革――日本の公的年金の原点を創る
社会保険ゆえの所得再分配

　もちろん，社会保険は私保険とは異なる．社会保険は，社会政策の一環とし
て，私保険が経営を継続していくうえでの鉄則である，給付反対給付均等の原
則を変容させることができる．

　強制加入の社会保険では，個々人の給付反対給付均等の原則から自由であり，
総体としての給付反対給付均等の原則を守りながら再分配目的を遂行する手段
になりうることは，日本の公的年金制度においても大いに利用されてきた．
1954 年の厚生年金改革の中で，定額部分と報酬比例部分の２階建ての年金を
構想することにより，公的年金保険の中で，富裕層から中・低所得層に所得を
移転する，所得再分配が組み込まれたのである．この 1954 年改革で組み込ま
れた厚生年金の所得再分配が，後に公的年金を通じた所得格差の縮小，中間層

6　第 12 回社会保障制度改革国民会議（2013 年 5 月 17 日）厚生労働省提出資料「年金関連 4 法に
　　よる改革の内容と残された課題」，19 頁．http://www.kantei.go.jp/jp/singi/kokuminkaigi/dail2/
　　siryou2.pdf
7　ただし，1968 年刊の『厚生年金保険の 25 年史』には次の論がある――「老齢年金受給者が必要
　　とする消費物資は，その時代の生産人口層が生産したものであるから，もし，全国民を対象とし
　　た制度であるならば，結局，国民所得の一部を生産人口層から移転することになる．……国民所
　　得の一部が移転することは，経済的な事実であって，その限りにおいては，財政方式が賦課方式
　　であっても積立方式であっても，それにはかかわりのないことである」．

の創出に貢献したことは確かであろう．ではなぜ，日本で定額部分と報酬比例部分を組み合わせた公的年金制度ができたのであろうか．

　1941 年成立，翌 42 年施行の労働者年金保険制度（1944 年に厚生年金保険に改称）は，平均標準報酬に加入年数に応じた率を乗じて年金額が定まる報酬比例部分のみであった．そこに，1949 年発足の社会保障制度審議会が，1950 年に「社会保障制度に関する勧告」を出し，年金は定額給付であるべきとの提言を出してきた．当時は，イギリス，スウェーデンも定額給付であり，日本の事業主も定額制を支持していた．しかし定額制では，すでにイギリスで見られていたように，負担側面での定額拠出が低所得者の負担能力に規定され，給付の充実を思うように進めることはできないというデメリットがある．また，当時は大企業と中小企業との間の所得格差，二重労働市場が問題視されていた時代でもあり，出稼ぎ労働者たちの賃金とそうでない人たちの間での賃金格差も大きかった．そうした背景が勘案されて，1954 年改革では，定額と報酬比例を併用して，厚生年金の中に所得再分配が組み込まれていく．この制度は，後に厚生年金における定額部分が基礎年金に編成されることになって今に至り，令和元（2019）年財政検証でも次のように説明されている次の日本の制度の特徴は，1954 年に誕生したのである．

- 公的年金は所得再分配機能を有することから賃金水準が高い世帯ほど，年金月額は高く所得代替率が低くなる構造となっている．

1954 年改革における支給開始年齢引き上げ

　1954 年改革は，厚生年金の支給開始年齢を，20 年間の経過措置を設けて 55 歳から 60 歳に引き上げることも決めた（経過措置終了 1973 年）．

　1954 年改革で支給開始年齢が引き上げられた背景には，当時，平均余命が著しく伸びていたことを挙げることができる．たとえば 55 歳男子の平均余命は，1945 年で 11.1 年であったのが，1951 年には 17.7 年と 6 年間で 6.6 年伸びている．戦争の影響もあるので，1935-1936 年の完全生命表を見ると男性 55 歳における平均余命は 15.55 年で，やはり 2 年以上伸びている．もちろん，当時の厚生省による支給開始年齢の引き上げの提案に対して，労使はそろって反

対している．支給開始年齢引き上げに対しては，歴史上，労使ともに毎回同じ
理由で反対しているので，ここでの記述は省略する．だが，労働側は最後まで
反対であり，事業主側は 20 年という経過期間を設けたことで妥協している．
ただし，ここは歴史の読み解きが難しいものがある．

　1954 年改革で厚生省が行いたかったことは，終戦直後に下げられていた保
険料率を平準保険料の水準に戻すことであった．しかし 1954 年改革では，経
済界の強い反対が通り，結局，保険料引き上げと給付の改善からなる厚生年金
の立て直しは断念せざるを得なかった．この時，事業主側は，支給開始年齢の
引き上げでは妥協したが，保険料率の据え置きの要望は政府に認めさせている
のである．詳しく見てみよう．

　第 2 次世界大戦中の 1941 年 3 月に成立した労働者年金保険法が，1942 年 1
月 1 日に施行されたときは，平準保険料率の設計の下に保険料率は 6.4%（坑
内夫除く，以下同じ）とされた．2 年後の 1944 年，労働者年金保険が厚生年金
に改称される中で，市中の購買力を吸収する目的もあって保険料率は 11.0% に
引き上げられていった．しかし，戦後の大混乱期 1947 年には保険料率は 9.4%
に下げられ，さらに翌年 1948 年には 3% に引き下げられている．一方，戦後
のハイパーインフレーションの中で，平準保険料方式で蓄えられた積立金は価
値を失い，厚生年金は機能不全に陥ってしまった．ちなみに，当時のインフレ
の様子は 1934-1936 年の消費者物価指数を 1 とした場合，1954 年には 301.8，
卸売物価でも，1934-1936 年から 1949 年までに約 220 倍，1945 年の水準から
みても 1949 年に約 70 倍というすさまじいものであった．戦時中に，インフレ
抑制のために購買力を吸収する意味もあって，国民から徴収し積み立てられて
いた厚生年金の積立金は紙くず同然になっていたのである．

　1950 年 6 月からの朝鮮動乱に伴う特需景気によってドッジ不況を乗り切っ
た後に，ようやく厚生年金制度の立て直しの機運が高まってくる．そして厚生
年金の最初の受給が 1954 年 1 月にはじまることから，制度改正のタイムリミ
ットは 1953 年末とされていた．厚生省は，この改革で給付水準の改善を図り
保険料率を平準保険料に戻すことにより，厚生年金の再建を図ることを期して
いた．しかしその時，経済界は，支給開始年齢の引き上げには妥協したが，給
付水準の回復と保険料率の引き上げに強く反対していくことになる．またそこ

から，今日に続く日本の年金の特徴が生まれていくことになる．

バタフライ・エフェクトと制度進化の不確実性

バタフライ・エフェクトという言葉がある．これは，気象学者のエドワード・ローレンツが，1972年にブラジルで一羽の蝶が羽ばたく程度の攪乱が，遠くテキサスで竜巻を起こすような大きな影響を与えると語ったことに由来し，力学系の状態にわずかな変化を与えると，そのわずかな変化が無かった場合とは，その後の系の状態が大きく異なってしまうという現象，そして将来の予測困難性，初期値鋭敏性を意味する表現として知られている．1954年の厚生年金改革は，まさに，バタフライ・エフェクトを招くことになる．

1954年改革以前に，私立学校教職員共済組合は，厚生年金から独立していた（1953年）．そして1954年厚生年金改革で，経済界の強い抵抗にあって給付水準の回復をはかることができず，また，労使双方による保険料率引き上げも阻まれた厚生年金は，必然，給付の設計も貧相なものとならざるを得なかった．となると，雇用環境の中で，労使という対立関係ではなかったある種裕福な層が，ならばっと，厚生年金から独立して，公共企業団体職員共済組合（1956年），農林漁業団体職員共済組合（1958年），国家公務員共済組合（1958年），地方公務員共済組合（1962年）を作っていったのである．

この話の面白さは，1954年に企図された厚生年金の再建を阻んだ経済界の抵抗が，その後日本の公的年金が抱える大きな問題の原因を作ったことである．1954年当時，大企業は既に福利厚生として退職金を積み立てていた．1948年に決められた暫定保険料率3%以上への引き上げは，退職積立への負担と重複すると批判して，断固反対していた．これに対して，社会保険審議会の公益委員などは，退職金，企業年金は労使協約に基づく権利義務関係であって国の責任で行う社会保障とは異質であり調整にはなじまないと論じており[8]，厚生年金の再建を図りたかった政策当局も同じ考えであったろう．しかし経済界の言い分が通ることになり，1954年，経済界は保険料率の据え置きと，後1965年に，厚生年金の代行給付を行う厚生年金基金の創設を勝ち取っていく．

日本では，1954年改革から7年後に国民皆年金を作っていくことになる．

8　吉原・畑『日本公的年金制度史』67頁.

その時すでに，1939年にスタートしていた船員保険を含めると，7つの年金制度が存在していた．このように分立した年金制度を前提として，国民皆年金をどのように組み立てるかという課題は，かなりの難問になっていく．

　さらにいえば，老後，障害時，遺族を残すなどの生活リスクを緩和するには給付が貧弱だからといって厚生年金から飛び出した各種年金の中には，後に，産業構造，交通革命の変化を受けて，厚生年金に助けを求めなければならないものも出てくる．

　大企業からなる企業年金のように，要望を通して退職金と公的年金との調整を勝ち得ていったまではよかった．だがことの性質上，企業年金は積み立て方式で運営せざるをえず，発足当時，予定利率年5.5%での運用で設計された厚生年金基金が，その後の金融の波乱と金利の長期低下傾向で持つはずもない．そして半世紀ほど後には，市場の不確実性の中，厚生年金基金は解散を迫られていく．

　今から見れば，当時は巨大で，帝大出身のエリートの就職先であった国鉄と言えども，単独で年金を永続できるはずもなかった．しかし，後に国鉄が斜陽を迎えることになることを，あの頃は自他ともに予想がつかなかっただろうと思う．農林漁業団体職員共済組合も国鉄と似た運命を辿っていく．さらには金利5.5%で厚生年金基金を制度設計するなど，完全な後知恵バイアスとなるが，あり得ない．つまり当時では，人々は，自分たちをとりまく社会経済環境の将来の不確実性を理解することができずに，自分たちは今のままの姿でいるであろうと考えて自分たちだけよければよしという我を通していった．世の中そういうものと言えばそれまでだが，年金制度の分立は，後に，被用者年金の一元化問題として，後世の人たちに大きな課題を与えることになる．その難問が解決されるのは，1954年から61年を過ぎた2015年という，つい最近のことであった．

財政再計算の誕生

　1954年改革で，その後の日本の年金政策に大きな影響を与えるのは，財政再計算の誕生であった．この段階ではまだ，将来には平準保険料率に戻すことを考えていた厚生省は，捲土重来を期して段階的に保険料を上げていくことを

法律に明示する提案をした．しかしそれは，労使から反対されてしまう．そこで次善の策として，5年先までの保険料率を法律に書き込み，さらに5年後に財政を再計算して，次の5年間の保険料を決めるという文面までを法律に書き込むところまでは，もちこむことができた．いわゆる，段階保険料方式への転換である．

そしてこの段階保険料方式は，目指すところは平準保険料方式であったので，そうした期待も込めて修正積立方式と名付けられ，このネーミングが，その後の公的年金の財政方式に誤解をもたらすことにもなっていった．結局今になるまで，厚生年金の保険料率を，平準保険料の水準に戻すことはできなかったが，この時に誕生した年金財政を，5年に一度，長期試算をするという規定が，「財政再計算」という仕組みを生むことになる——社会経済状況の不確実な変化に対して5年に一度のチェックを行い，それに相応した形で，負担のみならず給付の在り方も見直していくという，他国と比べて，かなりメンテナンスが行き届いた年金制度が誕生したのである．そしてこの制度が，50年後の2004年改正時に財政検証に転じて，今も引き継がれている．ただし，財政再計算と財政検証とは違うものである．

財政再計算と財政検証

財政再計算の時代には，メインの試算として示されたのは，保険料の引き上げをはじめとした制度改革を織り込んだ改革案であった．そして，仮に保険料を上げなければ将来の負担と給付はこういう状況になっていくという自然体の投影試算が参考試算として示されていた．ところが，2004年で規定され，2009年に初めて行われた財政検証では，公的年金がこのままの制度で進めばという投影の姿が本体の試算に切り替わった．主客が転倒したのである．

1999年までの財政再計算の時代は，再計算後の法律改正，制度改革が前提となっていたが，2004年改革以降の財政検証の時代には，その投影に基づいた制度改革は前提とされていなかった．そこで，2013年の社会保障制度改革国民会議が[9]，制度改革に資する試算を財政検証で行うように指示を出して，

9　この報告書は，これまで日本の年金不信の病巣となっていた賦課方式・積立方式論争，世代間格差論争，支給開始年齢問題などに関して決着をつけ，さらには，2004年改革以後に始まった財政

その年の12月にその旨が，その後の政策方針を計画するプログラム法（2013年12月5日成立「持続可能な社会保障制度の確立を図るための改革の推進に関する法律」）に規定されることになる．この法律に基づいて2014年財政検証では，保険料水準固定方式の下でも将来の給付水準，特に基礎年金の水準を高めることができる3つのオプション試算――オプションⅠ マクロ経済スライドの仕組みの見直し，オプションⅡ 被用者保険の更なる適用拡大，オプションⅢ 保険料拠出期間と受給開始年齢の選択制――が行われた．この試算を受けて，2016年改革ではオプションⅠに基づくマクロ経済スライドの見直しが行われた．

　こうした日本の年金政策のあり方，すなわち，そもそもが将来は不確実である世の中で，国民に一定の年金を終身で保障するために，5年に一度環境をチェックして社会が目指すべき方向性との乖離を確認することにより，将来のために制度改革を行うという仕組みの源を辿れば，1954年の財政再計算規定にさかのぼることができるのである．いや，もっと辿るとすれば，1954年に厚生省のねらいであった厚生年金の再建に抵抗した経済界の政治力にもいきつくこともできる．バタフライ・エフェクトというか，風が吹けば桶屋が儲かるというか，1954年の改革をあの形たらしめた経済界の抵抗は，今の日本の年金政策の形に大きな影響を与えている．

　なお，今日の財政検証の投影方法の精緻さは，世界中の年金の検証方法としては抜きん出ている．この点実のところ，1999年の財政再計算までは，過去の傾向を外挿した程度のものに過ぎなかった．しかしその方法では，労働力人口の増加傾向が，転換点を迎えて減少傾向に転じていくことを反映することができなかった．そこで，2004年財政再計算から，人口減少の影響を反映することができるように，人口要因を独立変数として扱うことができるコブ・ダグラス型生産関数を用いた成長会計の手法に替わり，現在に至っている．

ジャンプ🏃 知識補給　年金財政検証が用いる新古典派成長モデルの特徴　314頁へ

　年金財政の投影を行うのに，そうした方法でいいのか，それとも不十分なのか――不確実な未来でも，精緻化を進めれば予測に近づけることができるとす

検証の役割を前進させて，年金制度の改革のあり方にPDCAサイクルを導入していく．

る人から見れば不十分であるのかもしれないし，他方，将来は不確実ゆえ，どんな方法を採ろうが不確実な未来に対して公的年金でなすべき政策はさほど変わらないと考える者から見れば，十分すぎるのではないかともなる．年金部会の中でも，「諸外国に比べて異常に細かい前提を置いているということが本当に妥当なのかどうか．……前提条件においては，グローバルスタンダードに合わせるという視点がないことは少し残念な気がします[10]」との声もある．

1954年年金改革と厚生年金の財政方式

1954年年金改革の骨子をここでまとめておけば，次のようになる．

- 定額部分と報酬比例部分の形にして所得再分配を組み込む
- （繰り上げ受給なしの）支給開始年齢を55歳から60歳に引き上げる
- 財政再計算を設け，段階保険料方式がスタートする

日本に限らず，公的年金制度が発足する際には，目標とする給付を行うために平準保険料方式からスタートするのが大方である．この方式の下では積立金が貯まっていき，この方式を積立方式と呼ぶ者もいる．しかし厚生年金は，戦後1947年，1948年と続けて引き下げられた保険料率から，平準保険料率に戻ることはできなかった．その後は，段階保険料方式，そして政策当局の積立方式への未練も映して修正積立方式と呼ばれるようになってはいたが，積立方式にはほど遠く，現役世代の保険料がそのまま受給者に移転される賦課的要素が強くなっていった．ところが共済年金の中には，長く平準保険料にこだわっていたところもあり，それらは，給付の何年分を積立金で賄うことができるかを示す「積立度合」が厚生年金よりも高くなっていった．こうしたこともあり，被用者年金の一元化というのは，相当に難易度の高い政策となっていったわけである．

年金政策においては，日本の年金が積立方式から賦課方式に変わったのはいつなのかという問いかけはしたくなるものである．これについて，厚生年金に関しては，1942年の制度施行から5年後，戦後すぐに保険料率が下げられた

10　第7回社会保障審議会年金部会（2019年1月30日）における出口治明委員による発言．

1947 年と言うこともできれば，1954 年に平準保険料率に戻すことが阻止され
たときと言うこともできよう．ただし，この段階では政策当局としては，まだ
平準保険料への回帰を意識していたようであり，彼らが完全に諦めるのは，
1973 年に賃金再評価・物価スライドが導入された時ということになるのかも
しれない．ただし，実態という側面だけをみれば，やはり 1947 年ということ
になろう．

国民皆年金へ
55 年体制の産物と国民皆年金というロマン

　1954 年厚生年金改革の後，将来予想される給付水準があまりにもみすぼら
しいものであったため，いくつもの職業団体が脱退し，日本の年金は制度が乱
立する時代を迎えていた．1955 年頃になると，中小企業の被用者を厚生年金
保険から脱退させて新たな年金制度を作ろうとする中小企業政治連盟の動きも
でてきた．そうした動きを抑えるために，政府内で国民年金構想が生まれてき
たともいわれている．加えて，国民皆年金の形成の動機を考える上では，当時
の政治状況を考えざるを得ない．

　1955 年 10 月，4 年前の 1951 年にサンフランシスコ条約を巡って左右 2 派に
分裂していた社会党が統一している．これは経済界に危機感を与え，その圧力
もあり，同年 12 月に自由党・民主党の合同がなって自由民主党（以下，自民
党）が生まれ，日本の政治は 55 年体制の時代に入る．勢いのあった統一社会
党が目玉政策として国民年金構想を掲げると，1957 年初頭，自民党の厚生大
臣は 1959 年度から国民年金制度を実施すると公言する．そして翌 1958 年 5 月
の総選挙では，「昭和 34 年度（1959 年度）からの国民年金制度の逐次実施」を
公約に掲げた自民党が過半数を獲得した．国民皆年金は，いわゆる 55 年体制
の産物であった．なお，1958 年総選挙で社会党は政党史上最高議席 166 を獲
得している．社会党の片山内閣が成立した 1947 年総選挙の時でさえ，社会党
の議席数は 143 であった．

　この頃はまだ，1945 年の終戦から十数年しか経っていない．そうした中で，
他の先進諸国にもない国民全般を対象とした年金をつくろうとしていたのであ
るから，なにか時代の空気というものがあったのだろう．そのあたりを 2004

年年金改革時の年金局数理課長であった坂本純一氏は「国民皆年金というロマン」と表現している．

ジャンプ⤴　知識補給　ロマンとして生まれた国民皆年金　315頁へ

　国民年金法は，1958年7月に自民党政務調査会に設置された衆参両議院72名からなる国民年金実施対策特別委員会，通称，野田（卯一）委員会と，同年4月に厚生省に設置されていた小山進次郎氏を局長とする国民年金準備委員会事務局の合作として作られることになる[11]．事務局長の小山氏は，国民年金法が成立した1959年に出した『国民年金法の解説』の中で「国民の強い要望が政治の断固たる決意を促し，我々役人の小ざかしい思慮や分別を乗り越えて生まれた制度[12]」と論じている．このあたりは，小山氏の厚生省の後輩にあたる中村秀一氏の次の回顧も理解を助けよう．

　　1995年にドイツとの年金通算協定の交渉を担当することになり，2度ほど現地を訪れた．交渉の合間に「日本では専業主婦の年金が問題になっている」と話したが，先方に全く通じなかった．ドイツの年金制度は「働く人」しか対象にしておらず，専業主婦に年金などありえないからだ[13]．

　無職の人をも対象とする国民年金が議論されていたとき，当然，税を財源とする無拠出制の選択肢もあがった．しかし，国民年金では拠出制の社会保険方式が選択された．小山進次郎氏の言葉を借りれば，「老齢のように誰でもいつかは到達する事態については勿論のこと，身体障害や夫の死亡という事態に対しても，予め自らの力でできるだけの備えをすることは，生活態度として当然のことであり，わが国の社会はこのような個人の自助努力，自己責任の原則を基として成り立っている．したがって国民年金制度を真に老後等の生活を支えうる本格的な年金制度とするためには，自助努力，自己責任の考え方にたった拠出制を基本とするものでなければならない[14]」．逆に言えば，「自助努力，自

11　小山進次郎「国民年金制度創設の舞台裏」『国民年金二十年秘』38頁．
12　小山進次郎（1959）『国民年金法の解説』1頁．
13　中村秀一（2016）『社会保障制度改革が目指しているもの』26頁．

己責任の考え方にたった」社会であっても，社会保険方式ならば受け入れられると考えられていたということであろう．同書で小山は「諸外国においてもイギリス，西ドイツ，アメリカなど年金制度の先進国といわれる国はすべて拠出制を原則」とも論じていた．

　ここで，国民年金という制度の法律的な位置づけをみておこう．

　国民年金法は，その目的は次のように規定されている．

　　第一条　国民年金制度は，日本国憲法第25条第2項に規定する理念に基づき，老齢，障害又は死亡によつて国民生活の安定がそこなわれることを国民の共同連帯によつて防止し，もつて健全な国民生活の維持及び向上に寄与することを目的とする．

　ここに，「国民生活の安定がそこなわれることを……防止し」とあるように，今の国民年金制度は防貧のためにあると記されている．ちなみに，生活保護法は次のようになっている．

　　第一条　この法律は，日本国憲法第25条に規定する理念に基づき，国が生活に困窮するすべての国民に対し，その困窮の程度に応じ，必要な保護を行い，その最低限度の生活を保障するとともに，その自立を助長することを目的とする．

ここで憲法第25条は，次である．

　すべて国民は，健康で文化的な最低限度の生活を営む権利を有する．
　②国は，すべての生活部面について，社会福祉，社会保障および公衆衛生の向上及び増進に努めなければならない．

　このように，生活保護法は憲法第25条に基づいており，対して，国民年金法は憲法第25条第2項に基づいていることは，生活保護と公的年金の議論を交通整理する際に役に立つこともあろう．

14　小山進次郎『国民年金法の解説』33頁．

当時，皆年金に向けての課題は，次のようなものであった．

1. 拠出制に基づく社会保険制度にするべきか，それとも拠出を問わない租税財源の制度にするべきか，拠出制にするのであれば，既に高齢期にはいっている人たちへの給付をどうするか
2. 既にある7つの年金制度の被保険者との関係，すなわち国民年金の被保険者を誰にするか
3. 既に存在する被用者年金の配偶者，及び学生をどうするか

1は，社会保険方式が選択され，次節にみるように，既に高齢期に入っている人たちへは福祉年金と給付早期化の原則で対応している．

2では，当時同時に進められていた国民健康保険と同様に，既に存在していた公的年金の被保険者と配偶者以外を対象とした．今から考えると信じられないことであるが，それまで年金に繋がらなかった短期の加入期間の被保険者は，それぞれの年金制度からの脱退一時金で処理され，年金の受給権を得ることができていなかったのである．そこで，被保険者の年金制度間の移動による調整は「じゅずつなぎ方式」で通算することが各省で合意され，それまでばらばらであった公的年金制度が，はじめて繋がることになった．

当時の年金は，保険料率，掛金率，年金額の計算方法に大きな相違があったので，各制度の通算は，技術的に難易度の高い作業であった．坂本純一氏は，この問題に関して The devil is in the detail（悪魔は細部に宿る）と評しており[15]，分立していた年金制度は，1961年の皆年金でホップ，1985年の国民年金の基礎年金化でステップ，そして2015年の被保険者一元化のジャンプで，ようやく被用者保険一元化という難問を解決し終えることになる．

なお，2の既存の7つの年金制度の被保険者との関係，新制度の被保険者を誰にするかについては，新制度の財政を独立させ，既存の公的年金以外の者という選択肢を採った．この選択は，将来の不確実性のひとつである，産業構造の変化が視野に入れられておらず，将来，誰かが必ず解決しなければならない課題が1961年の国民皆年金のスタートと同時に準備されたと考えていい．具

15　「数理の目82　制度創設時の論点⑤」『年金時代』2014年3月号37頁．

体的には 1985 年の改革がこの問題に取り組むことになる.

　そして 3 の配偶者と学生については，任意加入とした. ゆえに，1961 年時点では言葉の正しき意味での皆年金ではなかった. このうち，配偶者は 1985 年に第 3 号被保険者制度の誕生をもって任意加入は終わりになる. 学生は，1989 年の改正で，障害者になったのに無年金である学生のことが問題になり，任意加入から強制加入に変更された. この段階で，字義通りの皆年金が達成される. なお，学生の強制加入にも，親の負担を増大させるとの批判が強くなって，2000 年改正時に，強制加入は残すが，年間収入が一定額以下の学生には保険料納付を猶予して就職後の収入で追納する，「学生納付特例制度」が導入され，現在に至っている.

繰上げ受給の導入と給付早期化の措置，そして段階保険料方式へ

　国民年金法では，支給開始年齢は 65 歳からとされ，被保険者期間は 20 歳から 59 歳までの 40 年とされた. 当時は，対象者の大半を占める農業従事者や自営業者の就業実態から見て，厚生年金の支給開始年齢よりも遅い 65 歳からの支給開始年齢も無理がなく，被保険者期間 40 年は，厚生年金よりも長い期間になるので妥当ではないかと考えられていた. 当時のこの判断が，今になって国民年金の被保険者期間を 40 年から 45 年に延ばす際の桎梏となっている.

　とはいえ，国民年金法が成立していたのは 1959 年 4 月だったのであるが，その後，保険料の掛け捨て防止や支給開始年齢を 65 歳よりも早めてほしいなどの要望が強く出てくることになる. そこで，1961 年 10 月に，「60 歳以降その者が希望するときから減額した老齢年金を支給する」という，いわゆる繰上げ受給が法制化され，4 月に遡って実施されている. なお，70 歳までの繰下げ受給は国民年金法成立時（1959 年）に既に設けられていた. つまり皆年金発足 1961 年の段階で，国民年金は，60 歳から 70 歳までの受給開始時期自由選択制となっていたのである[16].

　国民年金制度は拠出制の社会保険方式をとることになったのであるが，そうであっても制度発足時，すでに，老齢，障害，母子の状態にある者を無視することはできない. 拠出制を基本とするにしても，何らかの形で無拠出制を併用

16　厚生年金では 1985 年の基礎年金導入時に 70 歳までの繰下げ受給が導入される.

したり，給付早期化を図る必要があった．そこでとられた方法が，拠出年金と並行して福祉年金を給付する方法と，年金成熟化の促進であった．

　1960年3月に，1959年11月から4ヵ月分の老齢福祉年金，障害福祉年金及び母子福祉年金が支給された．1958年5月総選挙時の自民党の公約「昭和34年度からの国民年金制度の逐次実施」が守られたことになる——マニフェストがなし崩し的に破られる今とは違ったようである．老齢福祉年金は，制度発足時70歳以上の者，制度発足時50歳以上で拠出制年金に任意加入しなかった者，または拠出制年金に加入したが，保険料を納付することが困難であったために拠出制年金を受けることができない者に，70歳から支給するというものであった．

　当時既に厚生年金は，「厚生年金保険法」と「保険」の名のつく法律名称であった——正確には厚生年金の前身である労働者年金保険制度が成立した1941年から労働者年金保険法であった．だが，国民年金は社会保険方式をとりながら，無拠出制との併用を余儀なくされていたために，「保険」の名称のない国民年金法とされていた．制度施行から60年ほど経つ今，老齢福祉年金の受給者は直近の2020年12月では14人である．国民年金保険法への改称が言われるゆえんである．

　戦時中にインフレ抑制という大きな目的を持って運営されていた労働者年金保険（1942年1月1日施行，2年後1944年に厚生年金保険と名称変更）は別として，国民年金のように，経済成長という環境変化に伴う高齢貧困者を意識しながら作られた公的年金は，目の前，そして今後増えてくる高齢者の困窮を是正しなければならないという使命をもっていた．もちろん，制度を根付かせ保険料納付意欲の向上を図る必要もあったが，こうした問題に対して，国民年金は，厚生年金ではとられなかった給付の早期化が図られることになる．具体的には，制度創設時には比較的高齢で，短期間しか保険料を納められない人に，受給資格期間を短縮すると共に，かさ上げされた年金が受給できる経過措置が導入されていった．国民年金の受給資格要件は25年であったが，制度発足時31歳以上の者については被保険者の年齢に応じて10年ないし24年に短縮され，制度発足時に50歳を超えた高齢者で任意加入しなかった者については，1970年に最低5年の保険料納付期間があれば老齢年金が支給されることとされた．こう

した早期年金支給の原則が理解されずに，後に，経済学者たちから，昔の人たちは負担給付倍率が高い，世代間不公平だと批判されていくことになる．

　なお，国民年金もスタートは平準保険料方式であった．しかし，第1回目の財政再計算である1965年の段階で，保険料は平準保険料率から離れ，段階保険料方式に移行している．

1985年改革——基礎年金の導入
産業構造の変化と財政調整

　1961年の国民皆年金の実現は，それまでに存在した被用者年金の被保険者とその配偶者以外の人たちを対象としてなされた．しかし，資本主義という動的な社会においては，時間の経過と共に，自営業者，農業者の人口割合が小さくなるのは必然である．それゆえに，国民年金は制度発足の段階から，いずれ被用者保険との財政調整をする必然性があった．その役割を担うのが1985年の基礎年金の創設である．

1985年改革の歴史的使命

　いつか誰かが，受給者と費用負担者のバランスが崩れていく国民年金を立て直さなければならない．そのように，1985年改革を主導した山口新一郎氏は長く考えていたものと思われる．そこで「従来の被用者年金制度の加入者も国民年金に加入させ，被用者年金制度は付加年金のような制度に再編成し，被保険者・組合員を国民年金と付加年金両方に加入」させることを行ったと考えられる．この引用文は，1958年に厚生省が学識経験者5人に委託して設置していた国民年金委員会が提示した案であった．国民年金発足後27年にして，1958年時の厚生省案が，ようやく実現できたとみることができる．

　基礎年金を導入することによって，国民年金は被用者年金との財政調整が可能になった．手法はすでに1983年の老人保健法でおこなわれたのと同じ方法である．この時使われた理由はこうである——被用者年金の被保険者の親は国民年金に入っていることも多いだろう．そうした国民年金を，被用者を含めた国民みんなで支えるのは当然ではないか．

　財源の負担を求める際に理由は必要である．それを考えると，高度経済成長

図表6　財政調整の必然性

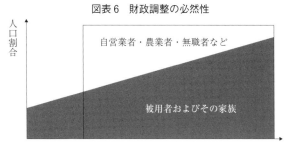

出所：『ちょっと気になる医療と介護　増補版』107 頁.

がスタートした 1961 年国民年金発足時に，この論は使うことができなかった
であろう．基礎年金の創設には，若い世代が農村から都市へと大規模に移動し
た歴史が必要だったのである．

　年金被保険者のすべてが加入する年金の名前については基礎年金と名付けら
れた．その理由は，社会保障制度審議会が 1977 年に「皆年金下の新年金体系
（建議）」を出して以来，税方式の年金を「基本年金」と呼んでいたからである．
基本年金という名称を使うと税方式と誤解されることを避けるため，これを使
わずに基礎年金が消去法で選ばれていた．もしこの時，社会保障制度審議会が
「基本年金」の名称を使っていなかったら，1985 年に導入された年金は基本年
金になっていたようである．そうであったら，「基礎年金は，基礎的な生活を
保障するもの」という論は，ここまで出てこなかったのではないだろうか．歴
史の機微とネーミングの興味深いところである．

女性と年金

　1985 年改革では，被用者年金における既婚者の定額部分を基礎年金2人分
に再編成することにより，第3号被保険者という名称での女性の年金権の確立
と，単身者の定額部分の半減が実現できた．

　1985 年の改革時，厚生省の隣の労働省で男女雇用機会均等法が準備されて
いて，1986 年に施行されている．1985 年年金改革を進めていた人たちは，均
等法施行後は女性の社会進出が進み，第3号被保険者は臨時の制度になるだろ

うと考えていたようである．しかし，労働市場の改革は順調には進まず，第3号被保険者制度は，不公平，女性の社会進出を阻むものとして批判を受けていくことになる．

　しかしながら，第3号被保険者制度をめぐっては，その保険料は，配偶者との共同負担であるとの理解も広まってきた．厚生年金保険法には，次のように記されている．

　　厚生年金保険法
　　第3章の3　被扶養配偶者である期間についての特例
　　（被扶養配偶者に対する年金たる保険給付の基本的認識）
　　被扶養配偶者を有する被保険者が負担した保険料について，当該被扶養配偶者が共同して負担したものであるという基本的認識の下に……．

　2004年年金改革で，この「共同負担」規定が入り，離婚時には自動的に分割されることとなって，2007年4月より施行されている．とはいえ，2004年以前，つまり1985年に第3号被保険者制度ができたときから，公的年金保険の世帯間での再分配構造の実態には変わりはなかった．

　令和元年財政検証では，日本の公的年金の根本原則「（世帯類型に関わりなく）1人当たり賃金が同じ世帯は，負担と給付は同じになる」（厚生年金）が，図表7で示されたのであるが，報酬比例部分に破線が引かれており，これは年金分割を示している．

　図表7は第3号被保険者の保険料負担は，配偶者が行ってきたと解釈することのできる図でもある．1985年改革時に報酬比例部分の夫婦での年金分割が規定できていれば，その後の，不公平批判はおさえることができたのであろう．だが，1985年改革時に，離婚分割を法案に入れようとしていたら，大改革の足を引っ張ることになっていただろう．とはいえ，たとえば第3号被保険者である女性の夫が2人分の保険料を負担しているという認識は，夫側にはまだ薄いようである．保険料を負担している夫たちが，自分の厚生年金の権利は半分しかなく，離婚の際には3号分割制度の下で問答無用で2分割されるという自覚を持つようになれば，労働市場にどういう影響がでるのか，女性の厚生年金

図表7　公的年金の負担と給付の構造（世帯類型との関係）

賃金水準（1人当たり）が同じ世帯における公的年金の負担と給付の構造（図による例示）

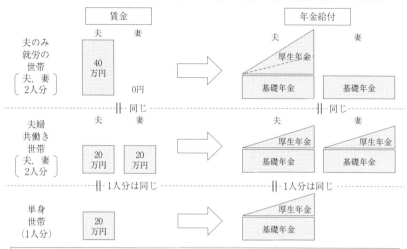

| 賃金水準（1人当たり）が同じであれば，どの世帯類型でも年金月額，所得代替率は同じ. |

出所：令和元年財政検証　資料4.

適用は進むのか．興味深いテーマである．

オンラインへGO！
知ったらびっくり!?　公的年金の「3号分割」──「女性と年金」の未来は
どうなっていくのか『東洋経済オンライン』（2020年10月12日）

　第3号被保険者は，1994年度1,220万人をピークに2019年度830万人にま
で大幅に減少しており，令和元年財政検証ではこれからも急速に減少していく
ことが前提とされている（図表8）.
　図表9にみるように，女性の就業行動は，コーホート間で大きく変化してき
ている．1963-67年生まれは，M字型を描いていたのであるが，世代が徐々に
若くなっていくと，30歳代の就業率がどんどん高くなっている．そして1983-
87年生まれでは，すでに30代での就業率の落ち込みがみられない．1986年施
行の男女雇用機会均等法は，1997年の改正で実効性を持つようになり，継続

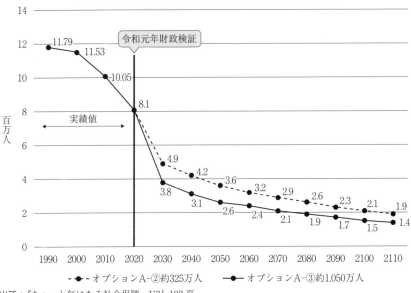

図表 8　令和元年財政検証における第 3 号被保険者数の前提

出所：『ちょっと気になる社会保障　V3』193 頁.

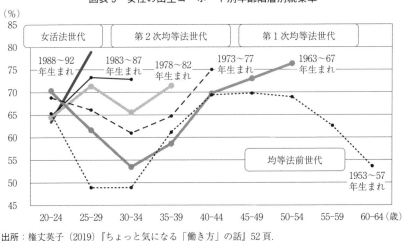

図表 9　女性の出生コーホート別年齢階層別就業率

出所：権丈英子 (2019)『ちょっと気になる「働き方」の話』52 頁.

就業を可能とする制度も充実してきた．そして最近は，個人で厚生年金をもつことの重要性と合理性への理解も進んできた．最近のコーホートに属するような人たちが，1986 年の男女雇用機会均等法施行後すぐに出てくると考えていたのが，1985 年改革に携わっていた年金局の人たちであった．時間はかかったが，彼らの想定も現実のものとなり，第 3 号被保険者は，「つなぎ的なものであり，経過的なもの[17]」となっていく未来はそう遠くないのかもしれない．

　もちろん，他国と比べた日本の労働市場の特殊性ゆえに，非正規雇用の女性が圧倒的に多いという問題があり，そのために，厚生年金への適用拡大が進んだとしても，低年金問題が女性に集中して起こることになる．労働市場の問題と年金制度の問題は混同して論じられがちだが，女性の低年金問題を直視した労働市場の見直しは，今後加速度をつけて行っていく必要がある．

　共働き世帯が増えてきているのも，公的年金保険の周りでの大きな環境変化である．共働きであれば，遺族と言えども本人の収入があるために，当然，遺族年金へのニーズが減ることになる．先進国は，社会のあり方として，共働き世帯が常態であることを目指し，実際にその方向に動いてきた．そして，そうした国々の公的年金は，遺族年金へのニーズは減じていることを前提として，遺族年金の有期化，男女平等などの制度改革を進めてきた．

基礎年金の給付水準

　1985 年改革で基礎年金の給付水準は 5 万円とされた．3 つの偶然があったとされている．第 1 は，国民年金 25 年加入者の年金給付額があと数千円で 5 万円になる状況にあったことである．これが第 2，第 3 ではなく，第 1 の理由とされるのは，この水準は，「厚生年金の定額部分と調整可能かつ大蔵省にとって財政的に許容可能な範囲[18]」であったからである．第 2 は，厚生年金の定額部分は 1954 年以降，生活保護制度の生活扶助基準（2 級地）に合わせており，その額がだいたい 5 万円であったこと，第 3 は，「後付けの理屈では確か，基礎年金では，夫婦だと衣食住はだいたい賄えるとかね．……そのような説明をしていたんじゃないですかね[19]」．

17　『戦後社会保障の証言』263 頁．
18　『戦後社会保障の証言』238 頁．

　第3の対外的な後付けの理屈は興味深いところだが，その後財政再建時に，基礎年金額改定時の基準として，老後の基礎的生活費という基準は利用されていく．しかしながら，この基準は，2000年改革時に，基礎年金の既裁定は物価スライド，新規裁定は賃金スライドが導入されたことにより適用できなくなっていた（2004年に法制化）──ただしこの時，既裁定年金と新規裁定年金の水準が2割以上乖離しないよう措置を図るものとされた（いわゆる「8割ルール」）．基礎年金は基礎年金という名前なのだからこうあるべきと考えたい人たちは，第3の理由を重視するのであろう．ところが制度を語るには財源の話は必要条件となる．もし基礎年金に老後の基礎的生活費の役割を求めるのであれば，基礎年金に投入されている税をはじめ，財源の話とセットにして議論することが不可欠である．しばしば年金論議が乱れるのは，基礎年金問題は国庫負担の財源調達問題であることを理解しない者が参入するからでもある．論者たちの水準を見渡してみると，そうした議論の乱れは今後も続いていくことは十分に予測される．

　現在は，基礎年金を充実させる方法として，2014年財政検証で示された3つのオプションが示されている．このうち，基礎年金における国庫負担増を国民健康保険における国庫負担減で相殺できるオプションⅡの適用拡大以外は[20]，基礎年金給付水準の引き上げは必ず社会保障への国庫負担の純増を伴う．ゆえに，基礎年金の給付水準を引き上げる改革が進まないのである．

19　『戦後社会保障の証言』（263頁）における青柳親房氏の言葉．1985年改革に年金局年金課長であった辻哲夫氏は次のように述べている──「40年加入5万円という基礎年金の水準の根拠は，資料を集めたら，家計調査などで，説明ついたんですよ．私は，「皆既日食だ」と言ったぐらい，当時，制度技術者として感動ものでした」『戦後社会保障の証言』251頁．なお，国民年金25年加入約5万円が基礎年金40年加入5万円に調整されたのは，制度の成熟化（平均被保険者期間の延伸）に対応した乗数の調整による．

20　後期高齢者医療制度への支援金算定方式が，加入者割から総報酬割に変わるとき，そこで浮く国庫負担は誰のものかという議論があった．薬価基準の引き下げで浮く財源は，果たして誰のものかという議論もある．同様に，適用拡大による国民健康保険への国庫負担減で浮く財源をどう使うべきかという論点もでてくることになろう．社会保障の給付を先行してきた「給付先行型福祉国家」における財政運営では財政再建ということも視野に入れなければならない．浮いた財源については，カエサルのものはカエサルにという論も成り立つものと考えられよう．

1994年，2000年改革における支給開始年齢の引き上げ
支給開始年齢という漢字六文字の惑わしい言葉

　厚生年金では，1954年に55歳から60歳に支給開始年齢を引き上げることが決まり，1973年に経過措置が終了していた．次に目指すは，65歳への引き上げであったが，それに取りかかった1980年改革時では挫折する．そして1985年は基礎年金の導入などに集中するために，支給開始年齢引き上げはパスしている．ただし，本則上65歳支給開始とし，60-64歳は当分の間，特別支給の老齢厚生年金を支給することとして，いわゆる支給開始年齢の引き上げを将来に期していた．

　そして，1994年に定額部分（2001年度から2013年度にかけて特別支給を順次減らしていくこと），2000年に報酬比例（2013年度から2025年度まで特別支給を順次減らしていくこと）の支給開始年齢の引き上げが実現している．

　ただし，「支給開始年齢」という言葉の使い方には注意を要するので若干説明しておこう．

　先にも述べたように，普通に考えれば，「支給開始年齢」という漢字六文字の言葉は，その年齢になるまで年金を受給することができない意味に解釈されるはずである．しかしながら，国民年金は制度発足の1961年から60歳からの繰上げ受給があったし，厚生年金は2001年度からの定額部分支給開始年齢引き上げの時，および2013年度からの報酬比例部分支給開始年齢引き上げの時，いずれも60歳からの繰上げ受給があった．したがって，この国で，いわゆる「支給開始年齢引き上げ」時には，厚生年金の55歳から60歳引き上げ時を除いて，無年金期間というのは実は存在しなかったのである——このように，1954年改革時に用いた「支給開始年齢引き上げ」と，その後用いられた「支給開始年齢引き上げ」は意味が違うのにそのまま同じ言葉を用いてしまったルーズさが，今に至る研究者を含めた混乱を招く原因になっている．もっとも意味が異なる内容でありながら，財政的な意味では共通していた．55歳で受給できた年金額を60歳からにすると5年分の給付カットができたように，60歳で受給できる年金額を，繰下げ割り増しなしに65歳から給付することができるとなると，5年分の給付カットができた．ところが2004年年金改革でマクロ経済スライドが導入されると，今度は，財政の理由で支給開始年齢の引き上

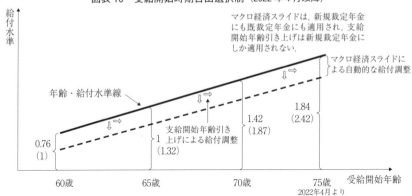

図表 10　受給開始時期自由選択制（2022 年 4 月以降）

注：65 歳基準の繰上げ減額率は 2022 年 4 月以降 0.4％／月，繰下げ増額率は 0.7％／月であるため，60
　　歳の給付水準を 1 とすると 65 歳で約 1.32 倍，70 歳約 1.87 倍，75 歳 2.42 倍となる．
出所：筆者作成（『ちょっと気になる社会保障　V3』180 頁，知識補給図表 1 に若干の加筆）．

げを行う必要がなくなってしまった．それは次のような意味である．

支給開始年齢引き上げとマクロ経済スライド

　この国の支給開始年齢（その意味は割引・割増なしで法定上の満額給付を受給できる年齢）は 65 歳であるが，60 歳からの繰上げ受給，70 歳までの繰下げ受給がある．そして 2020 年年金改革では，2022 年 4 月から繰下げ受給の上限が 75 歳まで延長されることになった．図表 10 をみてもらいたい．

　ここで年齢・給付水準線と呼ぶ線を下方にシフトするのがマクロ経済スライドである．一方，年齢給付水準線を右方向にシフトするのが，いわゆる「支給開始年齢の引き上げ」になる．一見，財政支出を抑制するためならば，いずれの方法を用いても良さそうに見えるのであるが，マクロ経済スライドは新規裁定者と既裁定者の両方を対象とするのに対して，支給開始年齢の引き上げは新規裁定者のみしか対象としない．そのために，支給開始年齢の引き上げでは次のような問題が起こる．

　日本の年金は，2004 年改正により保険料が固定され，その保険料の範囲内で給付が行われるようになった（図表 11　上の図）．ここでもし，いわゆる「支

図表 11　いわゆる「支給開始年齢引き上げ」の影響
平成16年改正による年金制度における
長期的な財政の枠組みの下での支給開始年齢引き上げの影響（イメージ図）

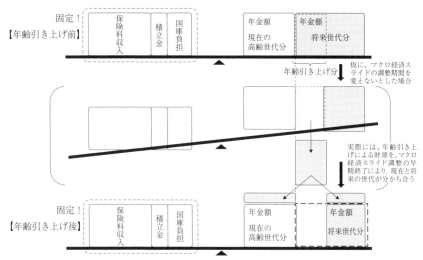

出所：厚労省年金局作成.

給開始年齢の引き上げ」で将来世代の１人当たり生涯給付額が減額されたとすると，年金の収支バランスは崩れる（中央の図）．そこで，将来世代の給付減額分を現在の高齢者が給付として受け取ることにより，収支のバランスがとられる（下の図）．

　支給開始年齢の引き上げを言う論者と年金の世代間不公平を言い続けてきた論者はかなり重なる．しかし，彼らがひとしお憎んできた団塊の世代にとって「支給開始年齢の引き上げ」は，自分たちの年金受け取り分が増える実に好都合な話という，ちょっとコミカルなことが起こるのである．長らく建設的な年金論議を妨害してきた彼らの共通点は，制度の正確な理解を苦手とするというところにあるということなのだろう．

　　　ジャンプ🏃 知識補給　いわゆる「支給開始年齢の引き上げ」と
　　　　　　　　　　　将来の給付水準の引き上げ　316 頁へ

　いわゆる「支給開始年齢の引き上げ」は，世代間の格差を拡大する愚策であ

るため，政策の選択肢からとうの昔に外されている．もっとも，未だに支給開始年齢の話がでてくるのは財政方面からばかりではない．Work Longer を掲げる人たちからも繰り返し出てくる．ただここで理解しておかなければならないことは，次のような日本の事情である．

　ドイツ，フランスなどでは，年金の支給開始年齢と企業側がその年齢までの雇用義務を負うことは，一体化している．したがって，年金サイドで支給開始年齢を上げれば，法制上はその年齢までの雇用が確保されたことになる．しかし日本では，支給開始年齢と雇用はリンクしていない．ゆえに，日本では支給開始年齢の引き上げが決まれば，高年齢者雇用安定法によって年金の"いわゆる支給開始年齢"までの就業義務を課すことによって調整を図らざるを得なかった．ちなみに，2004 年改革によって，財政的な理由から支給開始年齢引き上げの必要性がなくなっているため，今では政府は支給開始年齢の引き上げは行わないことを公言している．そして当然ながら，これからもこの国では，雇用の延長に対しては，高年齢者雇用安定法を動かすことにより，たとえば 70歳までの就業確保を図っていくことになる．

ジャンプ 知識補給　「支給開始年齢の引き上げ」まわりの見せかけの相関　317 頁へ

2000 年年金改革の挫折から 2004 年改革へ
社会保障制度改革国民会議とプログラム法

　厚生年金も国民年金も，制度創設時から給付の充実を目指してきた．それが1980 年辺りから年金改革は給付削減に入っていき，5 年に一度，財政再計算を行いその後 5 年間の保険料引き上げの法律を通すことが難しくなっていった．そして 2000 年には，保険料の引き上げが政治的に阻まれる事態が出来した．だが当時は，厚生年金保険料率 13.58％，国民年金保険料は 2004 年価格で13,300 円にとどまっていた．保険料を上げなければ，この保険料水準で保障される給付水準では，将来，多くの高齢者を貧困に陥らせてしまう．

　この難局を乗り切るために考え出されてきたのが，周知のように，2004 年の保険料水準固定方式とマクロ経済スライドによる給付水準の自動調整であった．この改革の中での年金改正に関する規程は，附則第 2 条にある，次の新規

裁定年金「所得代替率50%維持」の文章のみであった．

　次の財政の現況及び見通しが作成されるまでの間に所得代替率が50%を下回ると見込まれる場合には，給付水準調整の終了，その他保険料引き上げの措置を講ずるとともに，給付及び費用負担の在り方について検討を行い，所要の措置を講ずる．

　しかし，経済社会が我々に突きつける不確実性は，2004年改革に携わった人たちの想定よりも上を行くことになる．第1に，2004年にマクロ経済スライドをデフレ下では適用しないとの規程が設けられたのであるが，2004年改革に関わった人たち，そして当時を生きていた大勢の人たちの間の認識——デフレは長く続くものではないという想定は，現実の不確実性が打ち砕いていった．デフレは続いていったのである．第2に，長年の懸案事項であった被用者保険の適用拡大は，事業主たちの反対があり，遅々として進まないままでいた．第3に，高年齢者雇用安定法により65歳までの雇用が企業に義務づけられているのであるが，国民年金の被保険者期間は20歳から59歳まで，上限は40年のままであった．これら3次元にわたる問題は2009年財政検証で明らかになっており，これらを解決すれば，将来の給付水準，特に基礎年金の改善を図ることができ，厚生年金の所得再分配機能を強化することができる．
　そこで，2013年の社会保障制度改革国民会議は，次の内容を含む報告書を出すことになる．

（1）マクロ経済スライドの見直し
（2）短時間労働者に対する被用者保険の適用拡大
（3）高齢期の就労と年金受給の在り方

　これら『社会保障制度改革国民会議報告書』の文言を，先にも説明したように，後の政策スケジュールを記したプログラム法という法律が引き継いでいく．
　このプログラム法を受けて，2014年財政検証でオプション試算Ⅰ〜Ⅲが行われた．こうした一連の流れを要約すると，2009年財政検証で，このままで

は将来の給付の十分性に支障を来すという問題が可視化され，その対策として
打つべき手段を可視化したのが 2014 年財政検証の 3 つのオプション試算だっ
たわけである．2009 年，2014 年の財政検証という投影（projection）が，社会
が目指すべき方向性との乖離を確認し，政策による出来事の経過を修正する機
会を提供するツールとして利用されたということである．

改革の方向性とオプション試算

　2014 年財政検証の本体試算は，なにもしなければこうなるという絵柄を示
しており，本体試算を補完するものとしてなされた 3 つのオプション試算では，
この方向で年金改革を進めるといずれもが給付水準，特に基礎年金の底上げに
プラスに働くことが確認された．
　オプション試算は令和元年財政検証でも継承されている．令和元年財政検証
におけるオプション試算は，A（被用者保険の更なる適用拡大），B（保険料拠出
期間の延長と受給開始時期の選択）と呼ばれており，この時の財政検証では，図
表 12 に見るように A と B の複合効果——つまり，被用者保険の更なる適用拡
大を行い，保険料拠出期間の延長なども同時に行った場合の年金財政への影響
を試算している（所得代替率 10 ～ 11 ポイント増（その内，基礎年金 9 ～ 10 ポイ
ント増））．
　令和元年の財政検証では，図表 13 のように将来に希望を与える試算も行わ

図表 12　オプション A とオプション B の組み合わせ試算

	現行制度	オプション B ①～③全て実施		組み合わせ効果			
	給付水準調整後	適用拡大 325 万	適用拡大 1,050 万人	ポイント		％	
				適用拡大			
所得代替率	(40 年拠出 65 歳受給)	(45 年拠出 65 歳受給)		325 万人	1,050 万人	325 万人	1,050 万人
ケース I	51.9%	59.6%	63.0%	8	11	15%	21%
ケース II	50.8%	58.6%	62.4%	8	12	15%	23%
ケース III	44.5%	51.6%	54.9%	7	10	16%	23%

注：オプション A　適用拡大 325 万人　　賃金要件，企業規模要件を廃止
　　　　　　　　　適用拡大 1,050 万人　一定以上の収入のある全雇用者を適用
　　オプション B　①基礎年金の拠出期間延長
　　　　　　　　　②65 歳以上の在職老齢年金の廃止
　　　　　　　　　③厚生年金の加入年齢の上限を現行の 70 歳から 75 歳に延長
出所：『ちょっと気になる社会保障　V3』221 頁.

図表13　足下（2019年度の所得代替率（61.7%））確保に必要な受給開始時期の選択（ケースⅢ）

〈経済前提：ケースⅢ，人口前提：中位推計（出生中位，死亡中位）〉

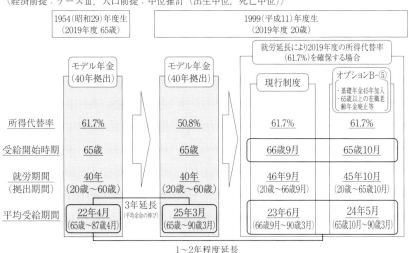

出所：令和元年財政検証資料3-1「2019（令和元）年オプション試算結果」24頁，Ⅲ.

れていた.

　左側に，2019年の財政検証時に65歳の人の姿が描かれている．彼らは，40年間保険料を拠出し，65歳から年金を受け取るとすると，その給付水準は61.7%で，これを平均すれば22年4ヵ月受給していくことになる．真ん中には今20歳の人が描かれている．もし彼らが現在65歳の人たちと同じライフプランでいくと所得代替率は50.8%になる．そこで仮に，20歳世代の人たちが，親の世代よりは少し長く働いてみようと思って，たとえば66歳9ヵ月まで働いて，保険料をそれまで納付する．すると，右側にあるように，今の高齢者と同じ所得代替率の年金を受け取ることができるようになるわけである．さらにもし，令和元年の財政検証のオプションBで投影されたような基礎年金の加入期間を40年から45年にすることができれば，65歳10ヵ月で今の高齢者と同じ所得代替率になる．寿命も余命も随分と延びてきたのに親の世代とそれほど変わらない給付水準になる理由は，年金の繰下げと被保険者期間の延長は，年金財政に関して絶大な効果を持つからである.

いろいろと令和元年財政検証について説明したが，実のところ，年金改革をはじめ社会経済制度改革に注がれる政治エネルギーは，平成 26 年財政検証で行われたオプション試算が含意する方向に向けられるべきことが明確に示されていた．しかし，その実行は政治的に難しいのかもしれない．それでもなお，平成 26 年財政検証時のオプションⅠにあったマクロ経済スライドの見直しを含めた 3 つのオプションに基づく改革は，将来の高齢者のため，つまり今の若者たち，将来生まれてくる人たちのために，刀折れ矢尽きるまで尽力して今成し遂げておくしかない．

将来に向けて給付水準を上げるための制度見直しのトリガーは，先に触れた既裁定年金「8 割ルール」と新規裁定年金「所得代替率 50% 維持」しかない．しかしながら，その時を待つ必要は全くないのであって，先読みをしながらバックキャスティングな観点から改革を打っていく．そのために，5 年に一度の財政検証というプロジェクション，投影があるのである．

成長戦略としての被用者保険の適用拡大

図表 14 は，全要素生産性（TFP）上昇の要因分析である．生産性上昇は，次のように要因分解できる．

　　　生産性上昇＝①個々の事業所の生産性上昇による部分＋
　　　　　　　　　②事業所間の再配分（シェアの変化）による部分＋
　　　　　　　　　③生産性の高い企業の参入による部分＋
　　　　　　　　　④生産性の低い企業の退出による部分．

図表 14 で中小企業の生産性上昇要因の分析結果をみると，退出が大きなマイナスとなっている．この結果は，生産性の低い企業，いわゆるゾンビ企業が

図表 14　生産性上昇要因分析（中小企業　%）

期間	合計	事業所内	事業所間	参入	退出
2003-2007	0.48	0.15	1.58	0.26	− 0.59
2007-2009	− 1.01	− 1.04	0.76	0.11	− 0.82
2009-2013	0.17	− 0.02	0.71	0.13	− 0.71

出所：星岳雄氏による「選択する未来 2.0」（2020 年 3 月 27 日）での報告資料より．星氏は，深尾京司他（2018）「中小企業における生産性動学：中小企業信用リスク情報データベース（CRD）による実証分析」『経済研究』69(4)363-377 より作成．

退出せずに生き残り，生産性の伸びの足を引っ張っているということを意味する．この意味は，中小企業に対して社会保険料の支払いを免除して，安価な労働力の使用を許すことにより，中小企業に対して生産性向上（＝付加価値率向上）のインセンティブを削ぎ続けてきた歴史と整合的である．

　社会保険の適用拡大を進め，企業に安価な労働力の使用を認めないという姿勢を示すことは，企業内部での合理化，付加価値生産性向上のインセンティブを高めることになる．被用者保険の適用拡大は，明白に成長戦略なのであり，適用拡大を進めないということは，現在の低い付加価値生産性の企業を守るために，より豊かな日本の将来を放棄したことを意味する．しかも今の世代が適用拡大を進めることができなかったために将来の生活保護の受給者が増えるとすれば，将来時点での租税で現在の低い生産性の企業を守っていることになる．正当性を見出すのは難しい話であろう．

　なお，適用拡大が成長戦略であるという説明は，次を参照してもらいたい．

オンラインへ GO！

今すぐ読んでもらう必要のない年金改革の話──言ってどうなるものでもない世界はある『東洋経済オンライン』（2019 年 11 月 16 日）

人生 100 年時代における公的年金保険に向けて

　2017 年 1 月に日本老年学会・日本老年医学会が 75 歳高齢者提言を行った．1 年後の『高齢社会対策大綱』（2018 年 2 月）は，両学会からの提言が紹介され，「65 歳以上を一律に "高齢者" と見る一般的な傾向は，現状に照らせばもはや，現実的なものではなくなりつつある」として，「70 歳やそれ以降でも，個々人の意欲・能力に応じた力を発揮できる時代が到来しており，"高齢者を支える" 発想とともに，意欲ある高齢者の能力発揮を可能にする社会環境を整えることが必要である」と記し，高齢者再検討の提言を新しい社会を構築していく上での基礎に据えるに至っている．

　こうした政治の流れから，今，日本の公的年金保険が，人生 100 年時代に向けてどのような進化を遂げようとしているのか．

　日本年金学会の 2018 年シンポジウムでは WPP が提言されていた．それは，

これからはワーク・ロンガー（継続就業），プライベート・ペンション（企業年金や民間生保の年金保険），パブリック・ペンション（公的年金）のWPPの時代になり，真ん中のP，プライベート・ペンションは資産運用でまかなうということである．できるだけ長く社会参加し続け，かつ繰下げ受給で公的年金を受け取り始めるとすると，プライベート・ペンションは退職から公的年金を受給するまでの中継ぎになる．これまで私的な年金は65歳で受給し始めた年金に上乗せをする先発完投型を考えてきたわけだから，コペルニクス的転回とも言えよう．

WPPの中央にあるプライベート・ペンション（企業年金や民間生保の年金保険）についても，iDeCo（個人型確定拠出年金）のような「若い頃から老後の資産形成に取り組むことを支援するための特別の税制優遇措置」の拡充が年金改革の中で進められており，人生100年時代における公と私の連携が意識された所得保障制度の充実が図られている．

最後に――頑強で，堂々としていて，壊しがたいもの

1880年代にドイツ帝国におけるビスマルク社会保険三部作のひとつとして老齢年金保険がはじまり，この公共政策は，世界に伝播していくことになる．公的年金が社会保険の形式として世界に伝播していったのは，十分な合理性があったからであると考えられるのであるが，その合理性とは，次のように整理できるであろう．

　　社会保険は，給付が拠出を前提にする形式をとるため契約上の権利義務関係を擬制でき，市場社会の論理である等価交換の原則に抵触せず，日常的には貧困に陥っていない労働者をして「自助の強制」という手法で，彼らが貧困に陥ることを事前に防ぐ，防貧機能を実現する政策技術であったこと．

社会保険は，給付には反対給付は当然とする市民社会の倫理，市場の論理に矛盾することのない制度としての支持を得続けることができ，社会保険は，資本主義社会，市場経済の中での最重要な公共政策として，長い生命力を保持することができている．そうしたことを考えるとき，ウィンストン・チャーチル

が英国国会で行った，ロイド・ジョージへの追悼演説を思い出す．

> あなたが成し遂げた仕事の多くは存続し，
> そのいくつかは，大きく育ち，
> われわれに続く未来の人々は，
> あなたの成した仕事というものが，
> 頑強で，堂々としていて，
> そして壊しがたいものであることに気づくであろう
>
> チャーチルによるロイド・ジョージへの追悼文
> 29 March 1945 in the House of Common

　ウェッブ夫妻たちが租税方式を唱える中，ロイド・ジョージは，医療と労災に関して，ドイツから社会保険方式をイギリスに導入した．後に老齢年金も社会保険として制度が形を成し，イギリスの社会保険は大きく育ち，彼に続く未来の人々は，それが壊しがたいものであること，ゆえに，これからも国民の生活を支える確かな支柱でありつづけることに気づいていった．それは，日本でも同じであり，また，そうであるように，我々は日本の公的年金保険を見守り，時代に即した高齢期生活保障の柱として大切に育んでいかなければならない．

　将来の不確実性に対して不安を抱くのは人間の本性であり，それが公的年金保険という制度を生み，同様の理由から，これを攻撃して不安を煽ることにより，政治的，経済的な利益を得ようとする者たちもでてくる．だが，歴史を振り返ると，不安を煽った政治家，学者たちの動きなど，不確実性を制御しようとしてきた公的年金の辿った大きな流れの中では，小さな波ほどのものでしかなかった．

　2020 年 5 月 29 日，公的年金保険制度を改正する法案が参院本会議で可決成立している．その政策形成過程で興味深かったのは，与野党で調整が行われた結果，与野党共同で修正案が提出されて

- 与野党共同提出の修正案は，全会一致で賛成
- 修正部分除く政府案は，共産党除き賛成

となったことである．果たしてこの動きは，これまでの年金政治の潮目になるのであろうか．

オンラインへ GO！

2020 年金改革は野党炎上商法の潮目になるか──コロナ下での与野党協議が示した年金の未来『東洋経済オンライン』（2020 年 6 月 20 日）

　過去の 2 回，2004 年，2016 年の改革時には，年金は与野党対立法案となり，2004 年は強行採決であったし，2016 年でも野党・民進党は，与党案に激しく対抗し，この時も強行採決であった．民主主義というのは相当に時間を要するが，正しく機能することもあることを感じさせる 2020 年年金改革時の与野党の協力であった．

　2020 年度より厚労省年金局のなかに年金広報企画室が設けられた．従来の年金局企画官の下に，計画係と分析係が新設されることにより，企画室として「多様な就労・社会参加に向けた年金制度の促進に係る広報戦略の策定」が行われることになっている．かつて 2009 年の民主党政権の事業仕分けの中で，新しい年金を作るのであるからと，年金の広報費ゼロ査定がなされていた．年金広報企画室の設置は，本当の意味で日本の公的年金保険が新しい時代を迎えたことを示す話である．

　何度繰り返しても良いと思うが，我々は，何が起こるかわからないという「不確実性」のなかで生きていかなければならない．しかも今日の日本人は 100 年ほどを生きていくことになるという．それを可能たらしめるための社会的構築物の大きな柱が GDP の 1 割強の規模を持つ公的年金保険であることは間違いない．不確実性が増幅されゆく資本主義の中で公的年金保険が発明されたことは，大きなイノベーションであった．そして保険料の拠出履歴が残るこの制度は，チャーチルの言葉を借りれば，「頑強で，堂々としていて，壊しがたいもの」であることを，ビスマルクが社会保険を作った 19 世紀後半以降のドイツの過酷な歴史の中でも存続してきたことをはじめ，世界の歴史は繰り返し証明してきた．

　今後も不確実性は，姿形を変えながら繰り返し人類に挑み，公的年金保険の

あり方と関わる，経済環境，労働市場や家族の姿，そして市場による所得分配の有り様を変えていくことになるだろう．その中を生きる我々は，繰り返し起こりうる変化の中身を精査しながら，その環境の中でも人が尊厳のある人生を全うできるように，公的年金保険を変えていくしか道はない．それが，2019年 12 月にとりまとめられた「社会保障審議会年金部会における議論の整理」の最後の文章に示されていると思われる．公的年金の改革を，我々は将来世代のために続けて行かなければならないのである．

　　最後に，公的年金制度の在り方については，様々な意見があるが，国民全体の幸福，我が国全体の発展に資するような改革が何かを十分に検討し，今後も，将来世代のための改革の議論を続けていくことが重要である．

　　　　「社会保障審議会年金部会における議論の整理」（2019 年 12 月 27 日）より

　追　記
　年金広報企画室は，2022 年 2 月，厚生労働省年金局が 2020 年から取り組んでいる年金広報活動において，ISSA（国際社会保障協会）のアワード「ISSA Good Practice Award competition for Asia and the Pacific」における特別優秀賞を受賞．
　ISSA とは，ILO（国際労働機関）の後援のもと 1927 年に設立された組織であり，世界 159 ヵ国 318 の政府関係機関が加入する国際組織．
　本アワードはアジア大平洋州 19 ヵ国 30 の政府機関から 168 件の応募があり，特別優秀賞は最優秀賞に次ぐ評価である．

第2章 働き方の変化と年金制度, そしてライフプラン

> 本章は, 日本年金学会 40 周年記念講演 (2020)「働き方の変化と年金制度, そしてライフプラン」の主な内容を, 他の章との重複を調整したうえで掲載したものである.

　第 40 回日本年金学会の開催, 誠におめでとうございます. また, このたびお声がけいただきましたこと大変光栄に存じております.

　本日は「働き方の変化と年金制度, そしてライフプラン」というテーマで話をさせていただきます. しばしば年金改革は植樹のような長期的な視点から行うものであると言われます. 本日, 私が話をするライフプランもそうした長期的な視点からのものとなります. 人生 100 年を生きていく, 今 20 代, 30 代, そして 40 代の人たちがどのようにライフプランを立てていくべきか. そうした話に触れることができればと思っております.

働き方改革──日本型「同一労働同一賃金」へ

　年金学会での今年の最初のテーマが「働き方改革と年金」であったと聞き及んでおります. その観点から,『ちょっと気になる「働き方」の話』という本を出しましたので, 今回お声をかけていただいたと思います. 本日はそちらの内容をベースにしながら, まずは働き方改革の話から始めます. 2019 年 4 月より順次施行されております働き方改革推進法では, 労働時間規制と, いわゆる「同一労働同一賃金」の話がメインになっております. この後者の「同一労働同一賃金」が, 先日の最高裁判決[21] を機ににわかに盛り上がってきました

ので，最初に焦点をそちらに当ててお話しさせていただきます．

　その最高裁判決に関する報道を見ますと，一つは「同一労働同一賃金」になったはずなのに信じられないというものです．もう一つは予想できた話であるというものです．

　私がどのように考えているかと申しますと，本では，「同一労働同一賃金」のスローガンの下に動き始めた 2018 年パートタイム・有期雇用労働法は合理，不合理の基準が明確ではないため，今後の展開がなかなか読めないところである一方で，今後の混乱は少なからず起こるだろうと述べていました．どうしてこのような予測をしていたのか，そのあたりを少し説明しておきます．

　『ちょっと気になる「働き方」の話』の知識補給に「同音異義語の同一労働同一賃金：本来の意味と日本での意味」があります．そこでは，次のように書きました．「2019 年のはじめに，同一労働同一賃金の実態を授業で話すのに，ちょうどよい教材が新聞に掲載されていました．それは，フィンランドの保育園の園長さんにインタビューした記事でした．と言ってもおもしろかったのは，実はインタビューそのものではなく，次のような解説文です．」それは「給与の決まり方は日本とは異なる．ほとんどの仕事に公的な資格が求められ，職種ごとの給与は，それぞれの労使団体による中央交渉で大枠が決まる．勤め先が違っても，同じ資格で同程度の経験なら，給与はあまり変わらない」．こうした給与の決まり方は日本の人たちにとってはあまりピンと来ない話だと思います．しかし，これがフィンランドをはじめとした北欧諸国の労使関係です．

　「同一労働同一賃金」を積極的に進めた例として，戦後，スウェーデンにおいて「レーン＝メイドナー・モデル」の下で産業横断的な連帯主義的賃金政策がとられ，労使交渉に基づき，同じ仕事，job であれば，企業が違っても，同じ賃金を支払う「同一労働同一賃金」の原則がとられました．スウェーデンでは，かつてよりは賃金決定の分権化が進んだ現在でも雇用形態を理由として非正規労働者に対して不利益な取り扱いを行う慣行はありませんし，また，実際に雇用形態間の賃金格差については，格差は非常に小さいという研究成果が出

21　2020 年 10 月 13 日及び 15 日，最高裁は，旧労働契約法 20 条における有期雇用労働者の不合理な労働条件の禁止が争点となった大阪医科薬科大学事件，メトロコマース事件，日本郵便事件（東京，大阪，佐賀）の 5 事件について，相次いで判決を言い渡した．

ております．

1980年代以降，日本と同様，EUでも非典型雇用，すなわちフルタイムの正規雇用以外の働き方が増加するようになりました．それを受け，EUでは低賃金労働の広がりを避けるため，均等待遇の確保に取り組んできました．パートタイム労働指令，有期雇用指令，労働者派遣指令を定め，すべての加盟国で法整備が行われ，客観的に正当化されない限り，比較可能な労働者よりも不利な取り扱いを受けないということになっております．こうした話を共有している人たちから見ると，日本での「同一労働同一賃金」の議論はどのように見えていたのかを紹介しておきます．

日本における「同一労働同一賃金」の議論

労働法がご専門の荒木尚志氏（東京大学教授）から見れば，日本で言われている「同一労働同一賃金」は政治的スローガンとしての意味があったとする一方，今回の法改正で導入された規制内容を「同一労働同一賃金」と称することは法的にはミスリーディングと言わざるを得ないということになります[22]．

荒木氏の論文では2016年2月23日の一億総活躍国民会議に呼ばれた水町勇一郎氏（東京大学教授）が，「同一労働同一賃金」を「職務内容が同一または同等の労働者に対し同一の賃金を支払うべきという考え方」と定義し，「同一または同等の職務内容であれば同一賃金を支払うことが原則であることを法律上明記する」という，文字通りの「同一労働同一賃金」の意味で発言されたことを指摘しています．このとき，専門家の間では，文字通り理解するのであれば，実行可能性のない話として，結構驚きの発言と受け止められていました．

しかし，それから2ヵ月ほどたった4月22日には厚労省の検討会で，水町氏は賃金以外の手当等も対象とすることから，法律上規定するに当たっては，2ヵ月前に述べた文字通りの「同一労働同一賃金」ではなく，「合理的理由のない処遇格差の禁止とするのが適切」としました．「合理的理由のない処遇格差禁止」は「不合理な相違の禁止」に比べて，不合理とも，合理的とも言えない領域の判断について重要な意味を持ちます．現状を前提にすれば，「合理的理由のない処遇格差の禁止」の方が企業側にとってより厳しい内容にはなりま

---

22 荒木尚志「『同一労働同一賃金』の位置づけと今後」『ジュリスト』2019年11月号．

図表 15　日本型「同一労働同一賃金」の成立過程

2007 年 5 月	パートタイム労働法改正により，均等待遇（職務・配置・労働契約の期間の 3 要件）と均衡待遇の導入（2008 年 4 月施行）
2012 年 8 月	労働契約法改正により，有期労働契約の通算 5 年経過後無期転換ルールの導入，不合理な待遇差の禁止（2013 年 4 月施行）
2014 年 4 月	パートタイム労働法改正により，均等待遇を職務・配置の 2 要件へ，不合理な待遇差の禁止（2015 年 4 月施行）
2016 年 2 月	一億総活躍国民会議で「同一労働同一賃金」＝「職務内容が同一または同等の労働者に対し同一の賃金を支払うべきという考え方」と説明
2016 年 4 月	厚生労働省同一労働同一賃金の実現に向けた検討会で「合理的理由のない処遇格差の禁止とするのが適切」と説明
2016 年 12 月	不合理な待遇差の解消を目指す「同一労働同一賃金ガイドライン案」が働き方改革実現会議に提出
2017 年 3 月	「働き方改革実行計画」閣議決定
2018 年 6 月	働き方改革関連法により，同一労働同一賃金（同一企業・団体における雇用形態間の不合理な待遇差の解消）の導入（パートタイム・有期雇用労働法は大企業 2020 年 4 月施行，中小企業 2021 年 4 月施行，労働者派遣法は 2020 年 4 月施行）
2018 年 12 月	短時間・有期雇用労働者及び派遣労働者に対する不合理な待遇の禁止等に関する指針公布

出所：筆者作成.

すが，「同一労働同一賃金」よりは緩やかな規定になると言えます．その後「同一労働同一賃金ガイドライン案」では，この「合理的理由のない処遇格差禁止」という枠組みでもなく，「不合理な待遇差の解消を目指すもの」として，この国で従来から取り組まれた正規，非正規労働者の間の均等待遇，均衡待遇の話に切り替えられていきました（図表 15 参照）．

　「hamachan ブログ」でも有名な濱口桂一郎氏（労働政策研究・研修機構労働政策研究所長）の論考を見ますと，論点は荒木氏と同じで，水町氏の一億総活躍国民会議での論を，同一労働同一賃金を実行している国々は「日本的雇用システムにおける無限定正社員とは全く異なることが，意図的にか無意識的にか分かりませんが，無視されています」と評価されています．そして，指針が「同一労働同一賃金指針」という名称ではなく「短時間・有期雇用労働者及び派遣労働者に対する不合理な待遇の禁止等に関する指針」になっていることを指摘した上で，「この指針も現実に該当しないケースについてこと細かに記述しながら，圧倒的多数のケースについては（注）で曖昧模糊たる記述でごまかしているだけ」だと論じ，「政治的思惑で同一労働同一賃金を掲げながら，実

際の法令の上では均等・均衡処遇を売るという二枚舌的な法政策をとってきた
ことのツケは現場の試行錯誤の中で払っていくというのが，今回の法政策過程
のとりあえずの小括と言えましょうか[23]」とされています．

　ここで濱口氏が指摘している「現場の試行錯誤」というのが今私たちの目の
前で展開されている話であると言えますし，そうした混乱が起こるであろうこ
とは専門家の間では見通されていました．

　このような経緯を経て成立した法律に基づいて制度を運営しなければならな
い厚生労働省は，「同一労働同一賃金特集」ホームページにおいて，「同一労働
同一賃金は不合理な待遇差の解消を目指すものです」と書いています．また，
法律では「同一労働同一賃金」という言葉は使われておらず，最終的に出され
た指針の中でも「わが国が目指す同一労働同一賃金」，つまり，日本型の同一
労働同一賃金の婉曲な表現が使われています．

パートタイム・有期雇用労働法：不合理な待遇差の解消の考え方

　2018 年に改正されたパートタイム・有期雇用労働法により，均等待遇，均
衡待遇について確認しておきます．均等待遇とは，正社員と同じ仕事をしてい
る人を，雇用形態が違うことを理由に差別的取り扱いを禁じる原則で，均衡待
遇とはバランスのとれた待遇であり，待遇に差を付ける場合でも待遇差が不合
理であってはならないという考え方です．均等待遇では，①職務の内容，②職
務の内容・配置の変更の範囲で判断し，均衡待遇ではこれら 2 つに加えて，③
その他の事情（個々の状況に合わせてその都度検討する）を考慮することになり
ます[24]．

　2018 年に成立したパートタイム・有期雇用労働法と，それ以前のパートタ
イム労働法と有期契約を規定した労働契約法を比較しますと，新しいパートタ

23　濱口桂一郎「同一労働同一賃金を掲げて均等・均衡処遇を売る」『Web 労政時報』2018 年 12 月．
　　濱口氏はその後 2021 年 9 月に出版された『ジョブ型雇用社会とは何か』「第 3 章二　日本版同一
　　労働同一賃金という虚構」において経緯を詳述している．

24　均等待遇では，待遇について同じ取り扱いにする必要がある．同じ取り扱いのもとで，能力，経
　　験等の違いにより差がつくことは構わない．均衡待遇の上記③は，①，②以外の事情で，個々の
　　状況に合わせて，その都度検討する．成果，能力，経験，合理的な労使の慣行，労使交渉の経緯
　　は「その他の事情」として想定される（厚生労働省「パートタイム・有期雇用労働法の解説」）．

図表 16　パートタイム労働法，労働契約法，パートタイム・有期雇用労働法の改正前後の比較

対象	改正前		改正後
	短時間労働者	有期雇用労働者	短時間・有期雇用労働者
「均等待遇」に係る法律の根拠	パートタイム労働法第 9 条	〈規定なし〉	パートタイム・有期雇用労働法第 9 条
「均衡待遇」に係る法律の根拠	パートタイム労働法第 8 条	労働契約法第 20 条	パートタイム・有期雇用労働法第 8 条
比較対象	同一の事業所に雇用される通常の労働者	同一の事業主に雇用される無期契約労働者	同一の事業主に雇用される通常の労働者（「正規型」の労働者及び事業主と期間の定めのない労働契約を締結しているフルタイム労働者）

出所：厚生労働省「パートタイム・有期雇用労働法の解説」8 頁，図表 1-6 より，一部形式を変更.

イム・有期雇用労働法では，均等待遇の対象が短時間労働者のみから有期雇用労働者にも拡大された点が大きな変化です（図表 16 参照）.

　先ほどの図表 15 より，日本型の「同一労働同一賃金」の成立過程を振り返ってみましょう. まずは 2007 年のパートタイム労働法改正により，パートタイム労働者と通常の労働者の均等待遇，均衡待遇が導入されます. その後，2008 年のリーマン・ショック，その年末の年越し派遣村を受け，非正規労働者の待遇への関心が高まります. 労働契約法，パートタイム労働法が改正され，不合理な待遇差の禁止が導入されます.

　その後，先ほど述べたように，2016 年 2 月に一億総活躍国民会議で「同一労働同一賃金」の話がにわかに議論されることになるのですが，すぐにオリジナルの意味での「同一労働同一賃金」は無理であることが認識され，従来からこの国で議論されていた話に戻ってきます. このとき，言葉として独り歩きしていた「同一労働同一賃金」は，実際には，日本型の「同一労働同一賃金」になっていきます. 濱口氏の表現を借りると，「政治的な思惑で，二枚舌的な法政策がとられた」ということになります. この流れに沿って，2018 年 6 月に働き方改革関連法が成立します.

　「働き方改革関連法」は非正規労働の処遇改善と長時間労働の是正を中心としたものです. しかし，2017 年 3 月に閣議決定された「働き方改革実行計画」は 9 分野からなる，かなり幅広い内容を含むものです（図表 17 参照）. これに従い，2020 年 6 月には改正女性活躍推進法が施行されましたし，2021 年 4 月

図表 17　「働き方改革実行計画」における 9 分野

1. 非正規雇用の処遇改善
2. 賃金引き上げと労働生産性向上 ┐
3. 長時間労働の是正 ┘ → 働き方改革関連法（2018年成立）
4. 柔軟な働き方がしやすい環境整備
5. 病気の治療，子育て・介護等と仕事の両立，障害者就労の推進
6. 外国人材の受け入れ
7. 女性・若者が活躍しやすい環境整備
8. 雇用吸収力の高い産業への転職・再就職支援，人材育成，格差を固定
　 化させない教育の充実
9. 高齢者の就業促進

出所：「働き方改革実行計画（概要）」（2017 年 3 月 28 日閣議決定）より筆者作成．

には改正高年齢者雇用安定法が施行されます．働き方の改革は，これまでもそうだったのですけれども，これからも地道に進めていくことになると思います．

　どうしてそのように考えるか，と申しますと，どうしても働き方を変えていかなければならない事情がこの国にはあるからです．ここからは，そのあたりを話していきます．

労働力希少社会における労働政策の課題

　図表 18 のように，65 歳以上人口はこれから増加し，2040 年頃にピークを迎えます．その一方，労働力人口は今後急速に減っていくことが見込まれています．

　これまでの比較的安価な労働力を企業が手軽に利用できた時代から，労働力不足の時代，別の観点から見れば，労働力が希少になる時代に入ってきたと言えます．そして，労働力希少社会では早晩資本に対する労働の相対価格が上昇していきます．生産要素間の相対価格の変化には，長期的には市場メカニズムによる調整を通じて歴史を変える力があります．

　そうした労働力希少社会では，これまで時間などに制約があったためにあまり市場に参加していなかった女性や高齢者のより積極的な活躍が求められるようになります．これがドライビング・フォースとなって，次のような様々な動きがでてきているのだろうかと思われます．

図表 18　労働力希少社会における労働政策の課題

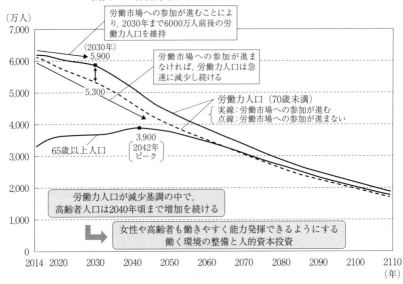

注：人口の前提は，中位推計（出生中位，死亡中位）．労働力人口は，被用者年金の被保険者とならな
　　い 70 歳以上を除く．
資料：厚生労働省作成資料「人口構造の変化から見た年金制度の課題」（2014 年）を労働政策に関す
　　るものに加筆修正．
出所：『ちょっと気になる「働き方」の話』8 頁，図表 2 を一部簡略化．

- Work Longer 社会
- 女性活躍推進
- ワーク・ライフ・バランス
- 均等・均衡待遇（いわゆる日本型同一労働同一賃金）
- 被用者保険の適用拡大
- etc.

　これらの動きの多くは，より良質な雇用環境を準備するために使用者に譲歩
を求める側面があります．それが労働力希少社会なのだと思います．
　ヨーロッパの歴史を見ても，14 世紀の黒死病，ペストの流行により人口が
約 3 分の 1 減少した際に，労働力が減少し相対的に賃金が上昇したということ

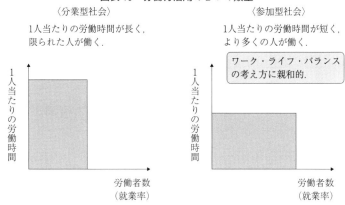

図表 19　労働力活用の 2 つの類型

出所：『ちょっと気になる「働き方」の話』10 頁，図表 4.

は有名です．人口規模の変動と賃金の変化の間に逆相関の関係があることは人口経済学の歴史的研究でも示されています[25].

　社会保障や労働政策を考える際に最も基本となり，最も確かなことが言えるのが人口構造です．日本の人口構造を考えると，今は政治の思惑とは関係なく，従来よりも，良質の雇用環境を整備するために，使用者に協力を求めていくことになるかと思います．

　社会が一定量の労働力を活用しようとするとき，「1 人当たりの労働時間」と「労働者数（もしくは人口規模を調整した形での就業率）」の積で表すことができます（図表 19 参照）．そこで，ここでは「1 人当たりの労働時間」を縦軸に「労働者数」を横軸としています．このとき，限られた人に長時間働いてもらう「分業型」と，多くの人にさほど長くない時間働いてもらう「参加型」という 2 つの大きなアプローチがあります．

　「参加型」のアプローチは仕事と仕事以外の生活のバランスを取るワーク・ライフ・バランスの考え方に親和的です．日本の労働力活用の状況を見ると，男女の働き方の違いを前提に，「分業型」のタイプだったと言えます．つまり，日本では，男性が中心に働き，女性の就業率が低い一方，1 人当たりの労働時間が長かったのです．

25　例えば，Paul Schultz（1981）*Economics of Population*, Assison-Weley を参照のこと．

　ところが，これからは「参加型」に移行せざるを得なくなってきています．すなわち先ほど述べたように，生産年齢人口が減少してきているということです．そして，潜在的な労働者の中にはより短い労働時間を望む人が多くいること，育児や介護など，仕事以外のことをしなければならない人やしたい人が大勢います．長時間労働できない人も含めて，より多くの人に参加・活躍してもらう環境を整備していくこと，そしてこれにより，少子化傾向を改善しながら，労働力の質の向上や付加価値生産性への向上にもつなげていくことが期待されています．

　こうしたワーク・ライフ・バランスとか，働き方改革の動きが出てから，実は，すでに少なくとも 10 年以上経っています．例えば 2007 年 12 月には，「仕事と生活の調和（ワーク・ライフ・バランス）憲章」が政労使の合意により策定されています．ワーク・ライフ・バランス憲章は，その後リーマン・ショックを経て，政権交代の中で 2010 年に改訂されています．そして，ちょうど今年，2020 年が数値目標を設定して取り組んできた最終年になりますので，これまでの総括を行おうとしているところです．

ジャンプ 知識補給　ワーク・ライフ・バランス憲章の総括について　320 頁へ

　次に，これからの働き方改革の中で，大いに期待されている女性労働について説明いたします．

女性労働
女性労働に関わる法律

　女性労働の状況と関連する政策についてこれまでどのような動きがあったのかを整理しておきます．まずは重要な 3 つの法律を紹介します．1 つめは男女雇用機会均等法です．均等法は国連の女性差別撤廃条約の批准に合わせて，今から 35 年前の 1985 年に成立しています．制定当初は差別禁止に関して努力義務規定が多く，十分な法律ではないと言われていましたが，10 年後の見直しによる 1997 年改正を経て，女性差別を全面的に禁止する法律として「一人前」になり，2006 年改正により男女双方に対する差別を禁止する法律へと成長しました．まさに均等法の制定時に労働省婦人局長だった赤松良子さんが「小さ

く生んで，大きく育てよう」と言われたとおりです．

　次に育児・介護休業法です．この法律は 1991 年に育児休業法として成立し，1995 年に育児・介護休業法になりました．男女労働者が 1 歳までの子どもの育児のために休業できることを規定しています[26]．当初は休業期間中は無給でしたが，次第に所得保障も充実するようになりました．また，育児休業にはさまざまなメニューが含まれており，所定労働時間の短縮措置（短時間勤務制度）が 2009 年改正により，翌年から措置義務となったのは，出産後の女性の継続就業にかなりの効果があったと見られています．

　現在，労働政策審議会で男性の育児休業取得を促す新たな制度の創設に関する議論が行われています．この背景には，2020 年 5 月に閣議決定された第 4 次少子化社会対策大綱に，男性の育児休業取得率を 2025 年までに 30% にするという目標が掲げられたことがあります．男性の育児休業については，10 年前に 2020 年に 13% にするという目標を立てましたが，2019 年に 7.48% で，未達ということですので，30% はこれまでの傾向からすると高い目標の設定になります．また，既存の制度でも 8 週間の父親の休業取得を促進する制度があるなかで，そもそも男性だけをターゲットにした制度を新たに作ることの意味についての議論も含めて，審議をしているところです．これも労使から出てきた話というよりは政治主導のところがあるものです．

　最後に女性活躍推進法です．これは 2015 年に成立した法律です．従来の女性労働に関する法律は男女平等や仕事と育児の両立支援に重きを置いていたのに対して，女活法は，女性活躍による経済効果に注目したこと，女性管理職比率などの質的な側面に注目したところに特徴があります．2005 年の次世代育成支援対策推進法を参考にして，個々の企業のポジティブ・アクションを推奨するように，企業に事業主行動計画策定と情報公表を義務づけるというアプローチを採っています．2019 年改正では，行動計画策定義務を従業員 301 人以上企業から 101 人以上企業に拡大することや，情報公表を強化することになりました．

26　育児休業については第 10 章参照．

図表 20　制度適用から見た均等法後の女性の 3 つの世代（コーホート）

Ⅰ. 第 1 次均等法世代 （1965〜80年頃生まれ）	Ⅱ. 第 2 次均等法世代 （1980〜90年頃生まれ）	Ⅲ. 女活法世代 （1990年頃以降生まれ）
● 女性差別禁止 　（努力義務あり） ● 育児休業制度始ま 　る，無給から40% 　の所得保障へ	● 女性差別全面禁止 ● 育児休業中の所得 　保障40〜50% ● 80年代後半以降生まれ 　は育児短時間勤務可	● 女性活躍推進の事 　業主行動計画 ● 育児休業中の所得 　保障50%以上 ● 育児短時間勤務可
1965年生まれ：大学進学率 男性 36.1%，女性 12.2% 保育利用率 21.8%	1980年生まれ：大学進学率 男性 44.9%，女性 27.5% 保育利用率 32.2%	1990年生まれ：大学進学率 男性 55.2%，女性 42.6% 保育利用率 44.1%

注：大学進学率は 1965 年生まれ，1980 年生まれ，1990 年生まれがそれぞれ 18 歳になる
　　1983 年，1998 年，2008 年の大学（学部）への進学率．保育利用率は同じく 30 歳になる
　　1995 年，2010 年，および最新年の 2018 年（1990 年生まれは 28 歳）の数値．保育利用
　　率＝利用児童数÷就学前児童数．
出所：『ちょっと気になる「働き方」の話』50 頁，図表 25.

女性労働に関わる主な法律と 3 つの出生コーホート

　これまで述べた法や制度の影響は，それらの制定や改正時に女性が何歳であったかによって影響が異なります．そこで，『ちょっと気になる「働き方」の話』では，女性の働き方に特に大きなインパクトを与えた法律の制定と改正を取り上げ，それぞれの法が施行されたときに，1955 年から 1990 年までに生まれた女性たちが何歳だったかを整理しました．若い世代になるほど，均等法のほか，育児休業制度も充実し，女性が働きやすい環境が次第に整ってきています．

　図表 20 では女性が働く環境の世代間の違いを見るために，3 つのコーホートに分類しています．1 つめのコーホートは 1965 年頃から 1980 年頃に生まれた人で，現在 40 代から 50 代前半の人たちです．1986 年に施行された均等法が適用されますので，第 1 次均等法世代と呼ぶことにします．2 つめは 1999 年に施行された女性への差別を全面的に禁止した改正均等法が適用されたコーホートです．第 2 次均等法世代とします．1980 年頃から 1990 年頃に生まれた現在 30 代の人たちです．3 つめのコーホートは 1990 年頃以降に生まれた現在 20 代の人たちで，このコーホートは女性の管理職登用なども視野に入れた女性活躍推進法の適用を受けることから，女活法世代と呼ぶことにします．

　このように制度は時間をかけて徐々に整い，それに対応し，日本の女性のラ

図表 21　女性の年齢階層別就業率（1980 ～ 2019 年）

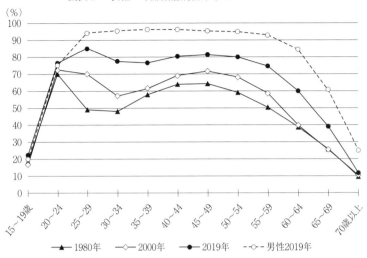

注：就業率＝就業者数／人口．
出所：総務省統計局「労働力調査」より筆者作成．

イフスタイルも大きく変わっています．例えば 4 年制大学への女性の進学率は
第 1 次均等法世代の 1965 年生まれは 12% とかなり低いものでしたが，女活法
世代では 40% を超えています．また，保育サービスの利用率も 22% から 44%
へと倍増しています．一口に女性労働とか，女性活躍と言っても，各コーホー
トの人たちは利用可能な制度もかなり異なっています．そして，それは長い人
生の中での OJT，OFF-JT というラーニングを通じた人的資本の違いとして
も現れてくることになります．

　出生コーホート別に，各年齢階層で実際に辿った就業率をプロットしてみる
と，第 1 次均等法世代から第 2 次均等法世代，そして女活法世代へと就業率が
大幅に上がっていき，M 字型も徐々に姿を消すなど，異なる就労パターンを
示しています．若いコーホートになると，以前とは全く異なるライフスタイル
になっているように見えます（図表 9　女性の出生コーホート別年齢階層別就業率
第 1 章参照）．

　図表 21 は，女性が学卒後，就職して，結婚・出産を機に職場を離れ，子育

てを終えた後，再就職をするという M 字型の就労パターンが徐々に姿を消していくことを示しています．その内訳は，図表9でみたように，若いコーホートになると，以前とは全く異なる就業スタイルを取っているからだ，ということがおわかりになるかと思います．つまり，次第に M 字型のくぼみが小さくなってきているのは，図表9の左側から，これまでとは全く異質の若いコーホートが押し寄せているからということになります．

　M 字型のグラフは，以前は，女性は学卒後就職して，結婚，出産を機に職場を離れ，子育てを終えた後に再び働き始めるというように，女性のライフスタイルを示す年齢効果をみるために用いられてきましたけど，これからは，このグラフを年齢効果とみることはできなくなり，コーホート効果を意識しなければなりません．1992 年に共働き世帯が専業主婦世帯を初めて上回りました．その後も共働き世帯が増加し，専業主婦世帯が減少しています．特に専業主婦世帯はこの 10 年間に 250 万世帯が消滅しており，急激な変化が起こっています[27]．

　『ちょっと気になる「働き方」の話』にも書いていますが，ユヴァル・ノア・ハラリが『サピエンス全史』の中で，性差別はホモサピエンスのどの世界でも一般的であったことが延々と述べられ，それが 20 世紀に入って急速に見直されていく様子を語っています．『サピエンス全史』は 250 万年前にアフリカでホモサピエンスが生まれた頃から始まりますが，そのタイムスパンで見ると，私たちが今日目の前で観察している現象は極めて特異な歴史の屈折点ということになるのだろうと思われます．今後どこまで進むのか，興味深いところがあります．

公的年金の負担と給付の構造（世帯類型との関係）

　第3号被保険者制度については少々世の中に誤解があるようなのですが，年

27　若い世代の行動パターンが異なることに関連して，国立社会保障・人口問題研究所「出生動向基本調査　結婚と出産に関する全国調査（独身者調査）」第9回，第15回より，18歳から34歳の未婚者の理想のライフコースについて説明した．女性の理想のライフコースと男性がパートナーに望むライフコースは，2015 年には 1987 年に比べて専業主婦コースが減少し，両立コース（や再就職コース）が増えたこと，特にこの傾向は女性よりも男性に強いという興味深い変化がみられる（詳細は権丈（2019），57-58 頁）．

金学会の方たちは，第 3 号被保険者の保険料は配偶者による共同負担でなされていること，そして，日本の公的年金制度の拠出・給付原則は 1 人当たり賃金水準が同じであれば，負担と給付は同じになるということはご存じだと思いますので，このあたりの話は省略いたします．

オンラインへ GO !

知ったらびっくり⁉　公的年金の「3 号分割」──「女性と年金」の未来はどうなっていくのか『東洋経済オンライン』(2020 年 10 月 12 日)

　ついでながら，女性の低年金が問題であることはたしかであり，それは，現役時の女性の賃金が低いことや就業している期間が短くなりがちであることが原因になります．つまり，男女間の賃金格差などは，年金給付の問題につながるのですけど，その原因は年金制度である側面は弱く，労働市場の問題である側面が強いということになります．そこで，ジェンダー・ギャップ指数の話をします．

ジェンダー・ギャップ指数

　ジェンダー・ギャップ指数は，世界経済フォーラムが，2006 年から現在の方法で，各国の男女間の平等度を数値化しランク付けしたものです．経済，教育，健康，政治の 4 分野について合計 14 指標の男女差を算出し，1 が完全平等，0 が完全不平等を意味しています．

　最新（2020 年当時）のデータによれば，日本は 153 ヵ国中 121 位とかなり低くなっています[28]．また，4 分野の順位とスコアは次の通りです．

　　Ⅰ．経済活動の参加と機会　115 位（スコア 0.598）

　　Ⅱ．教育の到達度　91 位（0.983）

　　Ⅲ．健康と寿命　40 位（0.979）

　　Ⅳ．政治的エンパワーメント　144 位（0.049）

4 分野では政治と経済の順位が低くなっています．14 指標では，政治分野の

28　このあたりの話は，権丈英子「ジェンダー・ギャップ指数に見る男女の雇用格差（特集 ジェンダー・ギャップ指数に立ち向かう）」『三田評論』2020 年 4 月号．

閣僚の男女比 139 位（0.056），国会議員の男女比 135 位（0.112），そして経済分野の管理的職業の男女比 131 位（0.174）など，指導的地位に占める女性の割合が低いという結果になりました．

　日本では男女平等や仕事と育児の両立に関する法や制度も整い，女性の労働市場への参加が進んできたと考えていたところですが，国際比較すると，ランクが極めて低かったことが分かり，衝撃を持って受け止められました．女性活躍推進法制定の背景にはこうしたジェンダー・ギャップ指数の低さが認識されるようになったこともありました．なお，ジェンダー・ギャップ指数は絶対水準ではなくて，男女差を見たものです．男女とも良い水準だけど，男女差があると，男女とも等しく悪い水準の国に比べて，悪い評価になってしまうという性質があります．

　今，連合総研で男女共同参画に関する国際比較のプロジェクトをしています．そこで，ジェンダー・ギャップ指数が公表されはじめた 2006 年から直近への変化を比較してみましたところ興味深いのは，日本とフランスです．2006 年には両国は総合順位が 115 ヵ国中日本 79 位（0.645），フランス 70 位（0.652）とともに低く，特に，政治分野と経済分野の指導的地位に占める女性の割合が低い状況でした．ところが，2020 年には，フランスは，政治面におけるクオータ制，すなわち各政党に対して，男女同数 50% ずつの候補者擁立を義務づけるパリテ法の効果が表れて大幅に改善し，総合順位も 15 位に高まりました．一方，日本は依然として低いスコアに留まっており，総合順位も 121 位へと順位を落としています．

　政治分野のジェンダー・ギャップ指数は，クオータ制をとっているか次第という側面が強く，分析，検討の余地は広くありません．ゆえに以下では，ジェンダー・ギャップ指数における経済分野に注目していこうと思います．

　図表 22 では，経済分野を中心に主要国のジェンダー・ギャップ指数について日本と比較します．主要 4 ヵ国（ドイツ，フランス，イギリス，アメリカ）と，この指数が第 1 位であったアイスランド，労働市場や社会保障に関して注目されることの多いスウェーデンを取り上げます．経済分野においては，日本の男女差は全体で 115 位，労働力率 79 位，賃金 67 位，管理職比率 131 位といずれもランクはかなり低くなっています．女性管理職比率が最も高い国はフィリピ

図表 22　ジェンダー・ギャップ指数（経済分野の指標を中心とした順位）

	総合	経済	労働力率	賃金	管理職比率
アイスランド	1　(0.877)	2　(0.839)	17　(0.945)	1　(0.846)	21　(0.708)
スウェーデン	4　(0.820)	16　(0.790)	14　(0.955)	50　(0.694)	35　(0.628)
ドイツ	10　(0.787)	48　(0.723)	38　(0.898)	68　(0.671)	89　(0.416)
フランス	15　(0.781)	65　(0.691)	45　(0.891)	127　(0.528)	59　(0.526)
イギリス	21　(0.767)	58　(0.704)	49　(0.886)	76　(0.642)	47　(0.569)
アメリカ	53　(0.724)	26　(0.756)	61　(0.860)	47　(0.699)	22　(0.688)
日本	121　(0.652)	115　(0.598)	79　(0.814)	67　(0.672)	131　(0.174)

注：数字は調査対象国153ヵ国中の順位．（　）内の数字はスコア．総合順位の昇順．
出所：権丈英子「ジェンダー・ギャップ指数に見る男女の雇用格差」『三田評論』2020年4月号，図表1．原資料は，World Economic Forum (2019), *Global Gender Gap Report 2020*.

ンです．フィリピンでは，管理職は男性に比べて女性の割合が高くなっています．また，総合順位も16位と高くなっています．いつも日本は欧米と比べると女性の活躍が遅れているということになるのですが，アジアの多くの国と比べても，日本は男女差が大きいということです．

　フランスの賃金の男女差は127位と，かなり大きいと評価されています．次に述べるように実際の賃金データではフランスの格差は日本よりもだいぶ小さいので，この結果は意外かもしれません．理由は，ジェンダー・ギャップ指数の賃金の男女差は，世界経済フォーラムの「エグゼクティブ意識調査」より，「あなたの国で同様の仕事について女性の賃金は男性の賃金とどの程度等しいですか」という質問に対する主観的な回答によるものであり，その結果がこのランクになります．ジェンダー・ギャップ指数はそういった性質の指数であるということも押さえておく必要があります．

　図表23は女性活躍推進法成立に向けた労政審での審議で用いられた男女間賃金格差の要因分解の資料になります．左側の表によると，日本の男女間賃金格差の大きな要因は，職階と勤続年数ということでした．右側のグラフでは，左側の表の要因分解を基に，各要因が改善されると，日本の男女間賃金格差が改善されることが示されています．特に女性管理職比率が高まると，賃金格差も大幅に改善されることになります．

　次の図表24より，産業によって女性管理職比率や女性社員比率はかなり違

図表 23　男女間賃金格差の要因と国際比較

○一般労働者（常用労働者のうち，「短時間労働者」以外の者）の男女間賃金格差は，国際的にみると大きいが，
　管理職や勤続年数が男女同程度になると仮定すると，格差は大幅に縮小する

男女間賃金格差の要因（単純分析）

調整した事項	男女賃金格差		男女間格差の縮小の程度②−①
	男女間格差（原数値）①	男女間格差（調整済み）②	
勤続年数	71.3	76.3	5.0
職階	73.5	83.8	10.3
年齢	71.3	72.5	1.2
学歴	71.3	72.0	0.7
労働時間	71.3	72.7	1.4
企業規模	71.3	71.9	0.6
産業	71.3	68.6	-2.7

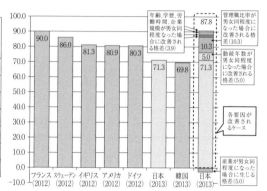

出所：第 145 回労働政策審議会雇用均等分科会資料 4，16 頁．

図表 24　女性管理職比率と女性社員比率（2018 年）

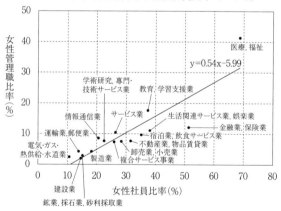

$y = 0.54x - 5.99$

注：女性社員比率は，一般労働者（雇用期間の定めなし；役職者＋非役職者）に占める女性の割合．
　　女性管理職比率は，管理職（課長級＋部長級）に占める女性の役割．100 人以上企業．
出所：『ちょっと気になる「働き方」の話』118 頁，図表 52．データは厚生労働省「賃金構造基本統計
　　調査」．

いがあることがわかります．また，女性社員比率が高い産業において女性管理
職比率も高いという関係が観察されます．言い換えると，女性管理職比率の高
さは管理職候補の母集団となる女性社員の層が厚いことと関連しています．

　女性の管理職を増やそうとすれば，女性の管理職登用に取り組むだけではなく，採用や定着（継続就業）などにも努めておくことが必要になります．当然と言えば当然の話でして，こうしたことが最近の働き方改革の話の中で「女性活躍」という言葉が多々出てきますが，政治の方でラッピング，つまり，幾ら呼び方を変えても，結局は当たり前の以前から言われていることが重要であるということが確認されるわけです．

非正規雇用と被用者保険の適用拡大
年齢階層層別非正規雇用比率は「胃袋型」

　次に，非正規雇用の状況をみておきます．雇用者に占める非正規労働者の割合を年齢階層別に見ると，男性は若年層と高年層が高く，中年層は低いという形である一方，女性は年齢に伴い上昇していきます．日本の非正規労働者は女性に多く，2019 年には女性雇用者の 56.0% が非正規雇用で働いているのに対し，男性では 22.8% です．これをグラフに表して「胃袋型」と呼んできました（図表 25 参照）．

　欧米諸国について同様のグラフを見てみます．図表 26 は OECD データより

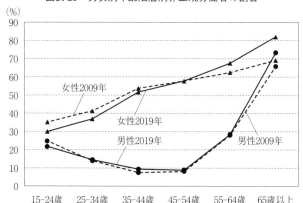

図表 25　男女別年齢階層層別非正規労働者の割合

注：役員を除く雇用者に占める非正規の職員・従業員の割合．15-24 歳は在学中を除く．
出所：『ちょっと気になる「働き方」の話』64 頁，図表 35 のデータを更新したもの．データは総務省統計局「労働力調査」．

図表 26　欧米諸国における女性の年齢階層別非正規労働者の割合（2018 年）

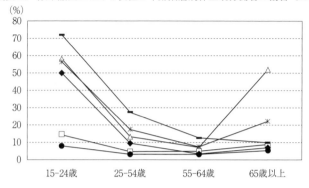

注：雇用者に占める臨時労働者（temporary workers）の割合．臨時労働者とは，有期雇用
　　契約を持つか，業務の完結や一時的に代替していた労働者の職場復帰などの特定の客
　　観的条件による契約が終了する仕事に就いている者を指す．アメリカは 2017 年の値．
出所：権丈英子「日本の労働市場における被用者保険の適用拡大の意義」『年金と経済』39
　　巻 1 号（2020 年）図表 3．データは OECD. Stat.

　非正規雇用比率の低いアメリカから高いスペインまで 6 ヵ国を取り上げて，年
齢 4 区分で女性のグラフを作成したもので，そうすると，非正規雇用比率は年
齢とともに低下する右下がりとなります．図表 25 の中年期の非正規雇用の比
率が高い日本の女性のグラフとは全く異なり，日本の男性のグラフの形に近い
ものになっています．

　実のところ，欧米の非正規雇用比率は男女差があまり見られません．言い換
えると，日本の女性の非正規雇用比率の高さはかなり特異であるということに
なりますが，日本では女性が非正規雇用であっても，さほど不思議だとは思わ
れないようです．また，日本とは異なり，欧米では 55-64 歳の非正規雇用比率
はあまり高くはありません．日本では 60 代前半の雇用確保を，定年延長や定
年制の廃止ではなく，継続雇用制度を中心に対応してきたため，非正規雇用比
率が高くなっており，この点も日本の特徴と言えます．

非正規雇用労働者と公的年金加入

　非正規雇用の問題の一つとして，被用者保険に加入できていないということ

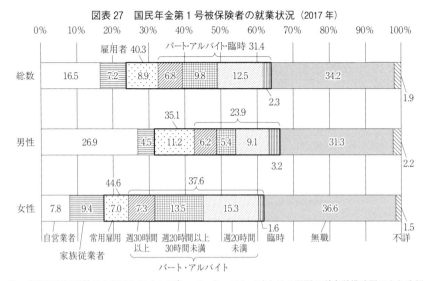

図表 27　国民年金第 1 号被保険者の就業状況（2017 年）

注：常用雇用は正社員などフルタイムの者．パート・アルバイトは 1 週間の所定労働時間により分類
　　されている（フルタイムではない登録社員，派遣社員を含む）．臨時は日雇いや季節的業務など．
出所：厚生労働省年金局「平成 29 年国民年金被保険者実態調査結果の概要」（2019 年 3 月）9 頁より
　　筆者作成．

があります．図表 27 によれば，国民年金第 1 号被保険者のうち雇用者は 2017
年に 40.3% を占めています．1999 年にはこの割合はまだ 26.4% でした．この
20 年近くの間に第 1 号被保険者に占める雇用者，特にパート・アルバイト・
臨時が大幅に増加しています．男女別では男性よりも女性で高くなっています．
国民年金第 1 号被保険者に，本来被用者年金に加入すべき「雇用者」が多数入
っており，彼らは事業主による保険料負担を得ることができないだけではなく，
所得再分配機能を持つ厚生年金から外されています[29]．

　今日では生涯第 1 号被保険者のままという人たちはさほど多くはないのです
が，可能な限り長く厚生年金に守られた人たちを増やしていく必要があります．
被用者保険の適用拡大により，こうした非正規労働者の待遇改善が期待されて
いるゆえんです．

29　被用者保険の適用拡大の詳細については第 4 章参照（一部本章との重複がある）．

図表 28　短時間被保険者の性別・年齢階層別分布 （2018 年度末）

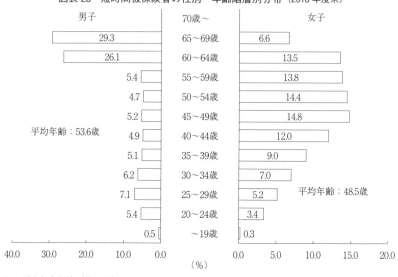

注：厚生年金保険（第 1 号）短時間労働者の年齢構成.
出所：厚生労働省年金局「平成 30 年度厚生年金保険・国民年金事業の概況」6 頁，図 4.

短時間労働者の被用者保険適用拡大

　2016 年 10 月に，従業員 501 人以上企業について，①週所定労働時間が 20 時間以上，②月額賃金 8.8 万円以上，③ 1 年以上の雇用見込み，④学生ではないこと，という 4 つの条件をすべて満たした労働者に対して，厚生年金の適用拡大が行われました．2017 年 4 月にはこれらの①～④の条件の下，500 人以下企業は労使合意に基づき適用拡大が可能となりました．

　図表 28 は，厚生年金の適用拡大により，新たに加入した短時間被保険者の性別・年齢階層別分布を示しています．新規加入の短時間労働者は 2018 年度に総計 43 万人であり，このうち 72% が女性，男性の 55% が 60 歳以上です．図表 25 の非正規雇用に関する「胃袋型」グラフはそのまま新規適用者の分布に反映された形となっています．つまり，日本固有の特徴である男女別・年齢階層別の非正規雇用比率が「胃袋型」をしている問題を解決する手段として被用者保険の短時間労働者への適用拡大の有効性が示されているわけです．

　次に，実際に厚生年金に加入した短時間被保険者の標準報酬月額の分布を見

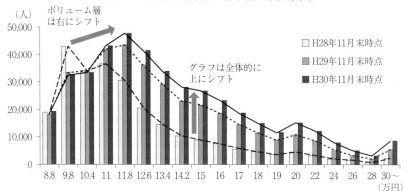

図表 29　短時間被保険者の標準報酬月額別分布

出所：第 15 回年金部会資料 2，13 頁．データは，厚生労働省年金局「厚生年金保険・国民年金
　　　事業月報（速報）」．

ます．図表 29 より，2016 年 11 月以降，グラフは全体的に右上にシフトして
おり，適用拡大後，次第に所得が高まっていることがわかります．労働時間を
延長して被用者保険に加入した人がいたことから推察すれば，適用拡大を受け
て，より本格的に働く人々が増えてきていることが示唆されます．

　労働力人口の伸びがあまり期待できない中，適用拡大により短時間労働者が
労働時間を延長する制約を取り除く方向に動いていることは企業にとっても望
ましいことと言えます．また，労働時間の延長により，長期的には人的資本蓄
積にも役立つことが期待され，労働力を量と質の両面にわたって有効に活用す
ることにもつながると考えられます．

　2020 年の年金改革では段階的に従業員 51 人以上の企業まで適用することと
なりました．しかし，51 人以上企業は全企業の 3.1% に過ぎません．2019 年財
政検証のオプション試算 A では 125 万人，325 万人，1,050 万人が適用拡大の
対象となる試算がされていたのですが，今回の 51 人以上の企業を対象とする
場合は 65 万人にしか届かず，1,050 万人の 6% ほどでしかありません．2019 年
の社会保障制度審議会年金部会の「議論の整理」においても，「本来は，企業
規模要件を撤廃し，50 人以下の企業に対しても，被用者である者には被用者
保険を適用すべきである」とされています．

　現行の厚生年金の適用除外規定は年金制度が企業に適用外で人を雇う方が安く済むからとそれを促しているようなものです．加えて，最近の風潮として人手不足の中で企業側が避けたいのは労働者の就業調整によって人手不足感が高まることになってきています．まさに労働力希少社会における変化と考えられます．

　労働者はなぜ就業調整をするのでしょうか．この問いが今重要になってきています．年金部会の「議論の整理」にあるように，「十分な理解がないまま就業調整が行われれば，企業にも，労働者本人にも不利益である」となります．社会保険加入のメリットや働き方の変化について企業が従業員に丁寧に説明することが就業調整の回避に有効であることが明らかになってきました．企業側にとって労働者に就業調整させることへのコスト意識が高まった今，企業にも，労働者本人にも不利益な状況を緩和する方法は加入のメリットを労働者本人に理解してもらい，労使合意に基づく企業単位の適用拡大を推進することだと思います[30]．

高齢期雇用

　日本では，民間企業における高齢期雇用について，高年齢者雇用安定法による定年年齢の引き上げなどにより，雇用確保に取り組んできました．これは，老齢厚生年金の法的支給開始年齢の引き上げに合わせたものでしたので，図表30には，高年齢者雇用安定法と関連する公的年金制度の主な推移をまとめています．

　最近の出来事で特徴的なことは，高年齢者雇用安定法が公的年金の支給開始年齢の引き上げと関係なく2020年に動いたことです．65歳から70歳までの就業確保措置を努力義務とする法律が2020年3月に成立し，2021年4月から施行されます．今回，高年齢者雇用安定法で年金と関係なく動かせばいいということが示されました．

　図表31は日本の高齢者の就業状況を示しています．65歳までの雇用確保措

30　このあと，年額108万円，月額8万8,000円という被用者保険の適用に関する基準が最低賃金1000円を超えると，週20時間労働で8万8,000円を上回ることになり有名無実化することに触れ，最低賃金に関する現状について説明した．最低賃金については第11章参照のこと．

図表 30　高年齢者雇用安定法と公的年金制度

	高年齢者雇用安定法	公的年金制度（老齢厚生年金）
1986	「中高年齢者等の雇用の促進に関する特別措置法」の全面改正により「高年齢者雇用安定法」が成立. 60 歳定年が努力義務化.	基礎年金の導入. 老齢厚生年金（定額部分・報酬比例部分）の支給開始を 65 歳とするが,附則の暫定措置による特別支給により従来通り 60 歳から支給.
1990	65 歳までの再雇用が努力義務化.	
1994	60 歳定年が義務化（1998 年度施行）. 65 歳までの継続雇用が努力義務化（1995 年度施行）.	定額部分の支給開始が段階的に 65 歳へ（2001年度より 3 年に 1 歳ずつ実施, 女性は 5 年遅れ）. 定額部分は 60 歳からの繰上げ受給が可能.
2000	65 歳までの雇用確保措置（①定年延長，②継続雇用制度）が努力義務化.	報酬比例部分の支給開始が段階的に 65 歳へ（2013 年度より 3 年に 1 歳ずつ実施, 女性は 5年遅れ）.
2004	65 歳までの雇用確保措置（①定年延長，②継続雇用制度，③定年制の廃止）が段階的に義務化（2006 年度施行）. 継続雇用制度では対象者を限定できる仕組みが利用可能.	保険料水準固定方式, マクロ経済スライドを導入. 報酬比例部分にも 60 歳からの繰上げ受給が導入.
2012	継続雇用制度の対象者を限定できる仕組みを廃止（2013 年度施行）.	
2020	65 歳から 70 歳までの就業確保措置が努力義務化（2021 年度施行）.	60 歳から 70 歳の間となっている年金の受給開始時期の選択肢を，60 歳から 75 歳の間に拡大（2022 年度施行）.

出所：『ちょっと気になる「働き方」の話』80 頁，図表 39 に 2020 年分を加筆.

図表 31　60 歳以上の就業状況（1980 〜 2019 年）

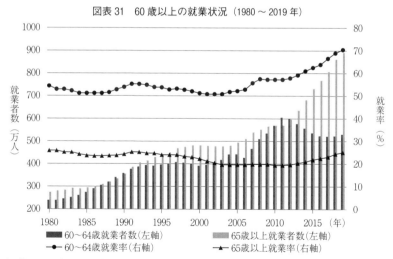

出所：『ちょっと気になる「働き方」の話』31 頁，図表 18（グラフ部分）のデータを更新したもの.
　　 データは総務省統計局「労働力調査」.

置が義務化された 2006 年頃から 60 代前半の就業率は上昇し，就業者数も増加しています．60 代前半の就業者数は 2011 年にピークを迎えて，それ以降は低下しています．代わりに 60 代後半以降の就業者数が急増しています．これは団塊の世代がその年齢に達したためです．団塊の世代というのは，本当にこの国の動きに影響を与えてきましたし，今も与え続けています．

　厚生労働省「高年齢者の雇用状況」によれば，60 代前半の雇用確保措置の 3 つの選択肢の利用状況で，2019 年に最も多いのが継続雇用制度の導入で 77.9%，次いで定年の引き上げ 19.4%，定年制の廃止 2.7% です．定年の引き上げで対応する企業が次第に増えてきてはいますが，継続雇用制度の導入が多いのは 2006 年の雇用確保措置の義務化以来の傾向です．そして，継続雇用者の労働条件についてはまだ課題があります．つまり，継続雇用制度は企業側にとってはスキルのある労働者を低賃金で雇えることになり満足要因になっている一方で，賃金の低さは働く側の不満要因となっています．65 歳までの雇用確保に関する基本的な枠組みはできているのですけれども，まだ本格的な活用にはなっていないといえます．最近では，労働力不足を背景に，高年齢者の処遇の改善や定年年齢の引き上げに取り組む企業も増えてきています．今後，定年延長や処遇改善などを通じて 60 歳以降もその能力を発揮できる環境を整備していくことが重要になってくると考えられます．

　少子高齢化の進展に伴い，欧米諸国も含めて，高齢者の就業促進がトレンドになっています．日本は 60 歳以上の就業率は高いものの，雇用の質の面では課題があります．高齢先進国として世界的にも注目される中，働きがい，生きがいの持てる社会にどう変えていくのかが問われているところです．

　高齢期雇用の課題をまとめておきます．継続雇用制度では高年齢者の意欲・能力が引き出しにくくなっています．公務員についても民間企業の継続雇用制度に相当する再任用制度がありますが，こちらも能力の活用という点で大いに問題があります．60 代前半の本格的活用，65 歳以上の働く機会の確保が課題となっています．そうした中，2018 年に「高齢社会対策大綱」が改定され，これに従い，高年齢者雇用安定法が改正されたところです[31]．

---

[31] 2020 年に高年齢者雇用安定法が改正され，2021 年度から民間企業の事業主には 60 代後半の就業確保措置が新たに努力義務化された．また，2021 年には公務員の定年年齢が 2023 年度より 2 年ご

テレワークと柔軟な働き方

テレワークと柔軟な働き方の話もしておきます．新型コロナウイルス感染症の感染拡大の影響を受けて多くの企業がテレワークを経験し，上手に活用すれば企業にも労働者にも良好な働き方になるということがわかってきました．その一方，準備が整わないまま緊急対応として実施した企業の中にはその後は活用せずに元に戻っているというところも出てきています．

図表 32 より EU 諸国における在宅勤務者の割合をみると，利用割合の高い国はスウェーデン，オランダ，ルクセンブルク，フィンランドなどです．新型コロナウイルス感染拡大後は多くの国でテレワークを活用するようになったので，その前の状況をみています．テレワークの利用は通常利用している者と時々利用している者とに分類され，通常利用している者の割合が最も高いのが

図表 32　EU における在宅勤務者の割合（2019 年）

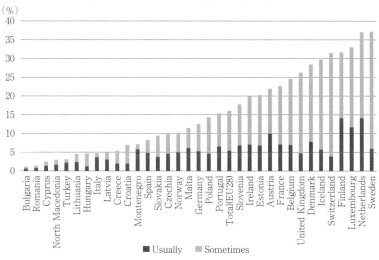

注：15 ～ 64 歳の雇用者に占める割合．
出所：権丈英子「就業場所選択の自由の時代は来るのか」連合総合生活開発研究所『新型コロナ・ショックと with コロナ時代に向けて（2020 ～ 2021 年度経済情勢報告）』118 頁，図 1．データは Eurostat.

とに 1 歳ずつ引き上げられ，2031 年度からは 65 歳となる法改正が行われた．ただし，処遇については，60 歳での役職定年制が導入され，60 歳以降の給与は，それ以前の 7 割であるなど，本格的な活用という観点からは，過渡的な性格を残している．

図表 33　日本とオランダにおける女性就業率の推移 (1970 ～ 2019 年)

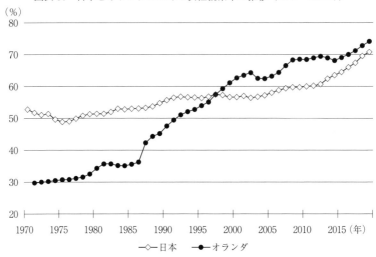

注：15 ～ 64 歳人口に占める就業者の割合．オランダは 1971 年以降．
出所：『ちょっと気になる「働き方」の話』181 頁，図表 82（女性の部分）のデータを更
　　　新したもの．データは，OECD.Stat.

　オランダです．オランダのテレワークに触れておきたいと思いますが，その前
に，図表 33 の日本とオランダの女性の就業率のグラフを見てください．
　オランダ女性の就業率は，1970 年代には 30% と，当時の日本に比べても相
当に低かったのですが，1980 年代から 2000 年代にかけて急激に上昇しました．
実はオランダは非典型雇用やテレワークなど，柔軟な働き方を活用することで
劇的な働き方，社会の変化を遂げた国なのです．
　オランダにおいては，労使の代表が様々なことを協議する仕組みが機能して
いて，そうした場が労働財団です．その労働財団において，テレワークを進め
ていくことを宣言したのが，2003 年の「テレワーク勧告」になります．そこ
では，テレワークに関してどんなメリット，あるいはリスクがあるかというこ
とを示しました．およそ 20 年前にすでに，今日本で言われたようなことがほ
ぼ指摘されていました．
　オランダにおける柔軟な働き方に関する政策をまとめておくと，1996 年に
労働時間差別が禁止され，1999 年には柔軟性と保障法，通称フレキシキュリ

ティ法が制定されます．これらにより，労働時間や雇用形態による差別の禁止
と非典型雇用の待遇改善が進みます．その後2000年に労働時間を変更する権
利，2015年に就業場所の変更を申請する権利が認められるようになります．
このようにオランダは，労働時間と就業場所の選択の自由度を高め，魅力的な
職場環境を作ることにより労働供給の制約の緩和にもつなげようとしてきまし
た．

　就業場所の選択の自由など，日本にとっては，夢のまた夢という世界だった
わけですが，このパンデミックの中で国民のテレワークに関するスキル・アッ
プがなされ，やればできるのではないかと多くの人たちが実感していった様子
を見ていると，就業場所の選択の自由の議論を始めてもいいのではないのかと
いう気もしています．労働力希少社会における市場の圧力は働く側の人たちに
有利に働いていくのではないかと見ています．

働き方の変化と年金制度，そしてライフプラン

　最後に本日のテーマである「働き方の変化と年金制度，そしてライフプラ
ン」についてまとめておきたいと思います．

　公的年金保険の基本原則は1人当たり賃金が同じであれば，負担と給付も同
じであり，1人当たり賃金が増えれば，給付が増えることにあります．この原
則は租税方式とは決定的に違うものですし，制度創設にあたった人たちは保険
方式の方が自助を促すことができるとも考えていました．公的年金は現役時の
賃金を高齢期の生活に置き換える社会装置，高齢期に必要となる消費の平準化，
consumption smoothing の働きをしています．従って，一人一人にとっても，
社会全体にとっても高齢期の生活に安心をもたらすためには勤労期の賃金を引
き上げる努力をすることが重要ということになります．

　本日お話ししましたように，日本は分業型社会から参加型社会への転換点に
あります．そこでの働き方改革は労働力の量の拡大から質の向上へ重点をシフ
トしている局面にあるということです．より希望に応じた働き方ができるよう
にすることで労働市場への参加やスキル・アップの機会を増やし，賃金上昇に
つなげていくことが大切です．その際，それを抑える制度的側面の改革も必要
になります．経済学における成長論という分野では経済成長と関係する政策変

図表 34　働き方の変化と年金制度，そしてライフプラン

- 公的年金保険
  - 基本原則：1 人当たり賃金と負担と給付
  - 現役時の賃金を高齢期の生活に置き換える社会装置
- 分業型社会から参加型社会への転換点にある日本の働き方改革
  - 希望に応じた働き方（労働時間，就業場所）の実現
  - スキル・アップ，賃金上昇を抑える制度の改革
- 人生 100 年時代におけるライフスタイル
  - ラーニング
  - ワーク・ライフ・バランス

出所：筆者作成.

　数をなかなか見つけることができないわけですけれども，人的資本だけは成長に寄与することが分かっています．人的資本を高めるラーニングの最大の敵は長時間労働です．そして，非正規雇用であると OJT の機会を得られないというような制度的な要因も大きな問題です．そうした側面を解決していく持続的な政策努力が必要だと思います．

　『ライフ・シフト』の著者，リンダ・グラットンさんが今 65 歳ということですが，あの本は伝統的な教育，仕事，引退というスリーステージの単線型ライフプランでは 100 年に及ぶ長い人生には対応できないことを彼女の世代の人たちというよりは若い人たち向けにリ・クリエーション，再創造を勧める本として書かれています．長く働き，長く社会参加することができるように，若いときからライフプランを立てておく．老後のお金はそれに付いてくるし，公的年金保険の給付もそのように設計されているわけですから，若い頃からの学び，人的資本投資は老後の生活も豊かにしてくれます．公共政策はラーニング・ソサエティ，Work Longer 社会を目指しながら，この目標と齟齬のある制度をひとつひとつ整理していくことが重要かと思われます．と言いましても，他の国をみておりますと，Work Longer 社会を目指した，就労に関する中立目標と分配の公平性目標はトレードオフの側面もあり，社会の変化の中で，目標の優先順位が変化してきたというのはなかなか理解されず，かつて作った制度の整理をはじめとした改革は多難であるようです．しかし，それが年金のみならず，社会保障全般，そして進むべき方向性だと思われます．

第3章　令和時代の公的年金保険に向けて

第 41 回日本年金学会シンポジウム基調講演（2021 年 10 月 22 日）を若干縮小したものである．講演時に用いたスライドは次にある．

オンラインへ GO！ (kenjoh.com/online/)
第 41 回日本年金学会シンポジウム報告資料（2021 年 10 月 22 日）

「不確実」という言葉に込めた意味

　今回の年金学会シンポジウムの共通論題は，「公的年金・私的年金の歴史的考察と改革への視座」ということですので，本日は，歴史的考察を経た後に，令和時代という新しい時代にふさわしい改革のあり方について論じてみようと思います．改革を論じる際には，将来のことを論じざるを得ません．（スライド2）ところが，私は，日本年金学会 40 周年記念論文集に寄稿した論文（本書第1章）にも，その冒頭には，「将来について確実に言えることは，将来は不確実であるということくらいしかなさそうである」と書いている．どうも私は若い時からこういう思考がベースにあって，20 代か 30 代の早くに，将来というものは予測できるような代物ではないと考えるようになったようです．

　（スライド3）私が年金の論文を初めて書いたのは 2003 年で，その論文を収めた『年金改革と積極的社会保障政策——再分配政策の政治経済学 II』という本を，2004 年に出しました．（スライド4）そこでも「不確実性」というテクニカルタームを使って公的年金を分析しています．人がつくり上げた社会的構築物としての公的年金は，高齢者の生活を守るのが使命です．不確実な未来にお

いてもその使命を果たすためには，積立方式と賦課方式のどちらが優れている
か，将来は予測できない不確実なものなのであるから，最悪の事態を想定して，
その最悪の事態がよりましな方法を考えるというマキシミン原理を用いて，賦
課方式の優位性を説く積極的賦課方式論を論じていました．

　将来は，不確実である．となると，歴史を知ることにどのような意味がある
のかということにもなるわけですが，歴史を知れば将来どのようなことが起こ
り得るのか，歴史を知らないときよりもある程度の幅と具体性をもって考える
ことができるようになる．そうなれば，将来，最悪の事態での犠牲をいかにし
て少なくするか，将来を見据えて今を選択するということができるようになる．
そうした方法は，年金の財政検証が行っている作業であり，将来を見据えてリ
スクマネジメントの観点からバックキャスティングに現在の選択を行うことが
できるようになる．ただ，その判断は，歴史を知らないときよりも臆病なもの
になります．マキシミン原理とは，基本的にはそういうものです．

　公的年金という制度は，繰り返し改革がなされてきたわけですが，その時々
の判断には大体3つあると思います．1つめは，偶然生まれてくるもので，財
政再計算などがそれに当たります．2つめは，今はこれしかできないけれども，
いずれ環境が変わり，次の世代の人たちがその先へ進めてくれると信じながら，
その時代時代の人たちが制度改革に決断を下すものです．男女雇用機会均等法
などがそうですね．そして3つめに，決断を下すその瞬間には，彼らにとって
将来の出来事を予測できない状態，将来には想定外の出来事が起こることもあ
ります．これが結構多い．

　本日はその3つめ，つまり世の中というのは将来何が起こるのかを予測する
ことが難しく，未来は不確実であるという考え方をベースとして話をしていき
たいと思います．

年金，社会保障と税

　（スライド5）話は平成16年（2004年）にさかのぼります．平成16年改革で，
基礎年金の国庫負担を平成21年度から2分の1にすることが決まりました．
当時は3分の1の国庫負担だったので，追加的な財源が必要になることが平成
16年の大改革のときに決められたわけです．

　そこで平成16年，年金改革法の附則16条に次のような文言が記されることになりました．「特定年度（基礎年金国庫負担を2分の1とする年度）については，平成19年度を目途に，……所要の安定した財源を確保する税制の抜本的な改革を行った上で，平成21年度までの間のいずれかの年度を定めるものとする」．2兆円を超える規模の大きな財源を毎年安定的に得ていくとなると，考えられる税は消費税ということになるでしょう．

『ちょっと気になる社会保障 V3』へワープ‼
知識補給　国家財政の増大と「広さの怖さ」と「広さの強み」(271頁)

　つまり，平成16年年金改革のときに，基礎年金の国庫負担の引き上げが決められ，そのときに将来の消費税の引き上げを行うための準備に取り掛かっていたことになります．しかしながら，年金の法律上は平成21年度から基礎年金の国庫負担は2分の1になるのですが，税制の抜本的な改革を行って安定した恒久財源をいつ確保できるようになるのかは分かりません．だから，法律上はそれができる日を「特定年度」と呼ぶことにしておいた．

　その後，平成20年12月，麻生内閣のときに中期プログラムという閣議決定がなされます．中期プログラムには，次が書かれていました．「基礎年金国庫負担割合の2分の1への引き上げのための財源措置や年金，医療及び介護の社会保障給付や少子化対策に要する費用の見通しを踏まえつつ，……消費税の全税収を確立・制度化した年金，医療及び介護の社会保障給付及び少子化対策の費用に充てることにより（これを社会保障4経費と呼ぶわけですが），消費税収は全て国民に還元し，官の肥大化には使わない」．

　ここで，来るべき日に増税される消費税は，社会保障にしか使わなくて，しかもそれまでの消費税の使途は年金・高齢者医療・介護の高齢者3経費と限定されていたのですが，中期プログラムで少子化対策を加えた社会保障4経費に使うことが明示的に示されることになりました．

　そして，その3ヵ月後の平成21年3月，平成21年税制改正附則104条が設けられ，次の文章が記されることになります．「政府は，基礎年金の国庫負担割合の2分の1への引き上げのための財源措置並びに年金，医療及び介護の社

会保障給付並びに少子化に対処するための施策に要する費用の見通しを踏まえ
つつ，遅滞なく，かつ，段階的に消費税を含む税制の抜本改革を行うため，平
成23年度までに必要な法制上の措置を講ずるものとする」．

この附則104条を受けて，平成23年度を1日残す平成24年3月30日に，
「社会保障の安定財源の確保等を図る税制の抜本的な改革を行うための消費税
法等の一部を改正する等の法律案」が衆議院に提出されて，同年8月10日に
法律が成立し，平成26年4月に消費税が5％から8％になることが決まります．
この3％の増税分の1％を，基礎年金の国庫負担の増税に要する財源として確
保でき，医療，介護，子育ての財源も確保できました．そして，その消費税の
法律が成立した日に，平成16年年金改革の附則16条で書かれていた特定年度
が，年金機能強化法の中で，平成26年度と書き換えられて，平成16年度年金
改革法の附則16条が役割を終えることになりました．

端的に言えば，年金が消費税を上げたといえ，他の医療・介護も救ったとい
うこともいえると思います．年金という目に見えやすい形で財源調達をリード
してくれていったからこそ，医療・介護，そして子育ての財源も確保できたの
だと思います．医療・介護を改革するために，増税のための税制の抜本改革を
行うのはなかなか困難です．こうした悪戦苦闘の歴史を経て，基礎年金への国
庫負担2分の1は安定財源として確保されていきます．財務省は，基礎年金の
給付に応じて，その2分の1を義務的経費として支出しなければならなくなり
ました．

本日のトピックは，ここから始まることになります．まず，この歴史的経緯
を共有してもらいたいということがあります．

基礎年金の給付水準を引き上げる方法としては，被保険者期間を40年から
45年に延長するという方法もあります．これは当然行うべき措置なのですが，
必要財源として追加的に1兆数千億円が試算されてきました．この規模の財源
を確保するためには，厚生労働省は財務省とタッグを組んで，何年間もかけて
財源を確保する努力が必要になる．しかし，その方向は諦めて，厚生年金と国
民年金のスライド調整期間が等しくなるように積立金による財政調整を呼び水
として，基礎年金への国家負担を増額させ，それによって給付水準を上げると
いう選択がなされたらどうなるのか．基礎年金の2分の1の国庫負担が入って

いるのですから，国民年金に積立金を提供した厚生年金の受給者たちも，よほどの高額の年金の受給者でない限り給付水準が高くなります．これは結構ウィンウィンではないかという見方をする人たちがメディアをはじめ大勢いるようにも見えます．

しかし，そうした政策が行われた場合，どのような未来が到来するのか．これがなかなか読めない．私にとっては，未来は不確実なわけです．安定した財源の確保ができないままでいくときに，医療・介護・子育てにしわ寄せがいかない保証がどこにあるのか，そうしたこともいろいろと心配になってきます．もし積立金による財政調整で基礎年金の給付水準が上がり，いわゆる基礎年金問題が解決するとなると，今後，厚生年金への適用拡大がどうなるのかということもあります．これまで厚生年金の適用拡大も，基礎年金の給付水準を上げるための有効な手段として論じることができていたわけです．ところが，もし積立金の財政調整で基礎年金の給付水準が確保されれば，適用拡大の大きなメリットが1つ消えてしまう．積立金の財政調整で基礎年金の給付水準が上がったとき，さらなる適用拡大の運命について，将来がなかなか予測できない．

逆に言うと，基礎年金の給付水準を問題視していた年金関係者の間でも，積立金による財政調整というのは，政策技術としては普通に知られていながらもそれを口にしなかったのはなぜなのか．

その理由は，積立金の財政調整という呼び水によって，制度変更を行わない場合よりも基礎年金への国庫負担を増額させることによる基礎年金の引き上げ策と，適用拡大を図るなどとは独立ではないと思われていたからです．さらには，そうした方法で基礎年金問題を解決していくと，社会保障の安定財源を確保する機会，そして財政健全化の機会を失うのではないか，下手をすると財政が詰む懸念があるから，口にしなかったわけです．

ところが，そうした話が昨年（2020年）ではなく一昨年あたりから，年金局から徐々に出てくるようになった．財務省の内諾は得ているという話もありましたが，どうもそうではない．もちろん政治家から見れば魅力的に映るとは思います．「これ以上の適用拡大は言わないでくれ．新たな財源調達など諦めよう」という要求があり，その上で基礎年金の給付水準を引き上げてくれということになれば，積立金の財政調整ということになります．それはそのとおりで，

それを我々は支持するかどうかという問題があるということです.

社会保障と一般会計の関係

（スライド6）令和4年度の各省の概算要求額・要望額において，厚生労働省は，一般会計の中の政策的経費で42%を占めています．2番目にある総務省は20%なのですが，地方交付税が総務省予算の96%を占めているので，それを除くと2番目は国土交通省の9%になります．まさに厚労省は，きょうだいの中で随分と年の離れた長男長女のような位置にいて，親と一緒に家計全体，国家予算全体の持続可能性を考えてしかるべき位置にいるように見えます．他の府省のように，「あれが欲しい」と言う末っ子たちのようなおねだりきょうだいではないわけです.

そして，社会保障の財源の約3割が国庫負担で，その社会保障への国庫負担額は国債費を含む一般会計歳出の34%程度を占めています.

厚労省が主管する社会保障の持続可能性が国庫負担に依存していることは，以前から厚労省は強く意識していたと思います．だから，一世代前の厚労省の人たちは社会保障と税の一体改革を，財務省との信頼関係の下に一緒になって進めてきたのだと思います．私はこの国の社会保障の持続可能性を維持していくためには，社会保障と税の一体改革という選択肢しかないように思えます．そして，かつて安定財源を確保したい厚労省と財政を持続したい財務省が，戦略的互恵関係の下にタッグを組んで社会保障と税の一体改革を進めていた時代，そうした選択肢以外の道を考えることはなかなか難しかったのではないかと思っています.

ところが，積立金の財政調整による基礎年金の給付水準の上昇で必要となる国庫負担分は，平成16年時に予定されていた給付水準に見合うものであって，その国庫負担分は本来，年金のものだったのだから，別に追加的な財源ではなく，財務省にお伺いを立てる必要もないという姿勢ですむのかなと疑問を抱きながら，ここ2年ほど展開を眺めてきました.

この国では消費税の使途を組み替えるといって，結局は赤字国債で子ども・子育て支援策を充実したり，脱炭素技術の研究開発基金の追加財源は赤字国債で賄われたりしたことが過去にあります．そうしたことにあまり加担はしたく

ない.

　基礎年金の給付水準を上げたい，スライド調整期間を調整したいという思い
は，公的年金に関わっている人たちは皆同じです．恐らくそういう人たちの間
で異なるのは，政策の優先順位だと思います.

　優先順位を論じるのはなかなか難しくて，何らかの理由を付けて国庫負担を
公的年金の世界に持ち込んできて，基礎年金の給付水準を引き上げる方法に強
く反対する人はいないのではないかと思います．しかし，現状でそれをやると,
10年後，20年後，適用拡大の問題は解決されないままでいることになりはし
ないか，国庫負担で競合する医療や介護や子育ては大丈夫なのか，そもそも財
政の持続可能性はどうなるのか，そうした危惧には濃淡があるかと思います.

　適用拡大が進めば，基礎年金の給付水準が上がります．そして，適用拡大に
よる厚生年金の被保険者期間の延長が進めば，それ自体が報酬比例部分の給付
水準を高めます．また，年金学会の40周年記念論文集に私が書いているよう
に，適用拡大はこの国の成長戦略としても重要です（本書36頁）．適用拡大の
メリットをここで言う必要はないくらいに，皆さんは十分に理解してくれてい
ると思います.

　適用拡大と同時に，被保険者期間の延長を行うことが既定の路線でした．そ
の道に進みながら，子育てや医療，介護の社会保障や住宅政策なども含めて必
要な財源を積み重ねながら明示的に財源調達の議論をしていき，その方向に進
めば年金をはじめとしたもろもろの問題が整合性を持って解決されていく．そ
うであったのに，越えるべき壁が高いために，違う方法がいわれているのでは
ないか．そうした仮説がなかなか棄却できない．そして，その道を進んだ先の
財政がどうなるのか，私には読めない.

次期年金改革について

　（スライド10）令和2年（2020年）年金改正法の附則にある検討規定には，プ
ログラム法に基づくマクロ経済スライドの見直し，被用者保険の適用拡大，そ
して受給開始年齢の選択制という3つのオプションに加えて，在職老齢年金の
在り方の見直しを示唆する，高所得者の年金給付の在り方および公的年金等控
除を含めた年金課税の在り方の見直しが加えられています.

オンラインへGO！

2020年年金改革は野党炎上商法の潮目になるか——コロナ下での与野党協議が示した年金の未来『東洋経済オンライン』（2020年6月20日）

（スライド11）2020年年金改革法のときの野党側の提案について与党と協議した上での衆議院の附帯決議はよくまとまっており，ここに被保険者期間の延長が出てくるので紹介しておきます．「将来の所得代替率の低下が見込まれる基礎年金の給付水準の引き上げ等を図るため，国民年金の加入期間を延長し，老齢基礎年金額の算定の基礎となる年数の上限を45年とすることによって，基礎年金国庫負担の増加分の財源確保策を含め，速やかに検討を進めること」となっています．

このように論じてきたわけですが，では積立金の財政調整という方法を用いた国庫負担増による基礎年金の引き上げについてはどう考えるかというと，この問題は優先順位の問題であって，その優先順位を踏まえるとすれば，次の2025年年金改革で2020年改革時の検討規定，そして衆議院の附帯決議に書かれていることの全てが実現されるのであれば，それに加えてなされる積立金の調整による基礎年金の引き上げ策を視野に入れてもいいと思います．優先順位の論じ方というのは，そういう回答になるかと思います．歴史から学び，予測できない不確実な未来に対してマクシミン原理を適用すれば，そういう臆病な判断になる．

公的年金保険を取り巻く環境の変化

平成16年（2004年）の年金改革の頃から私は年金の世界に入ったわけですけれども，当時を振り返ると，あれから随分と環境が変わりました．

（スライド12）まず，大きく変わった環境の1つは，公的年金は保険であるという認識の普及だと思います．年金は保険であることが分かれば，あとは何ということはないくらいに，年金周りのことを理解できるようになります．そして，多くの社労士やFPの人たちのおかげで，公的年金は保険であるという正確な知識が普及してきました．それが公的年金保険への信頼を徐々に高めつつあります．

　また，公的年金保険は，保険金の給付が終身の保険であるという理解も進んできました．年金が終身で給付されるため，一人一人にとっての給付総額は「給付額×終身」でしか表現できません．公的年金保険は，長生きして生活の資が不足するリスクをヘッジするための保険です．終身の給付，すなわち自分自身はどれだけの期間，年金を受け取ることになり，総額幾らの年金を受け取るかは予測がつきません．仮に公的年金保険以外に生活の資があるのならば，公的年金を繰下げて受給開始時期をなるべく遅くすることにより，高い給付水準を終身受け取る選択をすることに合理性が出てきます．だから，平成30年の年金学会のこの場で提案されたWPPに合理性があることになるわけです．

ジャンプ 知識補給　終身保険は民間でなく公的となる理由　323頁へ

　リンダ・グラットンさんの『ライフ・シフト』などの影響もあって，「人生100年」という言葉が普及しました．しかし，日本における公共政策の世界では，平成29年1月の日本老年学会・老年医学会による「高齢者75歳提言」が意味を持っていたように思います．両学会は，平成25年（2013年）から高齢者の定義を再検討するワーキンググループを立ち上げて，高齢者の定義について検討を行いました．その結果，特に65-74歳は心身の健康が保たれており，活発な社会活動が可能な人が大多数を占めていること，日本人が若返ったことを示しました．

　日本老年学会・老年医学会の合同ワーキンググループの座長である大内尉義東大名誉教授が，「数々のデータが今の高齢者は以前よりも10歳ほど若返っていることを示しているから，科学者として高齢者の定義を75歳以上にすることを提案したわけです．これは科学から導かれた提案であってスローガンではありません」と論じているように，65歳から75歳への高齢者定義再検討が求められているのは科学的・医学的エビデンスに基づいています．社会保障をはじめとした社会制度は，それに従うだけの話です．

　そして実際，日本老年学会・老年医学会の提言のインパクトは大きく，これを受けた政治という政策形成の上流での動きが，さまざまな制度・政策の1つとして社会保障に前向きな方向を与えてきました．例えば2018年2月，政府の高齢社会対策大綱においても両学会からの提言が紹介され，「65歳以上を一

律に高齢者と見る一般的な傾向は，現状に照らせばもはや現実的なものではなくなりつつある」として，「70歳以降でも個々人の意欲・能力に応じた力を発揮できる時代が到来しており，高齢者を支える発想とともに，意欲ある高齢者の能力発揮を可能にする社会環境を整えることが必要である」と記しています．高齢者再検討の提言を，新しい社会を構築していく上での基礎に据えているわけです．その後，高年齢者雇用安定法，公的年金保険制度などが動いていくことになりました．

　ただ，ここで1つ注意しておいてもらいたいことは，公的年金保険は被保険者期間として保険料を払えば給付が増えます．だから，社会において自分が長く働くのは人のためではなく自分のためです．「支え手を増やすために」という言葉が年金の世界でもよく使われますが，年金の制度設計を見れば分かるように，働いたら年金給付水準が高くなるようにできているわけですから，老後に受け取る年金を増やすために長く働けばいいわけで，人を支えるためではありません．

　だから，私は年金の世界で「支え手を増やす」という言葉に使用禁止令を出し続けてきたわけですが，社労士やFPが「あなたの年金を増やすために」というセミナーを開く中で「長く働きましょう」と言うときに，「世のため人のため，支え手になるために」とは言わないと思います．それでいいわけで，それでいいというのが社会保険方式の公的年金の強みでもあるわけです．適用拡大を「支え手を増やすため」と言う人も出てきたりするわけですが，自分のため，自分の老後のためです．

　本日の報告にありましたように，共働き世帯が増えてきました．生活リスクに対するヘッジ機能，保険機能という意味では，共働きであれば遺族といえども稼得収入があるため，共働き世帯そのものが保険として機能します．

　先進国は，社会の在り方として共働き世帯が常態であることを目指し，実際にその方向に動いてきました．そして，そうした国々では生命保険への需要も減っていくわけですけれども，公的年金では遺族年金へのニーズも減じていることを前提とした制度にどんどんなっていきます．大体，遺族年金は終身ではなく有期とする傾向にあるわけです．

公的年金の負担と給付の構造

　（スライド 13）第 3 号被保険者制度を巡っては，その保険料は配偶者との共同負担であるとの理解も広まってきました．これまでは第 3 号被保険者でいることが有利であるかのような話が多くありました．しかし，事は公的年金の話です．この制度は，保険料を納付すれば将来の給付が増えるように設計されています．しかも，終身の給付が増えるのに加えて，適用拡大がそうした効果を拡大することにもなります．この国ではそうした冷静な当然の議論がなされることはなかったのですが，今は状況が変わってきて，公的年金保険の環境は随分と良くなったと思います．

　加えて，支給開始年齢を巡る話も随分と整理され，日本の制度は受給開始時期の自由選択制であるという理解も進んできました．私は支給開始年齢と呼ばれる 65 歳という年齢を，「年金の算定基準年齢」と呼び変えたいくらいなのですが，そうした理解が進んでいくと，加給年金の制度を語る際には，支給開始年齢という言葉がふんだんに使われるわけですけれども，受給開始時期自由選択制の下で加給年金というのは何なのかということにも疑問を感じざるを得ません．旧来型の支給開始年齢にこだわった加給年金は，繰下げ受給の利用を阻害してもいます．受給開始時期自由選択制という認識が普及した時代には，加給年金はなくそうという話がでるのも当然です．

　人は手近で慣れ親しんだ道具を用いて目の前にある事柄を理解するというバイアスを持っています．それは代表性ヒューリスティックとも呼ばれてきました．公的年金保険はしばしば，市場が備え持つ基準が当てはめられて，その基準とのずれが問題視されてきました．それをヒューリスティック年金論と呼んできたのですが，そうしたヒューリスティック年金論も，公的年金保険に対する正確な理解が広まる中，かなり鎮まってきたと思います．

　日本老年学会・老年医学会が高齢者 75 歳を提案したように，日本人は若返っており，それゆえに就労やボランティアなどの社会参加の機会を広げていく方が望ましいといわれています．この就労と社会参加・ボランティアというのは，先ほどの老年学会・老年医学会のワーキング・グループ座長の大内先生が言っていることで，就労だけには限らないということを言っているのはさすがだなと感じます．

その目的に対しては，この国では高年齢者雇用安定法によって対応してきました．今回は年金の支給開始年齢を動かすことなく，令和2年には高年齢者雇用安定法を改正し，企業に70歳までの就業確保措置について努力義務を令和3年4月から課すこととしました．こうして長寿社会日本において，Work Longer社会の実現，さらにWPPの実現に向けて，着々と準備が進められていますし，さらに加速度をつけていく必要があると思います．

社会保障の在り方を規定する価値，目標の比重が変わる

令和時代にはしっかりとWork Longer社会を目指そうということであり，高齢者は大いに若返り，女性の若いコーホートを見れば，かつての男性と同じように労働市場に参加し始めています．この傾向は望ましいことであって，それに見合うように公的年金保険をはじめとした社会制度を変えていく必要があります．Work Longer社会における公的年金保険の在り方は，受給開始時期自由選択制の徹底ということになるかと思います．税や社会保険料の負担を考えると，受給開始時期自由選択制の費用負担面における徹底はできません．それはいいのです．Work Longer，繰下げ受給を選択すれば，税・社会保険料の負担が高くなる側面はどうしても出てきます．けれどもそれは，憤りを感じるような話ではなく，多くの人が納得できることだと思います．

しかし，社会保険受給の段階で，Work Longer社会と矛盾のない制度を設計しておく必要はあります．でも，それはさほど難しいことではなく，負担は能力に応じるけれども，給付段階では負担能力は問わない，所得は見ないという社会保険の基本的な考え方を貫けばいいことです．つまり，社会保険では，Work Longerを実現している市場参加者にペナルティを与えない．そうした問題は，在職老齢年金，特に65歳以上の高在老（高年齢者在職老齢年金）の話に典型的に表れてくるわけですけれども，市場参加者にペナルティを与えている制度を見直そうとすると，それは垂直的再分配を減じることになります．

だから，その側面だけを捉えて高在老の廃止に反対しておけば，一定の支持を得ることはできます．高在老を廃止するかどうかに関しては，高在老は就労に影響を与えていないという事実が結構な重要なインパクトを持って議論されてきたわけですけれども，高在老に当てはまる人たちは，政府はWork Lon-

図表 35　令和時代の公的年金保険に向けて
時代とともに，社会保障のあり方を規定する価値，目標の比重が変わる

• **垂直的再分配**（なお，厚生年金にはすでに垂直的再分配が組み込まれている）

　　　　　　トレード・オフ

• **Work Longer社会との整合性**
＝社会保険原則の厳守（給付時に負担能力を問わない）
　年金の世界では，
　　　受給開始時期自由選択制の徹底
　　　「在職老齢年金制度は拠出制年金における
　　　　　例外的な仕組み」『年金部会の議論の整理』（2019年12月）
　　医療・介護の世界では，
　　　　自己負担率の統一などもある

人々の若返り
人生100年社会
働き方，家族のあり方の
変遷のなかで，
比重が高まりゆく価値

• **人生選択に中立**

出所：筆者作成．

ger を唱えておきながら矛盾した制度を温存しているのはおかしいのではないかという相当の不満を抱えながら制度に従っています．いわば，公的年金制度への鬱懐を抱きながら，力で頭を押さえられている状況で働きながら矛盾した制度に従っているわけですね．

　それでは公的年金制度への共感や信頼は損なわれます．せっかく年金への正確な理解が広まって，年金制度への信頼が高まってきているのに，信頼を損なう制度が残っているのは極めて残念な話です．

ジャンプ 　知識補給　社会保険における高所得層の包摂　307 頁へ

　在職老齢年金は，給与収入にのみペナルティが課されているという不公平な制度でもあるわけです．この点は年金部会の議論の整理では，「在職老齢年金は例外的な仕組みであって，同じような所得を得る者の間での公平性の問題がある」ということが指摘されていました．在職老齢年金は，Work Longer 社会の構築に向けて速やかに撤廃すべきという意見についても，これから議論を深めていくべきでしょう．

　次の年金改革時にも，2020 年の国会でのように，当時の立憲民主党の山井和則氏のような，高所得優遇だといって派手なポピュリスティックなパフォー

マンスを演じるような政治家がまた出てくると思います．ああいうパフォーマンスに世論がだまされないように今から準備しておく必要があるし，何人かのFP や社労士の人たちは来るべき高在老の改革に向けて，世論が誤らないように情報発信をしてくれていて，私はそうした活動を高く評価しています．公共政策の中でも特に年金は，最終的には世論やメディアが果たす役割が大きいので，2025 年に予定されている次の改革で高在老の廃止ができるかどうかはまさに今の段階での世論への働きかけが重要になると考えています．

　また，養育する子のいない人の遺族年金，遺族厚生年金の有期化の話がありました．今は 30 歳以上が終身給付ですので，再婚したら給付がなくなるなど，いろいろな煩わしい条件が付くことになります．それを他の先進国のように有期にすれば，受給要件を緩和することができ，人生選択に中立な制度を準備することができるようになる．

　社会保障は人様の人生選択に影響を与えるような煩わしい制度であるべきではない，制度からの鬱懐は少なくあるべきだという価値観が，時代とともに高くなってきていると思っています．遺族基礎年金という制度も，子どもが 18 歳になるまでの有期の給付ですので，これは有期の給付なのだという認識を強く意識すれば改善の余地が出てくると思っています．

植樹のような意識で

　これまでいろいろなところで書いてきましたが，年金は植樹のような意識で制度設計をしていく必要があります．次回 2025 年（令和 7 年）の制度改正の多くは，20 年後，30 年後の将来のためになされるものになります．

　社会は動いている．それが歴史からの大きな学びであり，確実に言える事実だと思います．その動きは労働市場において顕著に表れています．働き方，それと表裏の関係にある家族の在り方の 20 年，30 年先までをイメージしながら，その状況に見合う公的年金保険の在り方を次回の改正で準備していく．そういう議論を今後展開していくことが求められるのではないでしょうか．

第4章　日本の労働市場における
　　　　被用者保険適用拡大の意義[32]

要　旨

　労働市場は，人々の生涯にわたる生活を所得面から保障し，社会保障制度と補完し合いながら，人々の生活保障システムの中核を担うことになる．公的年金，その中の老齢年金は老後の所得を保障するものであり，その制度のあるべき姿は，これと補完関係にある労働市場の姿にも依存する．そして日本の労働市場は，他の先進諸国と比べていくつかの特徴を持っている．

　ここでは，まず，日本の労働市場の特徴を概観し，この特徴がどのような問題を引き起こしているのかを考え，この国で長らくの懸案事項となってきた厚生年金の適用拡大という制度変更が，日本の労働市場が抱えるいかなる問題の解決を目指しているのかを明らかにしていく．2019（令和元）年財政検証を経て，2020（令和2）年に成立した年金制度改革法により，適用拡大が段階的にさらに進むことになった．しかしながらそれでもなお，短時間労働者の強制適用とはなっていない中小企業についても，労使合意に基づき，適用拡大を可能とする規定が2017（平成29）年4月以降あるのであるから，これを利用していく道が開かれている．最後はその点に触れる．

は じ め に

　2020年は，働き方に関わる法律がいくつも施行される．例えば，4月には，時間外労働に関する上限規制の中小企業への適用（大企業は適用済み）や，いわゆる「同一労働同一賃金」（雇用形態に関わらない公正な待遇の確保）が導入さ

32　『年金と経済』39巻1号（2020年4月）より．

れており，6月には，パワーハラスメント防止対策の措置義務や，女性活躍推進に関わる情報公表の強化などが始まる．こうした一連の動きが意味するものは何であろうか．それは，日本の人口のあり方が大きな転換点にあることと関わっていると考えられる（第2章参照）．

　というのも，日本は，人口減少社会，特に，生産年齢人口が団塊の世代が65歳を迎えた2010年代前半には毎年100万人単位で減少していく社会になっていた．そうした社会は，一般には労働力の不足が増していく社会と呼ばれるのであるが，別の観点からみれば，労働力の供給曲線が左側にシフトしていくために労働力の希少性が増して労働条件が改善していく「労働力希少社会」に入ったと言うこともできる．

　2020年の法改正による被用者保険の適用拡大は，働き方に関わる他の様々な改革とともに，希少性が高まりゆく労働力を量と質の両面にわたっていかに有効に活用するかという方向を模索する大きな動きの中でとらえてはじめて，その意味を理解することができると言える．労働力希少社会ゆえに，比較的安価な労働力が手軽に利用できた長らく続いた日本の労働市場の特徴が，いま少しずつ変わろうとする時代に入っている．そうした観点を踏まえて，被用者保険適用拡大の意義を考えてみることにしよう．

被用者保険の適用拡大と日本の非正規雇用の特徴
国民年金第1号被保険者の就業状況

　被用者保険の適用拡大については，被用者でありながら国民年金・国民健康保険加入となっている者に対して，被用者による支え合いの仕組みである厚生年金保険や健康保険による保障を提供するという意義が指摘される．初めに，国民年金第1号被保険者の就業状況を確認しておこう．

　図表27の厚生労働省年金局の調査によれば，2017（平成29）年に国民年金第1号被保険者のうち雇用者は40.3％（パート・アルバイト・臨時では31.4％を占める．以下，（　）内は同様）．1999（平成11）年には，この割合はまだ26.4％（16.6％）であったので，この20年近くの間に，第1号被保険者に占める雇用者，特にパート・アルバイト・臨時が大幅に増加したことが確認できる[33]．また，

33　第8回働き方の多様化を踏まえた社会保険の対応に関する懇談会参考資料（以下，「懇談会参考

男女別では，男性 35.1%（23.9%），女性 44.6%（37.6%）と女性で高い（図表 27 国民年金第 1 号被保険者の就業状況（2017 年）　第 2 章参照）．

　さらに同じ調査より，国民年金第 1 号被保険者の保険料納付状況をみると，雇用者，特にパート・アルバイト・臨時は，自営業主や家族従業者に比べて，保険料の完納者が少ないとともに，全く納付していない者（1 号期間滞納者）が多いことがわかる[34]．

　このように，国民年金第 1 号被保険者に，本来被用者年金に加入すべきである「雇用者」が多数入っており，彼らは使用者による保険料負担を得ることができないだけではなく，所得再分配機能を持つ厚生年金から外されている．今日では，生涯，第 1 号被保険者のままという人たちはさほど多くないのであるが[35]，それでも，将来の年金水準は低い水準にとどまってしまうことになる．被用者保険の適用拡大により，こうした非正規労働者の待遇改善が期待される．

非正規雇用の特徴──「胃袋型」グラフ

　ここで，日本の非正規雇用の状況を見ておこう．図表 25 は，雇用者に占める非正規労働者の割合（以下，「非正規雇用比率」と呼ぶ．）を年齢階層別に見たものである．男性は若年層と高年齢層が高く，中年層が低いという形である一方で，女性は年齢に伴い上昇していく．日本の非正規労働者は女性に多く，2019（令和元）年に女性雇用者の 56.0% が非正規雇用で働いているのに対して，男性は 22.8% である[36]．このグラフを私は「胃袋型」と呼んできた（図表 25

資料」と呼ぶ．）（2019 年 9 月 20 日）103 頁．

34　2017（平成 29）年の就業状況別保険料納付状況において，完納者の割合は，第 1 号被保険者全体では 37.4% であり，家族従業者 64.9%，自営業者 56.0% と高いのに対して，常用雇用では 38.4%，パート・アルバイトや臨時では 20-30% 程度と低い．また，1 号期間滞納者の割合は，全体で 19.5% であり，家族従業者 11.5%，自営業主 17.9% と低いのに対して，常用雇用 30.2%，臨時 28.0% と高い．パート・アルバイトでは，労働時間が長い方が 1 号期間滞納者が多く，週 30 時間以上 28.4%，週 20 時間以上 30 時間未満 20.7%，週 20 時間未満 15.1% である．なお，週 20 時間未満の 32.2% は学生納付特例者である．

35　第 6 回社会保険審議会年金部会資料 1「雇用の変容と年金（高齢期の長期化，就労の拡大・多様化と年金制度）」（2018 年 11 月 2 日）40 頁によれば，老齢基礎年金の算定基礎となる期間のうち，1 号期間のみ有する受給権者は 11.0% となっており，約 9 割の者は，厚生年金に関わる期間（2 号期間または 3 号期間）を有している．最も若い 65 歳の者だけでみると，1 号期間のみ有する者は 4.4% となっており，1 号期間のみの割合は，年齢が低いほど減少している．

男女別年齢階層別非正規労働者の割合（2009 年，2019 年）第 2 章参照）．

　次に，欧米諸国について，同様のグラフを見てみると，中年期の非正規雇用比率が高い日本の女性のグラフとはまったく異なり，日本の男性の形に近い（図表 26　欧米諸国における女性の年齢階層別非正規労働者の割合（2018 年）第 2 章参照）．

　実のところ，欧米の非正規雇用比率には，男女差があまり見られない――例えば，（全年齢の）非正規雇用比率は，アメリカは男性 4.1%，女性 3.8%（2017 年），スペインは男性 26.0%，女性 27.7%（2018 年）であった．第 2 章でも述べたように，日本の女性の非正規雇用比率の高さは，かなり特異であると言えるのだが，日本では，女性が非正規雇用であってもさほど不思議だとは思わないようである．ちなみに，2015 年 11 月に厚生労働省の調査[37]により，非正規雇用比率が 4 割になったことが発表されたときにメディアは大きく取り扱っていたが，女性のみを見れば非正規雇用比率[38]が 5 割を超えたのは 2003 年であったが，それはほとんど注目されることはなかった．

　どうして，日本では非正規雇用に関するこうした特徴が生まれるのか．その理由として，日本のパートタイム労働者の特殊性が挙げられる．日本では，パートタイム労働者というと，「パート」，すなわち，賃金や他の労働条件が正規労働者よりも劣る非正規労働者（non-regular workers）として取り扱われることが一般的である．これに対して，語源となった英語のパートタイム（part-time）は，労働時間が短いという意味しかない――正確には，part time に労働時間が短いという意味しか持たせないように法の整備を進めてきた．

　すなわち，EU 諸国でも 1980 年代以降，フルタイムの正規雇用以外の働き方（非典型雇用）が増え始めた．そして，EU では低賃金労働の広がりを避けるため，1997 年にパートタイム労働指令，1999 年に有期労働指令，2008 年に労働者派遣指令を策定し，これに従い，各国は典型雇用と非典型雇用の「均等待遇」の確保に向けて法整備を行い，取り組んできた．そうした取組みの中で，

36　総務省統計局「労働力調査」より，2019 年の役員を除く雇用者に占める非正規の職員・従業員の割合．男女計は 38.3%．なお，非正規雇用をはじめとした日本の労働市場の特徴についての詳細は『ちょっと気になる「働き方」の話』参照．

37　厚生労働省「平成 26 年就業形態の多様化に関する総合実態調査」．

38　総務省統計局「労働力調査」．

パートタイム労働などの非典型雇用の待遇改善も進んできている．こうした待遇改善は，人々の働き方の選択肢を広げ，ライフ・ステージに応じて労働条件を大幅に変更せずに労働時間を選択する自由度を高めること――「労働時間選択の自由」が保障された社会――につながることが期待される．

パートタイム労働――非正規雇用との重なり

図表36は，厚生労働省「賃金構造基本統計調査」により，雇用者を労働時間によってフルタイムとパートタイム，および雇用形態によって正規と非正規の別に分類してみたものである．この調査では，パートタイム労働者（短時間労働者）は1週間の所定労働時間がフルタイム労働者（一般労働者）に比べて少ない労働者を指している．

図表36上段によれば，フルタイム・正規は，男性では77.7%であるのに対して，女性では44.9%と男女の雇用形態には大きな差が見られる．また，パートタイム・正規の割合は最近の育児短時間勤務の普及等により高まってきてはいるが，女性でも1.8%に過ぎず，パートタイム労働者の大半は，非正規労働者である．

図表36下段は，時間当たり賃金（＝賃金率）を示している[39]．まずは，男性

図表36　雇用形態別労働者割合と時間当たり賃金（2018年）

	男性		女性	
	正規	非正規	正規	非正規
労働者割合（%）				
フルタイム	77.7	10.0	44.9	13.4
パートタイム	0.6	11.7	1.8	40.0
時間当たり賃金（円）				
フルタイム	2,115	1,426	1,638	1,174
	(100.0)	(67.4)	(100.0)	(71.7)
パートタイム	1,674	1,165	1,557	1,086
	(79.1)	(55.1)	(95.1)	(66.3)

注：時間当たり賃金の（　）内の値は，男女それぞれのフルタイム正規労働を100とした際の各雇用形態における時間当たりの所定内給与額の割合を示す．臨時労働者は除く．
出所：『ちょっと気になる「働き方」の話』155頁，図表73．データは厚生労働省「賃金構造基本統計調査」．

39　2020（令和2）年の「賃金構造基本統計調査」より調査方式が変更になった．この折，従来短時

の方が女性に比べて，それぞれの雇用形態において賃金率が高くなっているこ
と，そして，賃金率は，男女いずれも，フルタイム・正規が高く，パートタイ
ム・非正規が低い．このように，日本では労働時間で区分したパートタイム労
働者の大半が非正規労働者であり，彼らの賃金率は低い．このことは，フルタ
イム（しばしば残業付き）で就業できない場合，正社員に比べて待遇の劣る非
正規雇用という選択肢しかないこととなり，（日本ではあまり意識されてはこな
かったが）日本における働き方の選択肢を狭めることともなってきた．

　非正規雇用は，正規雇用に比べて，一般に低賃金で不安定な雇用形態である
ので，特に男性について，将来の展望が描けず結婚率なども低くなる．例えば，
労働政策研究・研修機構（2014a）によれば，30-34 歳男性の有配偶率は，正社
員 57.8% に対して，非正規労働者 23.3%，内パート・アルバイト 13.6%，無業
者 10.2% と相当低くなっている[40]．さらには，非正規労働者の増加が少子化の
1 つの原因とみられている．

　また，労働政策研究・研修機構（2014b）によれば，35-44 歳層の壮年非正規
労働者について，男性，無配偶女性は正社員の経験がありながら，不本意な理
由で非正規労働者をしている者が多く，仕事の満足度も低い傾向があるという．
また，非正規無配偶女性の生活状況を示す等価所得[41]は，男性や若年女性よ
りも低く，相対的貧困率も高いことを見出している[42]．

間労働者の集計表において除外していた，医師，教員等の職種で 1 時間当たり所定内給与額（以下，
「賃金率」という）が 3,000 円を超える者を含めるようになった．例えば，2018 年の集計対象者の
賃金率は 1,128 円であり，短時間労働者全体の 3.1% である 22.9 万人が除外されており，除外者の
賃金率は 7,511 円であった．除外者を含めると，短時間労働者全体の賃金率は 1,323 円となり，196
円上昇する（「賃金構造基本統計調査の改善に関するワーキンググループ報告書」2019 年，16-17
頁）．

40　労働政策研究・研修機構（2014）「若年者の就業状況・キャリア・職業能力開発の現状②——平
　成 24 年版「就業構造基本調査」より」資料シリーズ No.144，8 頁．

41　家計における世帯員数による生活水準を調整するために，家計所得を世帯員数の平方根で除した
　値．たとえば，1 人世帯で 10 万円と，4 人世帯で 20 万円ではいずれも等価所得 10 万円となり，1
　人当たりの生活水準を等価とみなす．

42　相対的貧困率は，等価世帯所得が雇用労働者の等価世帯所得の中央値の半分以下である割合を示
　す．非正規労働者の相対的貧困率は，若年男性が 23.3%，壮年男性が 31.5% であり，無配偶の壮年
　女性では 51.7%，無配偶の若年女性では 29.7% と推計されている（労働政策研究・研修機構（2014）
　「壮年非正規労働者の仕事と生活に関する研究—現状分析を中心として—」労働政策研究報告書
　No.164，152-153 頁）．

　加えて，厚生労働省「平成28年度全国ひとり親世帯等調査結果報告」によれば，母子世帯の母親は約8割が就業しており，そのうち，「パート・アルバイト等」が約半数となっていることなどが確認されている．このことは，先述の非正規雇用比率の胃袋型グラフからも推察できることであり，この特殊日本的なグラフの形態が，他国に比した，親が就業している子どもの貧困率の高さと関係していることも理解できる[43]．女性が結婚し，出産後に退職——その後，もし，離婚でもすることになると，再就職先は多くが非正規雇用になるという状況があるため，子どもの貧困にもつながっていく．そして，その根源的な原因が，再就職しようとする多くの女性には非正規の雇用機会しか準備されていない労働市場にあるとも言える．まして，そうしたリスクがあると考える人たちは，離婚や出産にも躊躇する．この国の将来を考えるうえでは，女性の高い非正規雇用比率，そしてそれを促している社会保険における適用除外のあり方などの見直しが強く求められているともいえる．

　非正規労働の待遇改善に関しては，2007（平成19）年の改正パートタイム労働法により，均等・均衡待遇や，通常の労働者への転換の推進に関する選択的措置義務が導入された．その後，2008（平成20）年秋の金融危機後，2012（平成24）年の労働契約法の改正により，有期雇用契約労働者について5年経過後に期間の定めのない労働契約に転換できる仕組みが設けられるなど，いくつかの法改正により，非正規労働者の待遇改善が進んできた（第2章参照）．

　そして，こうした取組みを拡張する形で，2018（平成30）年6月に働き方改革関連法が成立した．同法に基づき，2020（令和2）年4月からは，いわゆる「同一労働同一賃金」が導入されることになる[44]．なお，厚生労働省は同一労働同一賃金特集ページにおいて「同一労働同一賃金の導入は，同一企業・団体におけるいわゆる正規雇用労働者（無期雇用フルタイム労働者）と非正規雇用労働者（有期雇用労働者，パートタイム労働者，派遣労働者）の間の不合理な待遇

43　OECD（2017）*Educational Opportunity for All: Overcoming Inequality throughout the Life Course*, p. 60によれば，日本の就業しているひとり親の貧困率は50%を超え，OECD諸国で最も高い．

44　働き方改革関連法により，パートタイム労働法はパートタイム・有期雇用労働法に改正され，パートタイム労働と有期雇用労働に関して一括して取り扱うことになった．また，均等・均衡待遇の規定の弱かった労働者派遣法の改正なども行われた．

差の解消を目指すものです」と説明しており，国際標準的な意味での同一労働同一賃金ではないので，注意が必要である．

被用者保険の適用拡大の展開
これまでの被用者保険の適用拡大

　2012（平成24）年8月に成立した年金機能強化法により，2016（平成28）年10月から，それまで週30時間以上とされていた被用者保険の適用範囲について，従業員501人以上の企業で，月収8.8万円以上等の要件を満たす場合，週20時間以上の短時間労働者にも拡大された．さらに，2016（平成28）年12月に成立した持続可能性向上法により，2017（平成29）年4月からは，従業員500人以下の企業においても，労使の合意に基づき，企業単位で短時間労働者への適用拡大も可能とされ，国・地方公共団体については規模に関わらず適用されることとなった．

　図表28は，厚生年金に新たに加入した短時間被保険者の性別・年齢階層別分布である．適用拡大による新規に加入した短時間労働者は，2018（平成30）年度に総計43万人であり，このうち72%が女性，男性の55.4%が60歳以上である．図表25の非正規雇用に関する胃袋型グラフが，そのまま新規適用者の分布に反映された姿となっている（図表28　短時間被保険者の性別・年齢階層別分布（2018年度末）　第2章参照）．

　つまりは，日本固有の特徴である男女別年齢階層別の非正規雇用比率が胃袋型をしている問題を解決する手段として，被用者保険の短時間労働者への適用拡大の有効性が示されているのである．

　また，2017（平成29）年末時点の短時間労働者を対象に，適用拡大施行前の2015（平成27）年末時点の公的年金の加入状況等について，日本年金機構が保有する被保険者データを特別に集計している[45]．この結果によると，適用拡大によって厚生年金加入となった者のうち約4割が国民年金第1号被保険者で，その約半数が保険料を免除または未納の状態であった．適用拡大の効果が推察される．

　また，労働政策研究・研修機構の調査により，2016（平成28）年10月以降

45　懇談会参考資料18頁．

の被用者保険の適用拡大に伴い，働き方が変わった者が 15.8% であり，その内訳をみると，労働時間を延長するなどして保険に加入した者（57.9%）が労働時間を短縮（就業調整）した者（32.7%）よりも多いという事実も極めて重要であろう[46]．そして，働き方が変わった第 1 号被保険者では，保険加入 70.1%，短縮 15.9%，また，第 3 号被保険者でも，それぞれ 54.4%，36.9% と，適用拡大時に保険に加入した人たちの方が就業調整した人たちよりも多かった．

　さらに同じ調査により，第 3 号被保険者の適用拡大への対応を年代別に見ると，第 3 号被保険者に留まった者は 50 代が多く，より若い 40 代では労働時間を延長して第 2 号被保険者に移行した者が多かった[47]．日本の女性の就業について拙著で論じたように，「若いコーホートになると，以前とは異なるライフスタイルをとっている[48]」ことが顕著に表れてきている．

　そして興味深いことに，図表 29 より，実際に厚生年金保険に加入した短時間被保険者の標準報酬月額の分布を見ると，2016（平成 28）年 11 月末以降，グラフは全体的に右上にシフトしており，適用拡大後，次第に所得が高まっている．先に，労働時間を延長して被用者保険に加入した人がいたことから推察すれば，適用拡大を受けて，より本格的に働く人々が増えてきていることが示唆される．労働力人口の伸びがあまり期待できない中，適用拡大により，短時間労働者が労働時間を延長する制約を取り除く方向に動いていることは企業にとっても望ましいことであり，また，労働時間の延長により，（長期的には）人的資本蓄積にも役立つことが期待され，労働力を量と質の両面にわたって有効に活用することにもつながる（図表 29　短時間被保険者の標準報酬月額別分布　第 2 章参照）．

2019（令和元）年財政検証オプション試算 A

　2019（令和元）年 8 月 27 日に公表された財政検証結果では，前回 2014（平成 26）年財政検証に引き続き，被用者保険の更なる適用拡大に関するオプショ

46　第 15 回社会保険審議会年金部会資料 2「年金制度改正の検討事項」（2019 年 12 月 25 日）13 頁．データは，労働政策研究・研修機構（2018）「『社会保険の適用拡大への対応状況等に関する調査』及び『社会保険の適用拡大に伴う働き方の変化等に関する調査』結果」調査シリーズ No.182．

47　懇談会参考資料 35 頁．データは，労働政策研究・研修機構（2018）．

48　『ちょっと気になる「働き方」の話』51 頁．

図表 37　2019（令和元）年財政検証オプション試算 A の内容

適用拡大①	被用者保険の適用対象となる現行の企業規模要件を廃止した場合（所定労働時間週 20 時間以上，賃金収入月 8.8 万円以上）
適用拡大②	被用者保険の適用対象となる現行の賃金要件，企業規模要件を廃止した場合（所定労働時間週 20 時間以上の者）
適用拡大③	一定の賃金収入（月 5.8 万円以上）がある全ての被用者へ適用拡大した場合

注：学生，雇用契約期間 1 年未満の者，非適用事業者の雇用者については，適用拡大③のみ適用対象.
出所：第 9 回社会保障審議会年金部会資料 1「2019（令和元）年財政検証結果のポイント」（2019 年 8 月 27 日）（以下，「第 9 回年金部会資料 1」と呼ぶ）8 頁より筆者作成.

図表 38　2019（令和元）年財政検証オプション試算 A による適用拡大対象者数（万人）

	計	1 号→2 号	3 号→2 号	非加入→2 号
適用拡大①	125	45	40	40
適用拡大②	325	90	155	80
適用拡大③	1,050	400	350	300

注：被用者保険の更なる適用拡大を行った場合の適用拡大対象者数（2018 年度時点）.
　　70 歳未満の雇用者全体 5,700 万人のうち，厚生年金の被保険者（フルタイム）は 4,400 万人，被保険者（短時間）は 40 万人，賃金収入が月 5.8 万円未満は 200 万人.
出所：第 9 回年金部会資料 1，9 頁より筆者作成.

ン試算（オプション試算 A）が提示された．このオプション試算 A では，図表 37，38 の通り，① 125 万人，② 325 万人，③ 1,050 万人が適用拡大の対象となる試算がなされた.

　図表 39 には，オプション試算 A による給付水準調整後の標準的な厚生年金の所得代替率を示している．現行制度をそのまま維持した場合に比べて，適用拡大の対象者の規模が大きいほど，引き上げ効果が大きいことが示されている．その理由は，「現在被用者でありながら国民年金加入者となっている者が，厚生年金の被保険者となることで，国民年金財政を改善させることを通じて，マクロ経済スライドによる調整終了後の所得代替率の改善[49]」が図られるからである．所得代替率は，報酬比例部分と基礎年金部分とに分けて示されており，報酬比例部分では，適用拡大により，若干所得代替率が下がるものの，基礎年金部分で大きな引き上げ効果が見られる．適用拡大が，基礎年金の給付水準を

49　社会保障審議会年金部会「社会保障審議会年金部会における議論の整理」（2019 年 12 月 27 日）6 頁（以下，「議論の整理」と呼ぶ）.

図表 39　2019（令和元）年財政検証オプション A による所得代替率の試算結果（%）

	ケース I			ケース III			ケース V		
	合計	基礎	比例	合計	基礎	比例	合計	基礎	比例
現行制度	51.9	26.7	25.3	50.8	26.2	24.6	44.5	21.9	22.6
適用拡大①	52.4	27.2	25.2	51.4	26.8	24.6	45.0	22.4	22.5
適用拡大②	52.8	27.8	25.1	51.9	27.6	24.4	45.4	22.9	22.4
適用拡大③	56.2	31.6	24.6	55.7	31.9	23.7	49.0	27.2	21.7

注：給付水準調整後の標準的な厚生年金の所得代替率．所得代替率は，公的年金の給付水準を示す
　　指標．現役男子の平均手取り収入額の比率により表される．所得代替率＝（夫婦 2 人の基礎年
　　金＋夫の厚生年金）/ 現役男子の平均手取り収入額．2019 年財政検証では，経済成長と労働参
　　加の進捗により 6 つのケースについて試算．2029 年度以降 20-30 年の実質経済成長率は，ケー
　　ス I は 0.9%，ケース III は 0.4%，ケース V は 0.0% を仮定．
出所：第 9 回年金部会資料 1，1-3 頁，および第 9 回社会保障審議会年金部会資料 3-1「国民年金
　　及び厚生年金に係る財政の現況及び見通しの関連試算― 2019（令和元）年オプション試算結
　　果―」5-7 頁より筆者作成．

高めるために大きな効果を持つ政策であることがわかる．

　先ほどの図表 38 では，適用拡大により，どの被用者区分から第 2 号被保険
者となるのかも示している．適用範囲の拡大は，いわゆる第 3 号被保険者であ
る「パート主婦」の問題として取り扱われることも多いが，彼らは適用拡大の
対象者の 3 分の 1 にすぎない．実際には第 1 号被保険者と非加入の者からの移
行が 3 分の 2 を占めることが確認されるのであり，ここに適用拡大の大きな意
義がある．

2020（令和 2）年年金改革

　2020（令和 2）年の年金改革では，「2024（令和 6）年 10 月に 50 人超規模の
企業まで適用することとし，……2022（令和 4）年 10 月に 100 人超規模の企業
までは適用することを基本とする，との結論に至った[50]」とのことである．

　51 人以上の企業は，全企業のうち 3.1% にすぎない．2019（令和元）年財政
検証のオプション試算 A では，① 125 万人，② 325 万人，③ 1,050 万人が適用
拡大の対象となる試算がなされていたが，51 人以上の企業を対象とする場合
では 65 万人にしか届かず，1,050 万人の 6% ほどでしかない．次の文章に見ら
れるように，年金部会においても，今回の適用拡大案が不完全なものであるこ

50　「議論の整理」7 頁．

とが示されている.

　　企業規模要件が 2012（平成 24）年改正法の規定上附則に規定され,「当分の間」の経過措置として位置付けられていることを踏まえれば, 今回の政府・与党での調整結果に加えて, 今後, 引き続き適用拡大に取り組んでいくことが求められる[51].

今後に向けて

　これまで, 被用者保険加入のメリットや働き方の変化について企業が従業員に丁寧に説明することが, 就業調整の回避に有効であることが明らかになっていた. ゆえに, 年金部会の「議論の整理」では,「労働者本人が自らの適用の状況について理解できるよう, 正確かつ丁寧に説明すること」の重要性が強調されている. このあたりの説明をしておこう.

　現行の厚生年金の適用除外規定は, 年金制度が企業に適用外で人を雇う方が安く済むことを言っているようなものである. ところが最近の風潮として, 人手不足の中で, 企業側が避けたいのは, 労働者の就業調整によって人手不足感が高まることの方に変わってきている. まさに, 労働力希少社会における変化である.

　労働者は, なぜ, 就業調整をするのだろうか？　この問いがいま重要となってきており,「議論の整理」にあるように,「十分な理解がないまま就業調整が行われれば, 企業にも労働者本人にも不利益である」.

　企業側にとって労働者に就業調整されることへのコスト意識が高まった今,「企業にも労働者本人にも不利益」な状況を緩和する方法は, 加入のメリットを労働者本人に理解してもらうことである. そのあたりは,「議論の整理」6頁に詳しい.

　なお, 被用者保険適用基準（月額 8.8 万円すなわち, 年収 106 万円程度）の適用対象となる賃金要件は基本給・諸手当のみであり, 被扶養認定基準（年収130 万円）の賃金要件が全収入を対象とするのに比べて狭い. 一方, これにより, 契約時点で被用者保険の適用・不適用が定まることになり, 労使双方が保

---

51 「議論の整理」7 頁.

図表 40　今後の被用者保険の適用拡大戦略

現在	2022年10月	2024年10月	2025年
501人以上	101人以上	51人以上	
		2024年財政検証　　年金制度改正	

「労使の合意に基づく企業単位の適用拡大」の推進 →

出所：筆者作成.

険料を支払うための基準が明確になるとともに，年末にパートタイム労働者が所得を基準内に留めようとして就業調整が行われないようにする工夫であると理解できる.

　被用者保険の適用に当たっては，社会保険ゆえの負担に見合う給付増というリターンがあることへの理解も重要である.「議論の整理」にもあるように，「被扶養認定基準（年収 130 万円）に直面している第 3 号被保険者にとっては，適用拡大が行われれば，被用者保険に加入することで給付増を享受しつつ，扶養から外れ，自らの希望する働き方を実現できるようになる意義がある」.

　今後，適用拡大は，先ほど述べたように，2022（令和 4）年に 101 人以上企業，2024（令和 6）年に 51 人以上企業を対象にすることになる（図表 40）. そしていずれは，規模要件の撤廃をはじめとして，さらなる適用拡大が進められるのであろうが，その間にも，多くの非正規労働者は被用者保険の適用除外の人生を強いられることになる. そうした人たちのためにも，労使の合意に基づく企業単位の任意適用を拡大していくべきであろう.

　任意適用の短時間被保険者数は，2019（令和元）年 9 月末で 7,590 万人であり，強制適用分の 449,855 人と合わせた被保険者数の 1.7% にすぎない. 他方，特定適用事業所数は 5,520 事業所であり，強制適用事業所 30,614 事業所と合わせた適用事業所数の 15.3% と一定の割合を占めるに至っている[52]. 多くの事業所が関心を示し始めていることは，望ましい方向であると言えよう.

　2020（令和 2）年度予算では，適用拡大に取り組む事業主に対する支援を強化することになっている. 例えば，非正規労働者の企業内キャリアアップを促

52　厚生労働省年金局「厚生年金保険・国民年金事業月報（速報）」第 1 表「制度別適用状況」（2019
　年 9 月末現在）.

進する「キャリアアップ助成金」において，「選択的適用拡大導入時処遇改善コース」や「短時間労働者労働時間延長コース」を見直し，選択的適用拡大の導入に伴い，社会保険の制度概要等の外部専門家による説明や短時間労働者の意向の把握に取り組む事業主，そして，労働時間を延長し被用者保険を適用するなどの積極的取組みをする事業主への支援を充実させている．中小企業の事業主にはこうした助成金なども活用して，取組みを進めてほしい．

お わ り に

　被用者保険の適用拡大の必要性は，これまで十分に議論し尽くされた感がある．しかしなお，解決できないのが現実である．「議論の整理」の最後にあるように，広く国民には，「公的年金制度の在り方については，様々な意見があるが，国民全体の幸福，我が国全体の発展に資するような改革が何かを十分に検討（18頁）」してもらう必要がある．そして，国民による検討に資する情報をしっかりと国民に届くように発信し続けていく責任が政府にはある．

　そしてこれからは，労働力希少社会における労使間の「交渉上の地歩（bargaining position）」の変化にも期待できる[53]．労働力の希少性を強く意識する企業は，被用者保険の加入のメリットや，手取り収入維持のために必要な追加的労働時間数等の情報を，従業員に示していくこれからのプロセスに，積極的に協力していくことが期待できる．政府には，労使双方に「十分な理解がないまま」に，企業にも労働者本人にも「不利益な状況」が生まれないように，丁寧かつ積極的な情報・広報戦略を期待していきたい．

（権丈英子）

53　『ちょっと気になる「働き方」の話』262頁．

医療と介護

第5章 コロナ禍の今，
日本医療の特徴を考える
——この国の医療の形はどのように生まれたのか[54]

　日本の医療をほかの国々と比べた特徴が，新型コロナウイルスの影響の下で注目を浴びている．日本の医療提供体制については，目下，改革が進められている．ここ数年展開されていた提供体制の改革の青写真が描かれていた『社会保障制度改革国民会議』（2013年）の報告書には，「医療問題の日本的特徴」という項目があり，次のように書かれている．

公的所有主体の欧米，私的所有主体の日本

> 日本の医療政策の難しさは，これが西欧や北欧のように国立や自治体立の病院等（公的所有）が中心であるのとは異なり，医師が医療法人を設立し，病院等を民間資本で経営するという形（私的所有）で整備されてきた歴史的経緯から生まれている．公的セクターが相手であれば，政府が強制力をもって改革ができ，現に欧州のいくつかの国では医療ニーズの変化に伴う改革をそうして実現してきた．
> 医療提供体制について，実のところ日本ほど規制緩和された市場依存型の先進国はなく，日本の場合，国や自治体などの公立の医療施設は全体のわずか14%，病床で22% しかない．ゆえに他国のように病院などが公的所有であれば体系的にできることが，日本ではなかなかできなかったのである．
> （『社会保障制度改革国民会議』22頁）

　この種の話では，アメリカにおいても，公的病院，および公益的な民間非営利病院は総病院数のおよそ80%，全病床数の約85% を占めているということ

54　『東洋経済オンライン』2021年3月12日より．

を言うと，けっこう驚かれる．

　また，2001年の総合規制改革会議における，当時，厚生労働省大臣官房審議官（医政局・保険局担当）であった中村秀一氏の「株式会社の病院というのは，世界の医療提供体制の中でごく例外的，ヨーロッパではほとんどネグリジブルでありますし，多いと言われているアメリカでも，全体の25％ということで，われわれ自身，株式会社を入れるということが，それほど医療改革につながるふうには思っておりません」という言葉も歴史に残しておきたい言葉である．官僚が忖度なく正論を言えた時代の記録でもある．

　どうして日本は，医師が非営利の医療法人を設立し，病院などを民間資本で経営するという形（私的所有）で整備されてきたのか？　そして，コロナ禍で注目されるようになったことだが，なぜ民間の病院は中小規模なのか？

　新型コロナウイルスの感染拡大の下，医療と経済，どちらを優先するかという問いかけがなされる中，こうした問いについて，いくつかの考える材料を準備できればと思う．

　日本の医療は，江戸時代に築かれた自由開業医制を基盤としてきたと評されてきた．明治に入り1887年の「医制」を機に漢方から西洋医学への転換が図られたが，それは従来医業に携わっていた人たちにも医師免許を付与して医師の総数を維持しながら転換を進めるという漸進的な方法で行われた．ために，自由開業医制の伝統は継承されていった．

　明治以降に登場した日本の病院については，官立，特に公立の病院を軸に整備が進められていた．だが，松方デフレ後の財政再建を背景とする1887年の勅令により，公立病院への地方税の投入が禁じられて以降，提供体制は民間中心になっていった．しかし，第2次世界大戦直後の占領期から，病院を公的病院中心に再編成する動きも生まれた．戦後のそのあたりの話からはじめよう．

占領期に GHQ が与えた影響

　GHQ（連合国軍最高司令官総司令部）を通じて2つの医療提供体制に関する提言があった．行政学者ワンデル博士を団長とする6名のアメリカ社会保障調査団が，ワンデル勧告と呼ばれる報告書を日本政府に渡したのは，1948年7月である．ワンデル勧告は，医療は公的責任において提供すべきものであり，

病院については，国・公立や公的な機関を中心にすべきであって，「公的財源による病院建設」が勧告されていた．

　一方，ワンデル勧告を見たアメリカ医師会は，歴代 3 期に及ぶ医師会会長ら自らが日本を訪れ，アメリカ医師会の指向する医師の「自主性と企業性」を確保することを主張し，医療の提供面において医師会が主導的な役割を果たすことを強調した報告書を GHQ に提出している．

　つまり，戦後日本には，GHQ を通じた提供体制のあり方に対する提言が，2 つあったことになる．

　日本が戦後継承していったのは，ワンデル勧告の流れである．

　ワンデル勧告を受けて 1949 年に設置された社会保障制度審議会は，同年末に，「社会保障制度確立のための覚え書」を出し，「医療組織については，総合的計画の下に公的医療施設の整備拡充を図るとともに，開業医の協力しうる体制を整え，また公衆衛生活動の強化を図る必要がある」と論じていた．

　社会保障制度審議会は，1950 年に「社会保障制度に関する勧告」を出す．そこには，「人口 2000 の診療圏において，公私の医療機関のない場合には，少なくとも 1 診療所を有するように配置することを目標とし，都道府県は，無医地域を解消するため，自らその設置運営をなすものとする」と提言している．今の言葉で言えば，都道府県による提供体制の整備が勧告されていたわけである．

　こうした動きと並行して，社会保障制度審議会の 1956 年勧告では，「いやしくも公的資金により開設設置される病院については，（中略）医療機関網の計画的見地から，強力に，その地理的配置，規模，設備，機能などについての規制を行うべきである」「医学，医術の進歩に伴い，精密かつ複雑な治療設備や検査設備も必要とするのであるから，その施設は単に当該病院の専有物にせず，医療機関相互の利用を認め，その有機的な連携をはかるとともに，施設設備に対する重複な投資を避けさせしめることが望ましい」との方針が提示されていた．

　1948 年，GHQ の指示で「医療法」が制定されていた．この医療法は，20 人以上の患者を入院させるための施設を病院として，病院と診療所を区分し，病院を尊重する立場に立っていた．GHQ は，国・公立病院を中心に据えるワン

図表 41　こうして「民間病院主体」に至った——戦後の医療政策の流れ

1948	ワンデル勧告，医療法公布
1950	医療法人制度
1960	医療金融公庫
1962	公的病院の新設・病床数規制
1985	第 1 次医療法改正

出所：筆者作成.

デル勧告を考慮して，医療法で，国が自治体病院に国庫補助金を拠出できるようにした.

　一方，1948 年当時，日本の病院数の 7 割強が私的病院という戦前の状況とは大きく変わっていない現実があった．私的病院には，免税や国庫補助金のような支援制度はなく，自治体一般会計からの繰り入れもない．そして納税の義務があった.

　この頃の国家財政は，1949 年 2 月にドッジによって勧告されたドッジ・ライン下の均衡予算であることから，政府には，公的病院を拡充するための資金の余裕はなかった．そこで，医療法施行から 2 年後の 1950 年に法改正を行い，「医療法人制度」を導入している．大著『日本病院史』の著者である福永肇氏は，「このアイデアは，個人の資金を民間医療機関に出資させようとする世界に類を見ない日本独自のユニークな制度」と論じている.

　民間医療機関に法人格を付することにより，銀行からの資金調達が容易になるとともに，法人であるゆえに相続税問題から解放され，私人とは異なる税の軽減などもあり，法人に対する各種の公的補助金や税制上の優遇も享受できた．これらの理由があり，医療法人は急速に普及していった.

独立後，高度成長期の医療政策はどうなったか

　1951 年 9 月 8 日，GHQ による占領が終了する．前年，1950 年からの朝鮮特需で持ち直しはじめていた日本経済は，徐々に，欧米先進国の背中を見ながらキャッチアップ軌道に乗り始めていく.

　高度経済成長期を迎えると，産業界の資金需要は活発となっていった．銀行は高い金利で融資を行うことができる大企業を私的病院よりも優先していくのは当然で，そうした中，1960 年に，民間の診療所・病院に対して公的資金を

図表 42　財源別国民医療費の年次推移

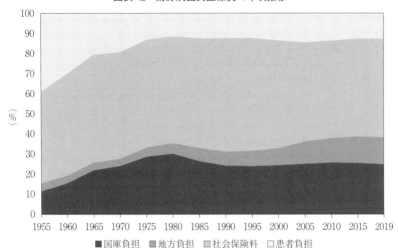

出所：厚生労働省「医療費の概況」を基に筆者作成．

超低利・超長期の条件で貸し付けを行う医療金融公庫が設立される．

医療金融公庫の主な資金源は，郵便貯金，簡易保険，公的年金であり，これらが国の財政投融資を通じて投入された．ただし，大蔵省資金運用部（当時）から医療金融公庫に回される資金にも制限があり，かつ，民間金融機関からは民業圧迫との声もあったため，病院は医療金融公庫から所要資金の全額を借り入れることはできない規定が設けられていた．それゆえ，一部自己資金ないしは銀行借り入れが必要であり，それが病院による規模拡張への投資の制約条件となっていく．

こうした環境の中で，1962 年に医療法改正により，公的病院病床規制が導入される．目的は，都市部の病床過剰地域における公的病院の新設・増床を規制するというものであった．ちなみに，民間病院への病床規制は，23 年後の1985 年の第 1 次医療法改正により導入されることになる．

戦後は，医療の需要面を社会化する公的医療保険が整備されていき，1970年代に入ると医療費の 9 割弱を税・社会保険料という公的資金が占めるようになる（図表 42）．一方で供給面では，自由開業医制を基礎に置く民間経営の私

的提供体制という日本の医療保障制度ができあがっていった.

　NHKの朝ドラで『梅ちゃん先生』が放映されていた2012年頃, このドラマの話をしながら, 日本の医療の特徴の説明をしていた. 第2次世界大戦末期の空襲により焦土となった東京の蒲田を物語の出発点とし, 主人公が開業医として成長していく物語である.

　日本では, 梅ちゃん先生のようにスタートした診療所が, 1961年施行の国民皆保険による患者の増加の中で, 少しスペースを広げて病床を持ち, その病床もしばらくすると20床を超えて病院となって, 民間中小病院へと成長していった. 欧米では病院とは基本的に入院施設であって, 外来部門を持たない病院も多いが, 日本のほとんどの病院は大きな外来部門を持っている. 日本の病院にとって, 多くの標榜科を備えた外来部門は, 入院患者への窓口として機能することになる.

　医療金融公庫があったとはいえ, 「医療法」により非営利であることが規定されているために, 民間病院は借り入れによる資金調達しか許されていなかった. そうした資金面からの制約によって, 病院規模は中小規模でとどまってきた. 先述の福永氏によれば, 「今日, 300床未満の病院が日本の病院数の8割強を占めている状況は, 以上の戦後の病院発展におけるファイナンス面での歴史的背景の結果である」ということになる.

取り組まれている医療提供体制の改革

　株式を通じた資本の供給は, 医療においてはできるだけ避けておきたいという国際的にも広範囲な合意がある. ほかの先進諸国は, 歴史的に, 公的および慈善・宗教団体などの非営利の団体により医療提供体制が整備されてきており, 医療が近代化した後も, それらが提供体制を支えてきた.

　しかし日本は, 非営利という条件の下に民間主体の提供体制の整備が進められた. 医療法人制度, 医療金融公庫という税の優遇や金利の優遇はあったが, 資金は借り入れが主体となり, しかも低利借り入れの医療金融公庫には借り入れ上限もあって, 大規模の病院に発展できたのはまれであった. したがって, 日本では, 民間の中小病院が主体の提供体制ができあがっていった.

　公的医療保険と私的医療提供体制の組み合わせからなる日本では, 長らく,

医療改革が社会保障政策の中での最優先課題であった．繰り返し政局の混乱を引き起こしていた年金よりもはるかに重要な課題と認識されていた．

オンラインへGO！
日本の医療は高齢社会向きでないという事実──「提供体制の改革」を知ってますか？『東洋経済オンライン』（2018年4月21日）

高齢化に向けた「地域全体で治し支える医療」も中小民間病院だけでは対応できないものだ．そして今の日本では，地域医療構想と地域包括ケアは「車の両輪」であるとか，地域医療構想・医療従事者の働き方改革・医師偏在対策を加えて「三位一体改革」であると言われている．

『ちょっと気になる社会保障 V3』へワープ‼
知識補給　地域医療構想，医師偏在，働き方改革を含めた三位一体改革（276頁）

「車の両輪」，「三位一体改革」のいずれにも入る地域医療構想とは，高齢化・人口減少に伴う医療ニーズの質・量の変化や労働力人口の減少を見据えて，質の高い医療を効率的に提供できる体制を構築するために，医療機関の機能分化・連携を行っていく改革のことである．地域包括ケアとは，自分らしい暮らしを人生の最後まで続けることができるよう，住まい・医療・介護・予防・生活支援が一体的に提供されるネットワークのことである．

いわばこれらは，ニーズに見合った医療を提供し，医療の質を高めるための改革であり，この国が歴史的に形成してきた日本医療の特徴へのチャレンジであるともいえる．

ジャンプ　知識補給　医療政策で「需要」と「ニーズ」を使い分ける理由　326頁へ

三位一体改革の中の医師偏在対策にしても，この国の医療政策の歴史上，ずっと手付かずのままでいた医師養成のあり方に対する大きな試みである．

オンラインへ GO！

日本の大学の医学部教育は何が問題なのか？──医療介護の一体改革に立ちはだかる大きな壁『東洋経済オンライン』（2018 年 12 月 27 日）

　この一連の取り組みには，地域の中での広範囲な，かつ人口減少社会における患者減を見越した中・長期的な構想に基づいて既存の病院の選択と集中を図り，相互の連携を通じて，地域医療全体，高度急性期から在宅，さらには看取りまでのチーム医療，医療と介護を一体化した，多職種の連携による地域完結型の医療を目指そうとするビジョンがベースにある．

　そうしたビジョンは，戦後形成されてきた個々の病院内で完結していた「治す医療」から，地域全体で「治し支える医療」への転換であるとも言われている．さらには，いくつもの中小の病院が競合していたのでは対応が難しい医療をそれぞれの地域で強化していく必要もある．かつての患者数，病院数の拡張期とは異なり，競争よりも協調が謳われる時代になっているのである．

　今という時代は，歴史という経路に依存して形成されているものではある．歴史過程における今という時代において，根気強く継続する改革の意思が求められるゆえんでもある．だが今は，目の前の感染拡大の防止に集中しておくことが最優先されるべきなのであろう．

ジャンプ 知識補給　日本の医療，固有の歴史的特徴と政策課題との関係　331 頁へ

第6章 日本医師会は，
なぜ任意加入なのか

　プロフェッショナル・オートノミーとは，一定の公的ミッションを持った高度の専門職の人たちが，団体としてサービス提供の質をコントロールしていく責務を果たすことである．このプロフェッショナル・オートノミーを効かせるためには，その専門職の加入は強制である必要がある．日本の弁護士会，公認会計士会しかり，ドイツ，フランスの医師会しかり，強制加入によってプロフェッショナル・オートノミーが図られている．しかし，日本の医師会は強制加入ではない．加入率は，1960年代の4分の3程度をピークとして，現在，全医師数約32万人の半分強の加入率になっている．そして現在，任意加入の下，診療所経営者はほぼすべて，病院経営者は約8割，勤務医の加入は3割程度となっている．なぜ，日本の医師会は任意加入になったのか，歴史を確認しておこう[55]．

　日本医師会は，毎年，11月1日を創立記念日として祝典を行っている．日本医師会が創立記念日とするのは，1947年11月1日である．戦時中の日本医師会の組織改革を戦後に終えて新しい日本医師会が設立され，高橋明氏が会長に選ばれた日である．1945-1947年のわずか2年の間に目まぐるしい変化がおこっているため，なるべく日付を記録しておきたいと思う．

---

[55]　日本医師会の創立時の歴史は，神里彩子東京大学准教授の「GHQ占領期における医師会の設立・加入体制の構築経緯」『日本医史学雑誌』（2004）第50巻第2号，2018年3月卒業のゼミの学生，神原三穂さんの卒論「なぜ日本医師会は任意加入なのか──オートノミーとフリーダムの関係からみる医療政策のあり方」を参考にしています．

　なお，結論を先取りして言えば，戦時中の日本医師会の当事者たちが戦後求めたのは，「強制設立・強制加入」の日本医師会であった．対して，GHQ が求めたのは，「任意設立・任意加入」であった．そして歴史は，GHQ の意向に沿って進んでいった．

1945 年終戦

　1945 年 11 月 20 日，「医師会令一部改正の勅令」が発布され，戦時中の医師会の組織改革がはじまった．これにより役員選出の方法が，戦時中の 1942 年に決められた「厚生大臣による官選」から「選挙」へと変更された．ちなみに，戦時中に，「国民体力の向上に関する国策に協力するを以て目的」として戦争協力のために設立された，官選・強制設立・強制加入の医師会は官製日本医師会と呼ばれていた．

　官選から選挙への変更は，GHQ の意向による政策である．だが，神里（2004）によると，日本の医師たちも戦時体制下での 1942 年国民医療法制定の際に官選制に反対しており，戦後に役員選出が官選から選挙へと変更されたのは医師会の民主化を求める医師たちの声に後押しされた面もあるとのことである．

1946 年

　「医師会令一部改正の勅令」を受け 1945 年 12 月中旬より各都道府県医師会において選挙が順次行われ，翌年の 1946 年 2 月 1 日，戦時中に日本医師会副会長を務めた中山寿彦氏が新たに日本医師会会長に選出された．

　その後，同年 9 月 13 日，GHQ の公衆衛生福祉局医療サービス課長であるジョンソン大佐と日本医学協会役員等による非公式会合が行われ，この席で，医師会の組織を徹底的に改めるという GHQ の方針に日本側が合意している．

　当時，GHQ は，戦時中に設立された官製日本医師会を，民主化のために改める必要があると考えていた．そして，9 月 30 日には，GHQ と日本医師会役員等による懇談会が開かれ，ここで GHQ は，医師会を「任意設立・任意加入」体制とすることを指示している．

GHQ と日本医師会の齟齬

10 月 22・23 日，中山会長の下での医師会役員からなる審議会が「医師会改組要綱案」をまとめ，そこでは，原則として「任意設立・任意加入」制をとることに決まった．だが，加入のあり方については，旧官製日本医師会の勢力を温存できる従来通りの強制加入が，経過措置とされていた．日本側から見れば，経過措置として残しておけば，日本が独立した際に強制加入を原則にすることもできるという読みがあったとされている．そして，この経過措置の記述が削除されるきっかけとなるのが，1946 年 11 月 19 日に開かれた医師会の臨時総会であった．

波乱の 1946 年 11 月，日本医師会第 6 回臨時総会

医師会改組要綱案は 1946 年 11 月 18 日の医師会役員会に提出・協議されたが，そこでは決定に至らなかった．そして翌日から開かれる日本医師会第 6 回臨時総会で，会員の意見を聴取した上で決定する運びとなる．

ところが，その臨時総会が大波乱となる．

岡山県医師会会長の榊原亨氏が，医師会改組要綱案がまとめられるまでの「審議は少数役員によるものであるから全医師の総意による改組委員会を作って決定すべき」との論を展開する．

榊原氏の要求は審議にかけられ，当初は榊原氏以外の全員が反対したものの，長時間に及ぶ激論の末，満場一致の賛成を得る．これを受けて，全国各都道府県医師会から 1 名ずつ選出した委員で構成する「改組委員会」が設置されることとなった．

「任意設立・任意加入」体制確立
——1946 年 12 月 9 日改組委員会第 1 回会合

改組委員会の第 1 回会合は 12 月 9 日に開催され，先の「医師会改組要綱案」の審議が行われ，各委員の意見を整理して作成された修整案が満場異議なく可決された．この修整案では，加入に関する強制という経過措置が削除され，医師会の「任意設立・任意加入」体制がここに確立する——GHQ の意向通りと言えば意向通りとなる．

　ここで，神原さんの卒業論文（2018）における，岡山県医師会ホームページなども参考にしてまとめられた「知識補給　榊原亨という人物」によると，医師会幹部の「強制設立・強制加入」への固執に対して，関西や東北では，医師会の任意設立が決議されるなど，旧体制から脱するための活発な動きがあったとのことである．そしてそうした動きに，岡山県医師会は出後れており，それを憂えた県内の医師は榊原氏に県支部長になってもらい，その後彼は，県医師会で日本新生医師会を組織するべきという決議を行って，岡山県独自の医師会改組案を作成する．その岡山県独自の改組案をもって榊原氏は上京し，公衆衛生福祉局長サムス大佐に直談判して，事前の了承を得ている．1947年11月8日，岡山県医師大会が開催され，榊原氏は，「吾人は国民医療法の即時撤廃を政府に要請し以て自主的医師会の結成を期す」という文言からはじまる大会宣言を採択し，参加した医師の総意に基づいて岡山県医師会改組案を決議——その11日後に，波乱の日本医師会第6回臨時総会を迎えることになる．

1947年は特殊法人を断念して社団法人へ

　医師会の「任意設立・任意加入」体制が確立した第1回改組委員会以降は，医師会の法的根拠が組織改革の中心議題へと変わっていった．当時の医師会は，「権威ある医師会」となるために，設立が法的根拠を持つ特殊法人化を目指していく．

　そこに，翌年1947年1月，GHQ側より「『任意加入・任意設立』の意図に反するからそのような法的根拠を持たせることはいけない，医師会は米国のように全くフリーな立場であるべき」との見解が示される．一般的には，これによって医師会の特殊法人化は断念されたと考えられている．厚生省医務局編集の『医制百年史』にも「医師会の設立を法律によって規定しようとする当初の方針は，総司令部側の反対により実現」しなかったという記述があるが，こうした歴史認識は誤っていると神里（2004）は論じている．

　神里（2004）によれば，1947年1月22日，公衆衛生副支局長サムス大佐から「日本と米国では国情が違うからある程度の法的根拠を持つことをやむをえないだろう」という通告があって，医師会の特殊法人化は許可されており，当時の雑誌の中でも，医師会の特殊法人化は実現するものとの文章があったとの

ことである．

　続けて神里（2004）の論ずるには，GHQ の了承を得たことで，日本医師会の法定根拠を検討するために設立された改組小委員会は早速，単行法である「医師会法要綱」を作成し，厚生省医務課に提示したところ，厚生省医務課は，「任意加入，任意設立，然も自然人を以て会員とする関係上設立の点は極めて統一しにくい，団体診療契約その他について反対，更に監督権は依然として持つ等々」という否定的な見解を出してくるのである．

　これに対して医師会は，「厚生省医務課に譲歩しない」という姿勢を示していたのだが，日本医師会役員と厚生省医務課のあいだでなかなか決着がつかず，3 月末に医師会側で特殊法人化を断念することが決まる．そして，1947 年 5 月 19 日の会議で，民法に基づく社団法人となることが正式に決まった．

　その後，1947 年 11 月 1 日に「医師会，歯科医師会及び日本医療団体等の解散に関する法律」の施行を受け，戦時下の国民医療法に基づいていた医師会は解散，同時に厚生大臣から日本医師会の設立認可がおり，ここに現・日本医師会が誕生した．同日，高橋明氏が会長に選任され，当日，1947 年 11 月 1 日が日本医師会創立記念日とされることになる．

　なお，2006 年 5 月成立，2008 年 12 月施行の公益法人制度の改革を受けて，日本医師会は 2013 年 4 月，公益社団法人となっている．

＊＊＊

　日本の医療政策の世界では，「プロフェッショナル・フリーダム」という言葉がある．神林（2018）によると，この言葉は武見太郎元医師会会長によって使われた言葉で，「医師が国民のために的確な医療を提供するために努力するための自由裁量権」のことである．専門職として誰よりも，医療に関して正しい知識を持つ医師が，その知見と能力を活かし，専門職の立場から医療政策を立案し，国の政策として実現していくというものである．

第7章 日本の医療政策，そのベクトルをパンデミックの渦中に考える[56]

医療政策におけるある種の法則

　自然科学の世界とは違い，人が大きく関わる世の中での法則はなかなか成立しづらい．そうした中，医療の世界の1人当たり医療費はどういうメカニズムで決まっているのか，何が1人当たり医療費の水準を決めているかという研究は，長く世界で展開されており，広く共有されている結論がある．それは，1人当たり医療費は1人当たり所得がほぼ9割決めているということである．詳しくは「総医療費水準の国際比較と決定因子をめぐる論点と実証研究」『医療経済学の基礎理論と論点』（2006）にまとめている．

　所得が大きく伸びるときには医療費も大きく伸び，所得の伸びが鈍化すると医療費の伸びも鈍化する．公的な医療保障制度をもつ国の中では，その年の医療費が高齢化水準の高いところに流れ，病床や医師が多いところに流れている事実は観察できる．だが，1国全体の医療費の水準は一体どのように決まっているのかというと，1人当たり所得が決めている．これはどうもそういうものであるようなのである．

内生的医療制度論

　これをどのように解釈すればいいのか．その理由を問うて，1977年に，医療経済学者ニューハウスが書いた論文がある．

　ニューハウスが，1977年に提示した仮説は，医療制度は内生的であるとい

56　日本医師会・医療政策会議令和2・3年度報告書「新しい時代に社会保障と経済はどう変わるのか」への寄稿より．

図表 43 医療制度の変化の方向性 I

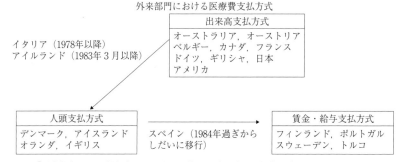

医療財源調達者の役割

患者の費用負担者
（患者の医療供給選択に制限なし）

オーストラリア，ベルギー
フランス，ルクセンブルク
日本，スイス，アメリカ

イタリア（1979年以降）

医療供給との契約者
（患者の医療供給選択は
財源調達者と契約している
医療供給に制限される）

オーストリア，カナダ
ドイツ，オランダ，トルコ

ポルトガル（1978年以降）
ギリシャ　　（1983年以降）
スペイン　　（1984年以降）

医療供給の所有者

デンマーク，フィンランド
アイスランド，アイルランド
ノルウェー，スウェーデン
ニュージーランド，イギリス

出所：『医療年金問題の考え方——再分配政策の政治経済学Ⅲ』（2006），88頁．

図表 44 医療制度の変化の方向性 II

外来部門における医療費支払方式

出来高支払方式

オーストラリア，オーストリア
ベルギー，カナダ，フランス
ドイツ，ギリシャ，日本
アメリカ

イタリア（1978年以降）
アイルランド（1983年3月以降）

人頭支払方式

デンマーク，アイスランド
オランダ，イギリス

スペイン（1984年過ぎから
しだいに移行）

賃金・給与支払方式

フィンランド，ポルトガル
スウェーデン，トルコ

出所：『医療年金問題の考え方——再分配政策の政治経済学Ⅲ』（2006），89頁．

うものである．

　図表43を参照してもらいたい．

　たとえば，医療制度が変わる方向性として，イタリアでは，医療財源の調達者が，患者の費用負担者であった制度（つまりは日本のような公的医療保険者）から，公的財源調達者の役割が大きくなっていき，財源調達者は医療供給の所有者へと変化していったりする．また，ポルトガル，ギリシャ，スペインは，医療の財源調達者が，古くは，医療供給との契約者であったのが，ここも，医療供給の所有者へと変化していった．

　図表44を見ると，外来部門における医療費支払方式においては，出来高払

いが人頭払いに変わり，人頭払いが給与支払いに変わるという変化もあった．これは，どの制度が良いか悪いかを論じているわけではなく，所得が大幅に鈍化していったとき，その所得の伸びと大きく乖離しないように，制度のほうが変えられていく動きがでてくる．ニューハウスの医療制度は内生的であるという仮説は，そういう意味をもつ．

内生的医療制度と医療費

　もう少し，制度が内生的であるということを考えてみよう．制度の内生性を理解するためには，ホメオスタット機構の代表例であるサーモスタット（温度を調整するための装置）の構造を概観するのがよいであろう．ホメオスタットとは，生命体が絶えず内外の諸変化にさらされながら，形態的状態や生理的状態を一定の安定した範囲内に保ち，個体としての生存を維持しようとする性質である．このようなホメオスタシス（恒常性）を乱すような〈変化〉を〈情報〉として受け取った場合に，その〈変化〉を打ち消すような指令を与える〈負のフィードバック〉を備えた体系がホメオスタット機構である（図表 45）．社会学者パーソンズは，社会がこのようなホメオスタシス（恒常性）を備えているとして，彼の社会システム論を構築した．

　サーモスタットの場合，データとは周りの空気である．たとえば室内温度を24 度に設定した場合，周りの空気がそれを超えると，恒常性を保とうとするサーモスタット機構が起動し始める．

図表 45　ホメオスタット機構（サーモスタットの例）

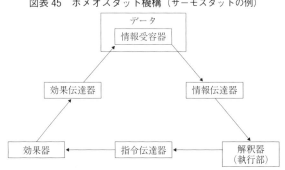

出所：『医療年金問題の考え方——再分配政策の政治経済学Ⅲ』（2006），84 頁．

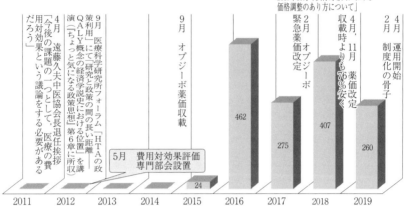

図表 46　オプジーボに見る内生的医療制度仮説
（キーワード「オプジーボ」で，朝日・産経・日経・毎日・読売 5 紙の検索ヒット件数）

出所：慶應義塾大学健康マネジメント研究科・医療経済評価人材育成プログラム設立記念フォーラム（2020 年 2 月 15 日）における発表時に使用した資料.

　医療政策では，データのところに保険料率があると考えれば理解しやすい．所得の伸びよりも医療費の伸びが大きくなろうとすると保険料率が上がる圧力がかかることになる．そうすると，「情報伝達部」に位置するメディアなどいろいろなところが，財源調達者，費用負担者たちを支持する情報伝達を開始する．

　逆も成立して，所得がどんどん伸びているときには，医療費が伸びても保険料率の上昇はさほど必要ないために，医療費の伸びは世の中の関心事ではなくなってくる．そうしたホメオスタット機構の中で，医療制度は形成されていく．

　オプジーボの問題もあったが，図表 46 にみるように，オプジーボで財政が破綻するという報道の勢いが増せば，オプジーボの価格を下げる政策を実現させる世論が形成され，解釈部（執行部）は，それを実現できるようになる．

　そういう力学が働いていると考えると，高度経済成長期に作られていた諸々の医療政策，それは，法律が立案され成立に至る政策形成過程を含めて，なにがしかの変化が求められてきたことになるとも考えられる．図表 47 を見てもらいたい．

　普通の財・サービスは，市場において取引がなされ，需給のバランスがとれ

図表 47　医療政策の制度的枠組み

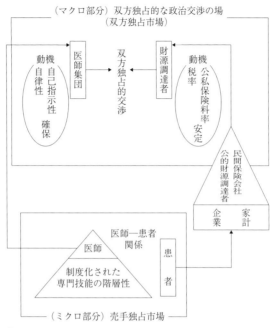

出所：『医療年金問題の考え方——再分配政策の政治経済学Ⅲ』(2006) 86 頁.

て均衡が達成され，総額が決まる．ところが，医療の場合は，ミクロの市場で
は医師と患者の間で，情報の非対称性もあり，売手独占市場が形成されやすい
（古くは，相手の支払い能力に応じて料金を変えることにより消費者の余剰を吸い上
げていた善意の医師が存在し得たのも，価格操作を行うことができる売手独占市場
ゆえである）．多くの国ではそうした市場を作らず，一方で財源調達者が共同
でグループを作り，もう一方で医療提供者側が共同でグループを作り，公の場
で双方独占的交渉を行いながら，物事を決めていくという仕組みが作られてい
る．

　結果的に，日本で言えば診療報酬改定率も，支払側の費用負担能力を代理す
る賃金や GDP の伸びがほぼ説明するような医療制度ができあがることになる．
図表 48 にみるように，診療報酬改定率と経済成長率というふたつの変数は，
単年度ではパラレルに動いていないが，時間を 4-5 年ほどずらしていくと，診

図表 48　診療報酬改定率と経済成長率

- 診療報酬改定が，その改定率決定時における過去の経済動向を踏まえつつ，決まることを考えると，両者の関係に一定のタイムラグがあると考えられるため，診療報酬改定率と経済成長率の関係について，経済成長率を1年ずつ過去にずらして，相関係数をとる試みを行った.
- すると，タイムラグを4-5年とった場合に，約0.9という非常に高い相関係数が得られた.

診療報酬改定率と経済成長率の相関係数

タイムラグ	参照期間	相関係数
0年	改定率（1986 ～ 2006） 成長率（1986 ～ 2006）	0.513
1年	改定率（1986 ～ 2006） 成長率（1985 ～ 2005）	0.590
2年	改定率（1986 ～ 2006） 成長率（1984 ～ 2004）	0.602
3年	改定率（1986 ～ 2006） 成長率（1983 ～ 2003）	0.718
4年	改定率（1986 ～ 2006） 成長率（1982 ～ 2002）	**0.885**
5年	改定率（1986 ～ 2006） 成長率（1981 ～ 2001）	0.882
6年	改定率（1986 ～ 2006） 成長率（1980 ～ 2000）	0.758

出所：第3回医療費の将来見通しに関する検討会（2007年3月22日）資料4.

療報酬改定率は，GDPの伸び率との間に高い相関が観察されることになる.

　この傾向は国際的にみられる. そして，なぜタイムラグが生まれるのかについては，医療経済学者ゲッツェンは，次のように答えている.

　「医療制度に関連する一連の意思決定は，政府，医療専門職者，使用者，国民の間でのある種の暗黙的長期契約（implicit long-term contract）である. 国民医療費をどの程度にするべきかという計画は，現在の収入に関する期待にもとづいてなされる. そうした計画は，前年になされた意思決定——累積した黒字，赤字や賃金の変化率や生産費，技術など——を反映することになる. しかし，実際の支出は予期せぬインフレーション，不景気，ストライキ，伝染病などのために，計画水準から乖離する. 計画と実際の支出額のギャップが，状況の変化にどれだけ早く調整され得るかということは，組織のダイナミックス（organizational dynamics：経営管理者層，官僚的硬直性の程度，予測能力）に依存する. 個人の行動，組織，財政メカニズム，政府の政策などに惰性はつきものであり，

そのために，意思決定がなされる時期と，そこで決定した意思が国民医療費に影響を与える時期との間にラグが生じる．経験的には，現行の医療費は，数年間にわたる GDP 成長率の遅延関数（delayed function）となる[57]」．

　なお，ゲッツェンは，一国の医療費は，医療ニーズではなく富が決めるということを，印象深い表現で語ってもいる――「仮にニーズが医療費総額を決めるのであれば，バングラディッシュの人びとは――彼らの多くはなんらかの病気にかかっている――，ボストンの人びとよりも医療を多く消費することになろう．しかし，事実はそうではない．なぜならば，病気ではなく富が一国の医療水準を決めるのであり，それゆえ，不幸にも貧しいバングラディッシュの人びとは，医療を受けずに過ごさなければならないからである[58]」．

政策形成過程までもが内生的に変化

　他の先進諸国へのキャッチアップを目指す中で，後発性の有利（latecomer's advantage）を使い終え，所得の伸びが他の国とさほど変わらないような状況に落ち着いていった国では，医療保険の保険料率の上昇圧力が高まっていき，医療費をコントロールしようとするベクトルのスカラーが強くなってくる．そうした力学が働く中で，医療をあまり知らない人たちが考え出してくる，皆保険による保障機能の弱体化をはじめとした公的に提供される医療の質を犠牲にする提案が力を持つことがないように，いかにして医療の質が高くなる方向へ変化の方向を持ち込んでいくかというベクトルを働かせていく――それが医療を知る者たちの医療政策における問題意識であったと思える．

　結果的には，医療費は，GDP，所得が大まかには決めていくわけだが，所得の変動に医療費の動きを従属させようとする力学が働く中で，医療の質を維持・高めていくためにはどうすべきかを意識してまとめられたのが，2013 年の「社会保障制度改革国民会議」の報告書であった．その報告書には，「皆保険の維持，我々国民がこれまで享受してきた日本の皆保険制度の良さを変えずに守り通すためには，医療そのものが変わらなければならないのである」とい

57　Getzen（1995），T. E. "Macroeconomics and Health Care Spending," in J. M. Pogodzinski, ed. *Readings in Public Policy*, Oxford: Blackwell, 35-36.

58　Getzen（1995），36.

う強い意思が示されていた.

　そこでは,「効率」という言葉は,費用抑制の意味ではなく,「高齢化の進展により更に変化する医療ニーズと医療提供体制のミスマッチを解消することができれば,同じ負担の水準であっても,現在の医療とは異なる質の高いサービスを効率的に提供できることになる」というように使われていた.

ジャンプ 知識補給　医療政策で「需要」と「ニーズ」を使い分ける理由　326頁へ

　所得の伸びが鈍化し,医療費だけが単独で伸びていく状況下では,費用負担者たちの政治力が強くなっていく.その時に,どうすればいいのか.今は,かつて経済が順調に伸びていた成長期とは,医療政策の展開,医療団体の運営は,難易度が違う.

　いかんとも動かしがたい力学は,所得に連動して医療制度は動くという,医療制度は内生的であるという事実である.そのなかに財源調達側の集団と医療提供側の集団があり,双方が交渉していくわけだが,時代時代においては,所得の伸びの度合いが力のバランスを決めていくことになる.その力のバランスの変動を,人の問題とみなす向きもあるのだが,人の問題など誤差のうち——そう解釈するのが,医療制度は内生的であるという仮説である.

ジャンプ 知識補給　内生的医療制度論という話,再び　328頁へ

議論が求められる課題までもが変化してきている

　医療政策の議論のスタート地点として,内生的医療制度論の理解は不可欠であろう.医療を取り巻く環境は,所得が大いに伸びていた時代のものと,今は全く異なっている.特に,1960年代当時の政策形成の過程において医療提供者側が意識しなければならなかった交渉の相手も今は変わってしまった.今日,誰もが,かつての厚生省,現厚労省のみを相手とすればすむとは考えていないであろう.そして議論されている中身もかつてとは次元の異なる世界に入ってきてもいる.

　たとえば,「医療従事者の需給に関する検討会・医師需給分科会」の第1次中間とりまとめには,次の文言があった.

2016 年 6 月 3 日

将来的に，仮に医師の偏在等が続く場合には，十分ある診療科の診療所の開設については，保険医の配置・定数の設定や，自由開業・自由標榜の見直しを含めて検討する．

この検討会で，委員である私は次の発言をしている．

2022 年 1 月 12 日（第 8 回医療従事者の需給に関する検討会・第 40 回医師需給分科会合同会議）

政策の技術的な話をしますと，偏在問題というのは自由開業とか自由標榜，フリーアクセスというような条件を設定すれば確実に起こります．偏在を問題だというのであれば，起こる原因を議論せざるを得ません．それを議論することがいいことか悪いことかというのは抜きにして，偏在は問題である，診療科偏在あるいは地域偏在が問題であるというのであれば，技術的にその原因を議論せざるを得ないということになります．

この発言に対して，日本医師会からは次の発言がなされる．

権丈先生が指摘されましたけれども，職業選択の自由，あるいは医師に関して言えば診療科，あるいはどこで医療を行うかということの自由を担保するという大前提の下でこれまでずっとやってきたわけだけれども，それを今後，そこの自由裁量に任せていくことで果たして国民全体によい医療が提供できるのだろうかということは，医師会はそのことについては非常に反対意見が多いわけですけれども，どうしても現実を直視すると，そういうところをどうやって国民の理解を得るために，医療従事者，特に医師がそのことをどういうふうに自覚できるかということに今後非常に関わってくるのだろうなと強く感じます．

2016 年の第 1 次中間とりまとめで示された課題の検討を経て，第 2 次中間とりまとめでは，次になる．

2017 年 12 月 21 日
次の①から③までの対策については，今回の取りまとめの内容を，より進めたも
のとすべきか否かについて，更なる議論が必要である．
　①専門研修における診療科ごとの都道府県別定員設定
　②認定医師に対する一定の医療機関の管理者としての評価
　③無床診療所の開設に対する新たな制度上の枠組みの導入

そして，今年 2022 年の第 5 次中間とりまとめには，それまでの議論が引き
継がれていった．

2022 年 1 月 12 日
第 2 次中間とりまとめにおいて将来に向けた課題として整理した，①専門研修に
おける診療科ごとの都道府県別定員設定，②医師少数区域経験認定医師を管理者
の要件とする医療機関の拡大，③無床診療所の開設に対する新たな制度上の枠組
みの導入等については，これまでの取組みの効果をみるとともに，これらが及ぼ
す様々な影響等を考慮したうえで，改めて検討されることを期待する．

プライマリ・ケアや総合診療医についても，第 2 次中間とりまとめでは，一
歩踏み込んだ議論がなされる時代になっている．

2016 年 6 月 3 日
プライマリ・ケア等の地域医療を支える医学教育を充実するとともに，医師の少
ない地域に勤務を行う医師に対する事前・派遣期間中のプライマリ・ケアの研
修・指導体制を確保する．
　……
医師個人に対するインセンティブのみならず，医師派遣要請に応じて医師を送り
出す医療機関，認定医師によって質の高いプライマリ・ケア等が提供される医療
機関等，認定制度の実効性を高める医療機関について，税制，補助金，診療報酬
上の評価等の対応について検討し，必要な経済的インセンティブが得られる仕組

みを構築すべきである．

　そして，第6次中間とりまとめでは，次のようにまとめられている．

2022年1月12日
診療科偏在の背景には，医師の専門分化が進んだことが一因として考えられる．
疾患の治療に高い専門性が求められる領域への対応は今後も必要である一方，今
後，偏在対策を進める上では，限られた医療資源において，幅広い地域のニーズ
に対応できる総合的な診療能力を有する医師を育成することが重要である．

　このあたりの医療従事者の需給に関する検討会・医師需給分科会の認識は，
医療政策会議の前回平成30・令和元年度報告書の「序章　医療政策会議にお
ける共通基本認識」にある次の見解に近い．

日本のプライマリ・ケアにおいて，日本の提供体制の土台を支える最も重要な役
割を担うかかりつけ医と，学問的な見地からの評価による総合診療医は，車の両
輪として連携を保ちながら医療を提供していることを広く国民に理解してもらえ
るように努めていくべきである．

　今回のコロナ禍を経験して，経済同友会や財政制度等審議会が，かかりつけ
医の制度化を提案するようになったのは印象的であった．
　医療を頻繁に利用する小児を持つ親，高齢者は，いわゆる「かかりつけ医」
が誰かと問われれば，即座に答えることができるであろう．
　今回の新型コロナウイルスは，日常の生活の中でさほど医療を意識しないで
過ごしていた人たちに，自分の健康面での問題を自分で解決しなければならな
い負荷を与えたようである．そして，自宅療養者への健康観察，在宅医療等へ
の対応やワクチン接種などをめぐって，日頃健康な人もかかりつけ医を持つこ
との重要性，さらには，地域におけるかかりつけ医機能が有効に発揮されるこ
との意義などが強く認識された．

オンラインへ GO！

医療維新「全世代型社会保障検討会議報告書を読み解く」vol.2
「かかりつけ医」はコロナ禍でのキーワード『m3.com』(2021年1月18日)

　そこで求められた医療——このニーズが，かかりつけ医の制度化という表現になっていったと考えられる．だが，ここで求められているケアというのは，主に小児や高齢者を対象として今も機能している「かかりつけ医機能」と同じではなく，重なる部分が多いとはいえ，いわゆるコンサルテーション機能をも備え持つプライマリ・ケアというものなのではないだろうか．もちろん，日医・四病院団体協議会が提案した「かかりつけ医機能」をもつ医師であれば，新型コロナウイルスの蔓延下でも十分に対応できるのではあるが，そうした医師を，身近に意識して生活していない人たちが圧倒的に多いのも現状である．

　このあたりの用語，議論を整理しておかなければ，自分をかかりつけ医とみなしている子どもや高齢者にはしっかりと対応していることを確信している多くの医師たちと，求めているのはいつか必ず必要となる医療のために健康な時からつながりを持つことができる医師であるという，かかりつけ医の制度的普及を求める人たちの間での隙間は埋まらないままでいくことになるのではないだろうか．

　2013年の社会保障制度改革国民会議の報告書には，次のような記述もあり，医療を利用する人たちと共に，今一度思い出しておきたい．

- 自らの健康状態をよく把握した身近な医師に日頃から相談・受診しやすい体制を構築していく必要がある．
- 医師が今よりも相当に身近な存在となる地域包括ケアシステムへの取組みも必要であり，医療の提供を受ける患者の側に，大病院にすぐに行かなくとも，気軽に相談できるという安心感を与える医療体制の方が望ましいことを理解してもらわなければならず，患者の意識改革も重要となる．

ジャンプ 知識補給　医師・患者関係と「患者の責務」規定　330頁へ

今後とも追加的な財源が必要となる医療と介護

　「我々国民がこれまで享受してきた日本の皆保険制度の良さを変えずに守り通すためには，医療そのものが変わらなければならない」（前掲「国民会議報告書」）ことは地域包括ケア，地域医療構想という車の両輪のさらなる推進，この両輪の牽引を託された地域医療連携推進法人の普及，そして医師偏在問題の緩和をはじめ，いくつかあるように思える．所得の伸びが鈍化し，財政制約が強まる中，「高齢化の進展により更に変化する医療ニーズと医療提供体制のミスマッチを解消することができれば，同じ負担の水準であっても，現在の医療とは異なる質の高いサービスを効率的に提供できる」（同上）方法があることを，医療提供者グループは費用負担者グループに示し続け，率先して行っていく必要があるのだろう．そして国民全般との信頼関係を築いていきながら，新たな財源調達の道を論じていく必要がある．2018年に出された図表49「2040年を見据えた社会保障の将来見通し（議論の素材）」が示すように，GDP比でみれば公的年金の給付費は今後低下していくのに対して，公的医療・介護給付費の対GDP比は増える．医療・介護の財源はやはりどうしても追加的に必要となってくる．

　医療制度は内生的であろうとする力学に抗うかのような追加財源の調達は，

図表49　2040年を見据えた社会保障の将来見通し

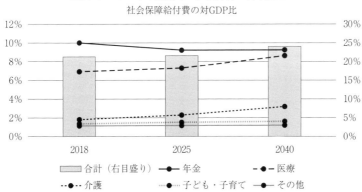

出所：2040年を見据えた社会保障の将来見通し（議論の素材）（内閣官房・内閣府・財務省・厚生労働省 平成30年5月21日）．

この国ではどれほど難しいことであっても，実現していかなければならない課題である．医療・介護の関係者たちと共に今の時代に見合う世の中への財源調達の説得のあり方，できれば支払い側が少しでも納得する方法を考えていく——今はそれが医療・介護をとりまく政策のなかで最もと言って良いくらいに大切なテーマであるように思える．

ジャンプ 知識補給　日本の医療，固有の歴史的特徴と政策課題との関係　331 頁へ

第8章 社会的共通資本としての 地域医療連携推進法人[59]

ほっこりする文章

　医療政策などを日頃考えている人が読めば，ほっこりする文章がある．とても長くなるが，その分幸せな気分になってもらいたいので長文を紹介させてもらおうと思う．

（運営方針）
- 参加法人間において地域に必要な診療機能，病床規模の適正化を図り，将来を見据えた医療需要に対応できるよう業務の連携を進め，地域医療構想の実現を図る．
- 地域包括ケアシステムの構築を行政と共に進め，地域住民が住み慣れた地域で，切れ目なく適切な医療，介護，福祉，生活支援が提供できる取組みを進める．

　……

4. 病院等相互間の機能の分担及び業務の連携に関する事項及びその目標
- 診療機能等の集約化・機能分担，病床規模の適正化
- 具体的には，重複投資等の抑制と効率化を図るため，環境が整い次第，○病院に検査機能及び手術機能の集約化を進めていく．一方，維持透析機能については，△病院への集約化を進めていく．また，地域医療構想の実現に向け，病床規模の適正化を図るため，病床調整等の検討を行う．
- 医療機器等の共同利用

59　Web雑誌『医療と介護2040』に寄稿（2022年3月）．Webゆえに，分量の制約も緩く自由に書く．

具体的には，CT，MRI 等の高額医療機器の重複投資等を抑制し，参加法人間で共同利用出来る仕組みを構築する．

- 医療材料・薬品等の共同交渉・共同購入
  具体的には，参加法人間でのスケールメリットを活かした医療材料・薬品等の共同交渉・共同購入を通じ，参加法人の経営効率化を図る．……
- 入院患者の在宅療養生活への円滑な移行の推進，病院と介護施設の連携強化
  ……要介護者の急変時に対応できるよう，24 時間，365 日対応できる病院（○病院等），診療所（☆診療所等），介護施設（□等），訪問看護ステーション（△等）の連携体制の強化を図り，地域包括ケアシステムの構築を実現する．

5. 介護事業その他地域包括ケアの推進に資する事業に関する事項

- 介護事業所を持つ参加法人間（医師会等）で役割分担を明確化し，業務の効率化を図ると共に 24 時間対応できる体制作りや新たな業務内容（訪問リハビリ等）の検討を行う．
- 医療，介護，介護予防，住まい，生活支援等のサービスを包括的に提供できる地域包括ケアシステムの構築に向けた地域の取組みを支援する．……
- ちょうかいネットの充実と在宅患者をチームで支える多職種の連携を強めていく．

　地域の医療・福祉施設が，みんなで仲間になればこういうことまで目指すことができる．そうした，「こういうこと」が書かれているのは，地域医療連携推進法人のひとつ，山形県にある日本海ヘルスケアネットの「医療連携推進方針」である──医療法に「地域医療構想の達成及び地域包括ケアシステムの構築に資する役割を積極的に果たすよう努めなければならない」と書いてある「地域医療連携推進法人」は，2022 年 1 月 1 日現在，30 法人あり，日本海ヘルスケアネット[60] は，医師会，歯科医師会，薬剤師会の三師会が揃って参加している特徴を持つ地域医療連携推進法人でもある．ちなみに，兵庫県の川西・猪名川地域ヘルスケアネットワークにも三師会が揃って参加している．

60　日本海ヘルスケアネットが具体的にどういうことを行っているのかについては，「法人のご案内」日本海ヘルスケアネット（nihonkai-healthcare.net），『財界』編集部（2020）『日本海ヘルスケアネットの「医療と福祉」大連合』財界研究所参照．

「要介護者の急変時に対応できるよう，24時間，365日対応できる病院（○病院等），診療所（☆診療所等），介護施設（□等），訪問看護ステーション（△等）の連携体制の強化を図り，地域包括ケアシステムの構築を実現する」というのも興味深い．24時間，365日対応は病院が対応し，その病院は，診療所，介護施設，訪問介護ステーションと連携している．その連携も，「ちょうかいネット」で患者のデータを共有するという方法で図られている．要するに「かかりつけ医機能」を地域医療連携推進法人全体で果たしているとも言える．地域の中で，役割分担を担った機関がネットワークを張り巡らせることによって，1セットの「かかりつけ医機能」を果たす──おもしろい．

ジャンプ📖 知識補給　医療情報の共有化を遮るもの　333頁へ

2013年の社会保障制度改革国民会議の頃の議論

　いまから9年ほど前の2013年4月の話である──社会保障制度改革国民会議で報告をした際の資料のタイトルは「国民のニーズにマッチした医療介護体制の整備──競争よりも協調を」であった．

　副題にある「競争よりも協調を」は，次の3枚のスライドからイメージした言葉であった．

舞鶴市の事例
少ない医師が分散して患者を奪い合う状況
・ 舞鶴市内 　─国家公務員共済連合組合，独立行政法人・国立病院機構，舞鶴赤十字病院，市立舞鶴市民病院 ・ 市長の私的諮問機関「舞鶴地域医療あり方検討委員会」─ 2007年当時 　─医師不足，労働環境悪化の悪循環 ・ 統合案を提案 　─医師を集中させて勤務医の負担を減らし，医師減少に歯止めをかける．一定の手術件数がある病院で技術を磨きたい医師を呼び込みやすい環境も目指す ・ 壁を乗り越えることはできず
解決の方向性は
・ 過当競争から病院経営を救う道は ・ 非営利を厳正化して地域独占を許容 　─高度急性期医療は，大学病院，国立病院，公的病院 　（日赤・済生会・共済・厚生連等）及び自治体病院が担っている場合が多い．これらの運営主体がそれぞれに独立したままで機能分担しようとしても，経営上の利害がぶつかるためうまくいかない． 　─このため，地域の中で，複数の病院がグループ化し，**病床や診療科の設定，医療機器の設置，人事，医療事務，仕入れ等を統合して行うことができる環境を作る．**

> - 新型医療法人（たとえば，非営利ホールディングカンパニー）の枠組みを創設し，地元の要請に基づきそこに参画する場合には，国立病院や公的病院は本部から切り離されることを法律的に担保する．
> - このような新型医療法人は，地域の中の中小民間病院や診療所，介護事業所等との共存を前提とし，地域連携パスや紹介・逆紹介の推進に努めることとする．

国民会議における議論を経て，2013 年 8 月の報告書には次のように記載されていた．

> (3) 医療法人制度・社会福祉法人制度の見直し
>
> 　医療法人等の間の競合を避け，地域における医療・介護サービスのネットワーク化を図るためには，当事者間の競争よりも協調が必要であり，その際，医療法人等が容易に再編・統合できるよう制度の見直しを行うことが重要である．
>
> 　このため，医療法人制度・社会福祉法人制度について，非営利性や公共性の堅持を前提としつつ，機能の分化・連携の推進に資するよう，例えばホールディングカンパニーの枠組みのような法人間の合併や権利の移転等を速やかに行うことができる道を開くための制度改正を検討する必要がある．
>
> 　複数の医療法人がグループ化すれば，病床や診療科の設定，医療機器の設置，人事，医療事務，仕入れ等を統合して行うことができ，医療資源の適正な配置・効率的な活用を期待することができる．

　その後，紆余曲折の議論を経て，2015 年 9 月に第 7 次医療法改正の中で地域医療連携推進法人が成立し，2017 年 4 月から施行された．一連の議論の中では，複数の会議体が議論に参加してなかなかの錯綜を見せながら当初の意図とは違う姿になっていったが，なんとか法律が成立して今に至る[61]．

　制度が形成される途中の 2014 年 1 月に，安倍総理がダボス会議で「ホールディングカンパニー型の大規模医療法人」に言及したりしていた．そうした議論の大混乱もあり，この制度が「株式会社参入につながる」と言う人たちが出てきて，その頃の記憶もあって今もそう思っている人がいることも理解できる．しかしながら，法律として成立したのは，非営利の法人がまるく協調関係を築

---

[61] ここでの記述は，慶應義塾大学商学研究科修士課程 2 年の濱名仁美さんによる，修士論文「地域医療連携推進法人の形成と会計的研究——医療提供体制の改革とその政策技術の研究」を参考にしている．

いて，自分たちオリジナルの地域医療を築いていきましょうという制度との理解でいいのではないだろうか．

　なお，国民会議でまとめられていた改革の方向性は，次のような考え方に基づいていた．「我々国民がこれまで享受してきた日本の皆保険制度の良さを変えずに守り通すためには，医療そのものが変わらなければならない」こと，そして「高齢化の進展により更に変化する医療ニーズと医療提供体制のミスマッチを解消することができれば，同じ負担の水準であっても，現在の医療とは異なる質の高いサービスを効率的に提供できる」方法があるという考え方である．そうした考えから，地域医療構想＋地域包括ケアという「車の両輪」，この両輪の牽引を医療法の中で託された地域医療連携推進法人などが生まれていった．

　ここで用いた「車の両輪」という言葉の意味は大きく，地域医療構想と地域包括ケアのいずれか一方のみを取り扱った議論を行ってしまうと，いま目指されている「地域全体で治し支える地域完結型医療・介護（ケア）」をイメージしてもらうのが難しく，議論は先に進まなくなるおそれがある．ゆえに，ここでは，地域医療構想と地域包括ケアからなる車の両輪が目指す医療を，一体的に地域完結型医療・介護と呼んでおくことにしよう[62]．

**ジャンプ 知識補給　終末期の医療をめぐるこの十数年の大きな変化
　　　　　　　　──いかに生きるかの問題へ　335頁へ**

　「地域完結型医療」という言葉そのものの社会保障制度改革国民会議報告書における初出は，次の文章になる．

62　介護ははじめから地域完結型であること，医療と介護はともにQOLの維持向上を目指すものであり，ふたつは一体的なものであることから，「地域完結型医療・介護」と呼ぶことには若干の違和感はある．しかし，「医療」とのみ言い切るのも無理がある時代になったと思う．
　　2017年8月から2018年3月にかけて「人生の最終段階における医療の普及・啓発の在り方に関する検討会」が開かれている．この検討会の目的は，2007年に策定された「終末期医療の決定プロセスに関するガイドライン」を見直すことであった．検討会の議論を経て，2018年3月に新しいガイドラインがまとめられるのであるが，ここ10年ほど，医療・介護を一体的なものとする議論がなされてきたことを考慮して，新ガイドラインは，「人生の最終段階における医療・ケアの決定プロセスに関するガイドライン」とされたように，「医療・ケア」という言葉が使われている．

平均寿命が男性でも 80 歳近くとなり，女性では 86 歳を超えている社会では，慢性疾患による受療が多い，複数の疾病を抱えるなどの特徴を持つ老齢期の患者が中心となる．そうした時代の医療は，病気と共存しながら QOL（Quality of Life）の維持・向上を目指す医療となる．すなわち，医療はかつての「病院完結型」から，患者の住み慣れた地域や自宅での生活のための医療，<u>地域全体で治し，支える「地域完結型」の医療</u>，実のところ<u>医療と介護</u>，さらには<u>住まいや自立した生活の支援までもが切れ目なくつながる医療</u>に変わらざるを得ない．ところが，日本は，今や世界一の高齢国家であるにもかかわらず，医療システムはそうした姿に変わっていない．

競争から協調へ

ところで，当時，なぜ，競争よりも協調をという言葉が使われていたのか．

経済学では，軍拡競争のようなインセンティブを持たせる寡占市場にある企業がカルテルを形成したりすれば，価格支配力が行使されて消費者余剰が犠牲になることが説かれる．しかし，医療・福祉の場合は，患者との間は公的価格の世界であるし，医療・福祉の経営体が市場と接しているのは，製薬業界や医療機器産業の世界である．そして参加している法人は非営利の経営体なのであるから，みんなが協調して仲間になることにより，市場での交渉力（bargaining position）の強化を図って浮いた資金は，患者へのサービス向上にまわすことになる．悪くはない協調関係である．

しばしば，厚労省や財務省の文章の中には，高額医療機器の重複投資は非効率であるなどの文面がある．長く言われてきた課題なのであるが，それをどう解決していくかという話になると途端に難易度が高くなり，「永遠に解決ができない課題リスト」の常連であり続けてきた．しかし，みんなが協調して仲間になれば，それまで外から課題として指摘されていたことが，自分たちみんなの一体的な課題と認識されることになるようで，日本海ヘルスケアネットの「医療連携推進方針」の中の言葉を借りれば，先述した次の文面，「重複投資等の抑制と効率化を図るため，環境が整い次第，日本海総合病院に検査機能及び手術機能の集約化を進めていく」，「CT，MRI 等の高額医療機器の重複投資等を抑制し，参加法人間で共同利用出来る仕組みを構築する」になる．

地域のみんなが協調関係に入ると，仲間内での効率化インセンティブが生まれる．「診療機能等の集約化・機能分担，病床規模の適正化」インセンティブも「医療機器等の共同利用」インセンティブも生まれてくる．

ご当地医療を織りなす地域医療連携推進法人

2022 年 7 月 1 日現在，31 ある地域医療連携推進法人は，31 法人の顔があるかのごとく，ひとつひとつがかなり個性的である．たとえば，あるひとつの市や町のすべての病院が参加している，栃木県日光市の日光ヘルスケアネット，高知県土佐清水市の清水令和会や，滋賀県高島市の滋賀高島，そして兵庫県川西市，猪名川町の川西・猪名川地域ヘルスケアネットワークというのがある．参加法人数が 32 にも及び（2022 年 2 月現在），各施設の稼働や職員の状況などをタイムリーに把握することで，適正な入退院・入退所を支援するコマンドセンターを持つ湖南メディカルコンソーシアム，参加施設数が 32（2021 年 2 月現在）もあって，医療ドキュメンタリー『最後の砦となれ』で描かれた藤田学園（藤田医科大学）を中心としながら，国立長寿医療研究センターや，地域住民も一緒になって地域医療を作っていることでも知られる南生協病院も参加して地域医療構想区域 7 区域にまたがる愛知県の尾三会というのがある．そうかと思えば，参加法人は 3 つで，病院の医師不足と地域の開業医の継承問題を同時に解決しようとクロスアポイントシステム（在籍型出向で，出向元と出向先のそれぞれの職員の身分を持ってそれぞれの機関のもとで，必要な従事比率で業務を行うもの）を前面に出した島根県の江津メディカルネットワークや，参加法人は 3 つ（スタート時は 2 つ）で，限られた人材で診療を継続するために，一方を急性期，もう一方をその受け皿として位置づける "住み分け・役割分担" を行い，地元医師会から「初めて静岡市における清水地区と静岡地区の一体化を感じられた」と評価を受けているふじの国社会健康医療連合というのもある．脳疾患と心疾患（循環器疾患）の救急医療体制の充実のための岡山県の岡山救急メディカルネットワーク，脳卒中，急性心筋梗塞等の救急医療の強化・がん医療の充実を目的とする，神奈川県のさがみメディカルパートナーズなどもある．さらには，再編統合を意識して設立された兵庫県のはりま姫路総合医療センター整備推進機構や，同じく先述した兵庫県の川西・猪名川地域ヘルスケアネット

ワークなどもあり，後者は病床のみならず，連携推進法人を地域包括ケアを達成する有力な手段とみなして，力強く進めている．なお，医師会，歯科医師会，薬剤師会の三師会が参加している連携推進法人には，川西・猪名川地域ヘルスケアネットワークや，本章の冒頭で紹介した日本海ヘルスケアネットがあり，日本海では，地域フォーミュラリも実施している．そして，川西・猪名川地域ヘルスケアネットワーク，日本海ヘルスケアネット，静岡県東部メディカルネットワークでは，連携した病院の間で病床の融通も行っている．

　地域医療連携推進法人って，いったい何もの？　と思えるような多様性である．共通することは，顔の見える関係を築いて，できる限りのご当地医療を地域のみんなで考えているということであろうか．「ご当地医療」――これは，社会保障制度改革国民会議の報告書の中に書かれている言葉であった．

> 今般の国民会議の議論を通じて，地域により人口動態ひいては医療・介護需要のピークの時期や程度が大きく異なり，医療・介護資源の現状の地域差も大きい実態が浮かび上がり，医療・介護の在り方を地域ごとに考えていく「ご当地医療」の必要性が改めて確認された．

　地域医療連携推進法人を使わなくとも，似た目的を達成することはできる――そうした声もあるし，そうだとも思う．しかし，ある目的を達成するのに，民間のルート，公的なルート，いろんなルートがあっても良いだろうとも思う．

　図表50は，地域医療連携推進法人制度が作られた頃の厚労省の人たちが，いわば夢を描いた，イメージ図である．〈法人設立前〉から〈法人設立後〉への地域医療の変化は，急性期病院の適正化，回復期病院の充実，そして在宅医療機関の新設として描かれている．医師も，〈法人設立前〉では3つの急性期病院に，精神，小児，産科，救急と4つの診療科にそれぞれ2人ずつ配置されていたのが，〈法人設立後〉は，ひとつの急性期病院に2つの診療科，精神5人，救急5人，もうひとつの急性期病院に2つの診療科，産科5人，小児5人へと再配置されている．ひとりひとりの医師の労働条件が改善されたことが想像できるし，このイメージ図を作成した，たぶん若い官僚たちの理想を夢見ながら描いた姿も想像できる．

図表 50　地域医療連携推進法人設立の効果・メリット（イメージ）

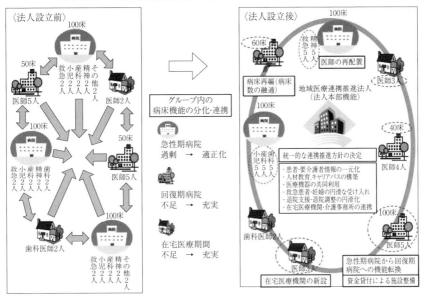

出所：第 10 回　医療法人の事業展開等に関する検討会　資料 2（2015 年 2 月 9 日）より.

　右側に描かれている「地域で治し支える地域完結型の医療」の整備は，多く
の地域で目指されていることであろう．これからもみんなで知恵を出し合って
進めていく話である.

　だが今，少なくとも政策展開が可能な公的なルートとして地域医療連携推進
法人という制度がある．この制度の下では「医療連携推進方針」が公開されて
おり，我々のような生活者にとっては，「医療連携推進方針」を簡単に読むこ
とができて，法人に参加している人たちが，どのようなビジョンで地域医療を
充実させようとしているのかを知ることができる.

　そして図表 51 は，現在行われている「連携」の例とその課題とがまとめら
れたものである．ここに挙げられた課題をなんとかする思いで，地域医療連携
推進法人のあり方が模索されてきたと理解することもできるであろう.

図表51　現在行われている連携の例とその課題（厚生労働省による説明）[63]

現在の連携の例	（厚生労働省が認識している）課題
同族の医療法人や社会福祉法人等 （事務所の交流や医薬品の一括購入など）	一部の同族的医療法人や社会福祉法人等に限った連携のみならず，設立の経緯や理事長等が異なる医療法人や社会福祉法人の間でも連携が進むようにしていくことが望ましい
広範な地域で展開している法人グループ （経営規模の拡大を通じた，共同購入や人事活用等による業務の効率化）	特定の地域を面的にカバーして，医療機関等の連携を図る仕組みとしては期待しづらい
診療面における医療機関（医療法人）間の連携（地域連携パスなど）	診療面以外の組織面，運営面又は，資金面での連携の取組み（意思決定の共有，人材交流，共同での資金調達，弱い医療機能等の強化や新設など）は，剰余金の配当禁止など制度的な問題もあり，行われていない

出所：濱名仁美さん作成（脚注63参照）.

社会的共通資本としての地域医療連携推進法人

　『ちょっと気になる医療と介護　増補版』（2018［初版2017]）に，「第6章　競争から協調へ」があり，そこに「創設される新型医療法人は，地域住民が共有する社会的共通資本である」（90頁），「ご当地の社会的共通資本としての理念としての「競争よりも協調を」」（91頁）などの文章がある．ここでも，そうした話をしておこう．もう随分と前から，地域医療連携推進法人を宇沢弘文氏が唱えた社会的共通資本と考えていたようである．

　本当は，いま，地域医療連携推進法人の「理事会」・「社員総会」で議論されていることが，「地域医療構想調整会議」に期待されていた役割なのかもしれない．だが，調整会議の方は，その活性化が期待されている状況にあり，活性化がなされるためには，いくつかの制度的準備も必要であろう．

　だから，気軽に，規模の経済（economies of scale）を発揮するために，まずは連携推進事業のひとつである医療機器，医薬品の共同利用のために集まってみる．かかりつけ医機能をもつ診療所・病院間のネットワークを作るためにグループを作り，範囲の経済（economies of scope）を使えば何ができるかのビジョンを語り合ってみる．都道府県も，地域医療連携推進法人という医療機関間の協調の場，提供者間のネットワークを，その地域，地域の「社会的共通資

63　出所は，先述の濱名さんの修士論文119頁より──第5回「医療法人の事業展開等に関する検討会議事録」（2014年6月27日）を基に作成.

本」とみなして，その整備をサポートする——社会的共通資本について，小松秀樹氏は『医療崩壊』（2006）の中で次のように述べていた．

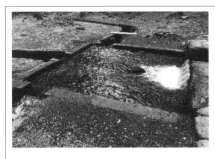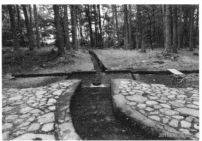

Photography by Y.Kenjoh

社会的共通資本の正しい姿：三分一湧水

山梨県の八ヶ岳南麓には多くの湧水がある．……これらの湧水のひとつ，三分一湧水．湧水を一辺4メートルほどの方形の石造りの池に上流側の一辺の中央から水を流し込む．あとの三つの辺にはまったく同じサイズの水の出口が開けられている．ここから，同じ量の水が三方向に流され，それぞれの地区に水路で運ばれている．……湧水は，社会的共通資本として，大切に扱われてきた．……社会的共通資本の恩恵を受けるには，作法が必要だと思う．共有財の維持に心配りが必要である．自己の欲望は適切に制御しなければならない．他の利用者への配慮を怠ってはならない．奪い合ってはならないのである．

　ネットワークで結びついた地域医療連携推進法人という社会的共通資本の整備を，できれば国も，地域医療介護総合確保基金の方から，支援を考えてみる．今は，地域医療連携推進法人の立ち上げに係る経費が地域医療介護総合確保基金の補助対象になっているが，立ち上げ経費から一歩進んだ支援，主に診療行為に報酬をつけている診療報酬では誘導が難しい支援のあり方も考えられるであろう．そうした支援のあり方が，基金創設時に想定されていたはずである．

　なによりも，参加法人のひとたちが繰り返し理事会，社員総会の場で会うことになれば，信頼関係も生まれ，そこから次の可能性も拓かれてくる——今回のパンデミックの時もそうした顔の見える関係が力を発揮したとの報告もある．

　地域医療連携推進法人というまるい協調関係をベースとした柔らかなルートからの地域完結型医療・介護（ケア）の整備という道もあっていいだろう（図

図表 52　地域医療構想＋地域包括ケア＝車の両輪を推し進めるためには

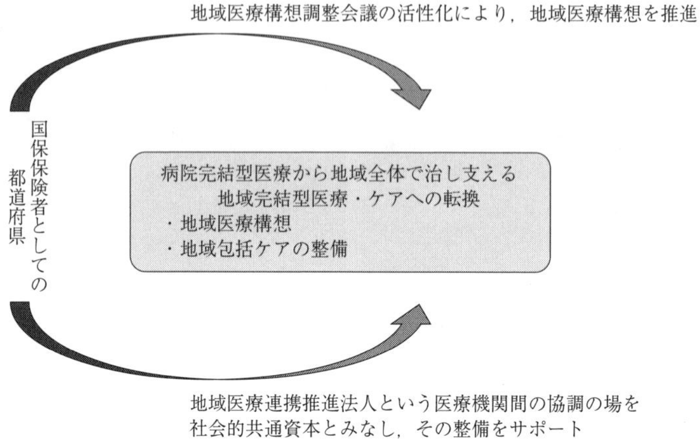

地域医療構想調整会議の活性化により，地域医療構想を推進

病院完結型医療から地域全体で治し支える
地域完結型医療・ケアへの転換
・地域医療構想
・地域包括ケアの整備

国保保険者としての都道府県

地域医療連携推進法人という医療機関間の協調の場を
社会的共通資本とみなし，その整備をサポート

出所：筆者作成.

表52の下からのルート）．これまでは，地域医療構想調整会議の活性化によっ
て地域医療構想を進めるという剛いルートからの話ばかりであった（図表52
の上からのルート）．

　ちなみに，地域医療介護総合確保基金は，2013年の社会保障制度改革国民
会議における，消費税増収分を地域の医療や介護サービスに対して還元すると
いう，次の提案に基づいて設立されていた．

> 　医療機能の分化・連携には医療法体系の手直しが必要であり，また，病院の機
> 能転換や病床の統廃合など計画から実行まで一定の期間が必要なものも含まれる
> ことから，その場合の手法としては，基金方式も検討に値しよう．
> 　この財政支援については，病院等の施設や設備の整備に限らず，地域における
> 医療従事者の確保や病床の機能分化及び連携等に伴う介護サービスの充実なども
> 対象とした柔軟なものとする必要がある．
> 　いずれにせよ，消費税増収分の活用の前提として，地域医療ビジョン[64]，地域包
> 括ケア計画等の策定を通じ，地域の住民にもそれぞれの地域の医療や介護サービ
> スに対する還元のありようが示されることが大切である．

64　「地域医療構想」は，社会保障制度改革国民会議の報告書の中では，次のように「地域医療ビジ
　　ョン」と呼ばれていた．その後，地域医療構想となるのであるが，どうしてビジョンが構想に変
　　えられたのかの理由はわからない．

　地域医療構想の実現に向けた動きが弱かったために，基金へのニーズも芳しくなかった．したがって，消費税の増収分を，人々に見える形で地域完結型医療・介護の改善に還元させることができなかった．この点を改善していく必要があるだろう．

制度というのは進化するもの

　これから，いよいよ，人口減少社会に入っていく．2040年，2045年までは，すさまじい人口減少が起こる．2015年頃の人口と比べて，4分の1から3分の1の人口が減少していく社会をどのように想像すれば良いのだろうか．そうした社会で地域医療を守るためには，どうすればいいのか．そうした問は，これまでの問の立て方の延長線上とは異なった次元でなされることになるであろう．そして，住民の側から見ても，地域医療に関して様々な思いもあろう．

- 自分の町は過疎化が進んでいるが，これから先，大丈夫なのか．
- 都心に住んでいるから診療所や病院には事欠かないが，どこにアクセスすれば，急性期病院から在宅医療までのネットワークを利用できるのか．ACPをやってくれる医師には，どうやって連絡すればいいのだろうか．
- 先日引っ越してきた町の医療ネットワークでは，どのような形でかかりつけ医機能を果たそうとしているのか．そのネットワークには，プライマリ・ケア医はいるのか，どういうグループ診療を行っているのだろうか．オンライン診療はできるのか．24時間対応なのか．

　2　医療・介護サービスの提供体制改革

（1）病床機能報告制度の導入と地域医療ビジョンの策定

　医療提供体制改革の実現に向けた第1弾の取組として，これまで検討が進められてきた医療機能に係る情報の都道府県への報告制度（「病床機能報告制度」）を早急に導入する必要がある．

　次いで，同制度により把握される地域ごとの医療機能の現状や高齢化の進展を含む地域の将来的な医療ニーズの客観的データに基づく見通しを踏まえた上で，その地域にふさわしいバランスのとれた医療機能ごとの医療の必要量を示す地域医療ビジョンを都道府県が策定することが求められる．さらには，地域医療ビジョンの実現に向けて医療機能の分化と連携が適切に推進されることが，中期的な医療計画と病床の適切な区分を始めとする実効的な手法によって裏付けられなければならない．その際には，医師・診療科の偏在是正や過剰投資が指摘される高額医療機器の適正配置も視野に入れる必要がある．

図表53　人口減少社会の衝撃 (2015年比減少率)

	2025年	2040年	2045年		2025年	2040年	2045年
秋 田 県	13.5%	34.3%	41.2%	鹿児島県	8.3%	22.1%	26.9%
青 森 県	11.5%	30.5%	37.0%	愛 媛 県	8.0%	22.0%	26.9%
高 知 県	10.4%	26.3%	31.6%	奈 良 県	7.3%	21.8%	26.8%
山 形 県	9.6%	25.8%	31.3%	山 口 県	8.0%	21.7%	26.3%
福 島 県	9.5%	25.5%	31.3%	新 潟 県	7.5%	21.2%	26.3%
岩 手 県	9.2%	25.1%	30.9%	宮 崎 県	7.3%	20.6%	25.3%
徳 島 県	9.0%	24.0%	26.2%	北 海 道	6.8%	20.5%	25.6%
和歌山県	9.1%	23.8%	28.6%	島 根 県	7.4%	19.6%	23.8%
長 崎 県	8.7%	23.5%	28.7%	富 山 県	6.6%	19.0%	23.3%
山 梨 県	8.6%	23.1%	28.3%	岐 阜 県	6.4%	19.0%	23.4%

注：2040年に減少率が大きい順に20県．推計人口は2045年まで試算されているの
　　で，参考データとして掲載．
出所：国立社会保障・人口問題研究所『日本の地域別推計人口 (2045年まで)』
　　　(2018年推計).

　「地域医療構想の達成及び地域包括ケアシステムの構築に資する役割を積極的に果たすよう努めなければならない」（医療法）地域医療連携推進法人が作成する「医療連携推進方針」によって，その地域で，どのようなご当地医療が目指されているのかを住民が簡単に見ることができる意味，そしてそうしたビジョンを提供側から地域住民に，さらには人事においてアピールしたり，そうしたビジョンが生まれてきたご当地特有の事情を地域住民と共有できる意味は大きい．

　地域医療連携推進法人を設立する際の手続きが煩雑で設立のハードルが高かったり，運用上の規定が厳しく使い勝手が悪いのならば，未来に向けて見直していけば良い．制度とはそういうものだし，進化していくものである．無からはなにもはじまらない．医療提供者間の協調の場である地域医療連携推進法人を，地域住民は，地域で治し支える地域完結型医療・介護（ケア）の時代の社会的共通資本と認識し，提供者，住民，そして行政という，地域のみんなで育んでいく．みんな仲間になろうよという，協調というほっこりとした理念は，そうした期待も抱かせてくれればと思う．

　……それにしても地域医療連携推進法人，10文字は長すぎる．理事会や社員総会の会話の中では，「連携推進法人」や「医療連携法人」などの6文字に略して用いられているので，それで良いと思う．霞が関はどこからもクレーム

がでないようにジュゲムジュゲムの世界に入っていくわけだけど，そうであれば，愛称募集したらどうだろうか──くるみんとかにならって……

ジャンプ／ 知識補給　好事例か，それとも創造的破壊者か　338 頁へ

第9章　かかりつけ医という言葉の誕生と変遷の歴史[65]

　コロナ禍の下，かかりつけ医という言葉がかなり使われるようになったようである．「かかりつけの医師に「かかりつけの医師には相談してますか」って言われて」……という Tweet に何十万の「いいね」が付いたりと，世の中賑やかである．簡単な歴史を説明しておこう．

「かかりつけ医」という言葉の誕生

　かかりつけ医という言葉は，村瀬敏郎日医会長（1992-1996 年）が，常任理事であった時（1984-1989 年），厚生省の家庭医構想に反対する中で，「家庭医」に対する言葉として「かかりつけ医」を使い始めたと言われている．1985 年 6 月に厚生省は「家庭医に関する懇談会」を設置しており，その頃のことである．そして村瀬氏は，厚生省に「家庭医という言葉を使うな」と指示を出していたようである（水野肇『誰も書かなかった日本医師会』）．

　当時，この言葉は曖昧で実態がよくわからないという批判に対して，村瀬氏は「それでいいんだ．かかりつけ医というのは特別の技能を持った医師のことではなく，国民に選ばれた医師ということでいいんだ」と語っていたと医事評論家の水野肇氏は論じている（『誰も書かなかった日本医師会』）．水野氏の推論では，「村瀬は家庭医としての実力がいまの開業医にないことを知っていたのである．厚生省の言う家庭医としての知識や技術を開業医に求めると……村瀬の医師会長としての立場が維持できなくなるという判断をしていたので，その

65　この章は，2019 年 3 月卒業のゼミの学生，神野沙貴さんの卒論「なぜかかりつけ医は普及してこなかったのか──日本のかかりつけ医の未来を問う」を参考にしています．

結果として絶対反対を打ち出していたのである」ということになる（水野肇『誰も書かなかった厚生省』）．

その後も，厚生省が持ち出しては仕掛けてくる「総合診療科」「総合科」「総合医」「プライマリ・ケア医」に対して，日医は「かかりつけ医」という，患者の意思により自発的に選択された医師こそがベストという考えで対抗し，診療科や専門性・総合性の程度，医療機関の規模を問わないことを強調してきた．しかしながら，世の中というのは，移ろい変わっていくものである．次なども，一つの変化であろう．

> かつて医師会といえば，100 万票を集める強力な集票組織だった．25 年間，日医会長の座を守り続けた武見太郎の時代，77 年の参院選で日本医師連盟の組織内候補が約 128 万票を集めて当選している．その前後の選挙でも 80 万票以上を集めている．選挙制度が変わっているので一概には比較できないが，最近は 20 万票を獲得するのが精一杯だ．
>
> 辰濃哲郎（2010）『歪んだ権威』

この本が出て 10 年以上経つ．かつてとは異なり，医療界の候補者が医師以外の団体から出てくるようになってきたこともあり，2019 年参院選では 15 万強，今も相当に難しいとも言われている．

かかりつけ医から，かかりつけ医機能へ

かかりつけ医という言葉の意味が大きく変わったのは，2013 年，横倉義武会長の時である．「かかりつけ医」という言葉が公式の文書に初めて書かれた「社会保障制度改革国民会議報告書」が出されたのは 2013 年 8 月 6 日で，その 2 日後の 2013 年 8 月 8 日，日本医師会と四病院団体協議会が合同提言としてまとめた「医療提供体制のあり方」において，「かかりつけ医機能」が次のように定義された．

- かかりつけ医は，日常行う診療においては，患者の生活背景を把握し，適切な診療及び保健指導を行い，自己の専門性を超えて診療や指導を行えな

い場合には，地域の医師，医療機関等と協力して解決策を提供する．

- かかりつけ医は，自己の診療時間外も患者にとって最善の医療が継続されるよう，地域の医師，医療機関等と必要な情報を共有し，お互いに協力して休日や夜間も患者に対応できる体制を構築する．

- かかりつけ医は，日常行う診療のほかに，地域住民との信頼関係を構築し，健康相談，健診・がん検診，母子保健，学校保健，産業保健，地域保健等の地域における医療を取り巻く社会的活動，行政活動に積極的に参加するとともに保健・介護・福祉関係者との連携を行う．また，地域の高齢者が少しでも長く地域で生活できるよう在宅医療を推進する．

- 患者や家族に対して，医療に関する適切かつわかりやすい情報の提供を行う．

日本医師会・四病院団体協議会がかかりつけ医機能を合同提言した時の横倉日医会長は，2021年10月に『新型コロナと向き合う』を上梓している．そこに次の文章がある．

> 私が日本医師会会長になってからは，2013年8月6日，2025年までの社会保障・税一体改革の道筋を示した「社会保障制度改革国民会議報告書」が公表され，その中でかかりつけ医の役割の重要性について言及されました．「フリーアクセスを守るために緩やかなゲートキーパー機能を備えた「かかりつけ医」の普及は必須」であること，「大病院の外来は紹介患者を中心として，一般的な外来受診は，「かかりつけ医」に相談することを基本とするシステムの普及，定着は必須」であること，さらに地域包括ケアシステムは，「自宅だけでなく，高齢者住宅に居ても，グループホームや介護施設その他どこに暮らしていても必要な医療が確実に提供されるようにしなければならず，「かかりつけ医」の役割が改めて重要」であること，そして「かかりつけ医機能を担う地域医師会等の協力を得つつ，在宅医療と介護の連携を推進することも重要」であることが明記されました（231頁）．

その後，厚生労働省や財務省などの政策の場では，横倉会長の時2013年に新しく定義された「かかりつけ医機能」という言葉が一貫して使われることになる．それは，日本医師会・四病院団体協議会が合同提言した，「地域の医師，

図表 54　外来医療の今後の方向性（イメージ）

社会保障制度改革国民会議報告書（H25 年 8 月 6 日）抜粋

○ 新しい提供体制は，利用者である患者が<u>大病院，重装備病院への選好を今の形で続けたままでは機能しない</u>
○ フリーアクセスの基本は守りつつ，限りある医療資源を効率的に活用するという医療提供体制改革に即した観点からは，医療機関間の適切な役割分担を図るため，「緩やかなゲートキーパー機能」の導入は必要
○ 大病院の外来は紹介患者を中心とし，<u>一般的な外来受診は「かかりつけ医」に相談する</u>ことを基本とするシステムの普及，定着は必須
○ 医療の提供を受ける患者の側に，大病院にすぐに行かなくとも，<u>気軽に相談できるという安心感を与える医療体制の方が望ましい</u>

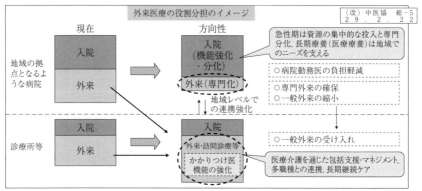

出所：社会保障国民会議資料を基に医療課で作成.

医療機関等と協力」し，「休日や夜間も患者に対応できる体制を構築」しており，「在宅医療を推進」しているという 3 つの機能のことである.

厚労省におけるかかりつけ医機能の用法

　厚労省は，2013 年以降，かかりつけ医機能という言葉を，あるべき医療を語る際のキーワードとして使うようになる．それは中央社会保険医療協議会（以下，中医協）の資料などにみられる（図表 54）.

　この資料には，「社会保障制度改革国民会議報告書」からの抜粋も付いている（図表 55 参照）.

　これら中医協の資料は，2018 年のものである．国民会議報告書を紹介しながら，入院と外来医療の役割分担のイメージが描かれている．すなわち，日本の医療が目指すべき方向性としては，訪問・外来診療等を行う診療所では緩やかなゲートキーパー機能を備えた「かかりつけ医機能」の強化を図り，そうした診療所が，地域包括ケアのハブ機能を果たすことにより，地域の拠点となる

図表55　中医協でかかりつけ医が論じられた際の国民会議報告書抜粋

社会保障制度改革国民会議報告書（平成25年8月6日）（抜粋）

Ⅱ　医療・介護分野の改革
1　改革が求められる背景と社会保障制度改革国民会議の使命
(3)　改革の方向性
①基本的な考え方
　（中略）また，医療改革は，提供側と利用者側が一体となって実現されるものである．患者のニーズに見合った医療を提供するためには，医療機関に対する資源配分に濃淡をつけざるを得ず，しかし，そこで構築される新しい提供体制は，利用者である患者が大病院，重装備病院への選好を今の形で続けたままでは機能しない．さらにこれまで，ともすれば「いつでも，好きなところで」と極めて広く解釈されることもあったフリーアクセスを，今や疲弊おびただしい医療現場を守るためにも「必要な時に必要な医療にアクセスできる」という意味に理解していく必要がある．そして，この意味でのフリーアクセスを守るためには，緩やかなゲートキーパー機能を備えた「かかりつけ医」の普及は必須であり，そのためには，まず医療を利用するすべての国民の協力と，「望ましい医療」に対する国民の意識の変化が必要となる．

（中略）

3　医療保険制度改革
(2)　医療給付の重点化・効率化（療養の範囲の適正化等）
　併せて，改革推進法（第6条第2号）では，医療保険制度について，「保険給付の対象となる療養の範囲の適正化等」を図ることも求められている．まず，フリーアクセスの基本は守りつつ，限りある医療資源を効率的に活用するという医療提供体制改革に即した観点からは，医療機関間の適切な役割分担を図るため，「緩やかなゲートキーパー機能」の導入は必要となる．
こうした改革は病院側，開業医側双方からも求められていることであり，大病院の外来は紹介患者を中心とし，一般的な外来受診は「かかりつけ医」に相談することを基本とするシステムの普及，定着は必須であろう．そのため，紹介状のない患者の一定病床数以上の病院の外来受診について，初再診料が選定療養費の対象となっているが，一定の定額自己負担を求めるような仕組みを検討すべきである．このことは，大病院の勤務医の負担軽減にもつながる．もちろん，上記のような受診行動が普及するには，医師が今よりも相当に身近な存在となる地域包括ケアシステムへの取組も必要であり，医療の提供を受ける患者の側に，大病院にすぐに行かなくとも，気軽に相談できるという安心感を与える医療体制の方が望ましいことを理解してもらわなければならず，患者の意識改革も重要となる．

出所：厚生労働省・中医協（中央社会保険医療協議会）　2018年1月10日資料．

病院と地域レベルでの連携の強化を図る．
　そして，急性期の病院は，資源の集中的な投入と専門分化を図り，長期療養に対応する病院は，地域でのニーズを支える．そうした改革の方向性の先では，病院勤務医の負担軽減を図ることができるし，病院における一般外来の縮小を図ることもでき，専門外来の確保を図ることもできる．

　なお，日本医療の特徴として，しばしば，自由開業医制，自由標榜制，そして7フリーアクセスが挙げられる．このうちフリーアクセスについて，もし，その意味を，保険証一枚で，「いつでも，好きなところで」と解釈するのであれば，今ではそれは間違いになる．なぜならば，2013年の社会保障制度国民会議以来，日本のフリーアクセスは，次のように解釈されながら，政策は進められてきたからである．

　　これまで，ともすれば「いつでも，好きなところで」と極めて広く解釈されることもあったフリーアクセスを，今や疲弊おびただしい医療現場を守るためにも「必要な時に必要な医療にアクセスできる」という意味に理解していく必要がある．そして，この意味でのフリーアクセスを守るためには，緩やかなゲートキーパー機能を備えた「かかりつけ医」の普及は必須であり，そのためには，まず医療を利用するすべての国民の協力と，「望ましい医療」に対する国民の意識の変化が必要となる．

　　　　　　　　　　　　　　　　　　　　　『社会保障制度改革国民会議報告書』（2013）

　この文章には3つほどのキーワードがある．「必要な時に必要な医療にアクセスできる」，「緩やかなゲートキーパー機能」，「かかりつけ医」である．
　これらのキーワードは，社会保障制度改革国民会議に医療関係者が参加した時に，フリーアクセスが議題になった際の，次の，今村聡日本医師会副会長（当時）の言葉にあった．

　　私は強制的にゲートキーパーでここを通らなければ次にいけないというようながっちりしたものではないと思います．……緩やかなゲートキーパーの機能というものをかかりつけ医が持って，必要なときにはきちんと最終的に必要な医療につながるという意味でのフリーアクセスというものがきちんと維持できていければ良いのではないかと思っています．

　　　　　　　　　　　　　　第7回社会保障制度改革国民会議（2013年3月27日）

　この国では，2013年に，フリーアクセスは，「いつでも，好きなところで」

から「必要な時に必要な医療にアクセスできる」という意味に転換が図られている．その意味は大きく，社会保障制度改革国民会議の報告書に書かれているように，「今や疲弊おびただしい医療現場を守るため」でもあった．

　財務省の財制度等審議会の「診療報酬改定とかかりつけ医機能」という資料においても，「日医・四病院団体協議会」によるかかりつけ医機能が紹介されて，資料の全般において，かかりつけ医機能という言葉が用いられている．

かかりつけ医機能とかかりつけ医

　つまり，「かかりつけ医」という言葉は，1980年代半ばに，厚生省の家庭医案に対抗して誕生した．当時のこの言葉は，公に政策を論じる場で使われる言葉ではなかった（もちろん「家庭医に関する報告書」（1987）などでは使われている）．むしろ，公の場では忌諱される言葉であった．

　しかし，2013年に意味が変わる．「かかりつけ医機能」という名称にして，休日・夜間対応，すなわち24時間対応，そして24時間対応はグループ診療，チーム医療での対応となるから「地域の医師，医療機関と協力」はそのような機能を意味しているのであろうし，さらに在宅医療の機能を付与して意味をある程度明確にすることにより「かかりつけ医機能」に市民権を与え，政策の俎上に載りうる言葉に切り換えられた．

　興味深いのは，厚労省も財務省も，制度設計，政策の議論を行う際には，日医・四病院団体協議会が，「かかりつけ医」として定義した（≠かかりつけ医機能），次は用いていないことである．

> 「かかりつけ医」とは（定義）
> なんでも相談できる上，最新の医療情報を熟知して，必要な時には専門医，専門医療機関を紹介でき，身近で頼りになる地域医療，保健，福祉を担う総合的な能力を有する医師

新しく生まれた「かかりつけの医師」と
再定義された「かかりつけ医機能」

　実は，「かかりつけの医師」というもうひとつの言葉が，2021年に誕生している．それは次にある．

（診療前相談）

診療前相談は，日頃より直接の対面診療を重ねている等，患者と直接的な関係が既に存在する医師（以下，本指針において「かかりつけの医師」という．）以外の医師が初診からのオンライン診療を行おうとする場合（医師が患者の医学的情報を十分に把握できる場合）を除く．

この引用は，「オンライン診療の適切な実施に関する指針」からである．「かかりつけの医師」は，この指針においてのみ意味を持っている．

第 18 回「オンライン診療の適切な実施に関する指針の見直しに関する検討会」（2021 年 11 月 10 日）において，座長より「あくまでも初診でオンライン診療を行うに足る医療情報を持っている医師という意味で，かかりつけの医師という用語を使っておりますので，横倉先生たちがまとめられたかかりつけ医制度，あるいはかかりつけ医機能とは若干異なるもの」との説明の通りである．

1980 年代半ばに生まれた「かかりつけ医」，2013 年に定義された「かかりつけ医機能」，コロナ禍の 2021 年にオンライン診療用に作られた「かかりつけの医師」，使い分けることができるのは，この国に何人いるのだろうか——話が混乱するのも，わからないわけではない．

かかりつけ医機能とプライマリ・ケア

横倉会長時代に定義された「かかりつけ医機能」の意味は，1980 年代に村瀬会長が常任理事の時に使い始めた「かかりつけ医」の意味とは相当に距離がある．しかし，やはり，「かかりつけ医機能」とプライマリ・ケアとの間にも距離がある．これからは，かかりつけ医，かかりつけ医機能，プライマリ・ケア，そして時々，かかりつけの医師という言葉が飛び交うことになるだろう．

興味深いのは，現在の医療制度の下でも，プライマリ・ケアを担うことができる医師が相当数誕生してきていることである．このあたりについては，次の知識補給を読んでほしい．

ジャンプ　知識補給　好事例か，それとも創造的破壊者か　338 頁へ

出来高払いの下では，病気になってはじめて会うことになる医師——その制

約条件の中でかかりつけ医機能は定義されている．ゆえに，小児科を利用する人や高齢者はかかりつけ医を意識しているが，そうではない人たちには，あなたのかかりつけ医は？　と問われても，日頃の生活の中で医師には会っていないのだから答えるのが難しい．仮に自分があの医師はかかりつけ医だと思っていても，医師の方でそう思っているかどうかはわからない．そうした弱点を浮き彫りにしたのが，今回のパンデミックであった．そこで求められたのは，病気になっているかどうかさえ分からない時点での健康面に関するコンサルテーション機能であった．この機能は，プライマリ・ケアに含まれるものであり，この機能は初診料がいくら，再診料はいくらというような出来高払いとはなじまない．

　なお，ここにひとつ，日本医師会が 2022 年 4 月に「国民の信頼に応えるかかりつけ医として」を発表していることにも触れておこう．冒頭は，「「かかりつけ医」とは，患者さんが医師を表現する言葉です．「かかりつけ医」は患者さんの自由な意思によって選択されます」である．1980 年代半ばに村瀬氏が家庭医を否定し，出来高払いを守るために唱えていた「国民に選ばれた医師ということでいいんだ」と同じでないことを期待したい．なお，日医の「国民の信頼に応えるかかりつけ医として」には，「必要なときに適切な医療にアクセスできる現在の仕組み」というように，2013 年以降の新しいフリーアクセスの定義が用いられている．この定義と，紹介状なしの大病院への外来初診・再診時の追加的な定額負担は矛盾しない．ゆえに政策として実行されている．のみならず，必要なときに適切な医療にアクセスできるフリーアクセスの下では，必要な医療を医師が判断して適切な医療へのアクセスを保障するプライマリ・ケアの登録制とも矛盾しない．2013 年以前の「いつでもすきなところで」と極めて広く解釈されたフリーアクセスは，村瀬氏が使い始めた「かかりつけ医」としか整合性を持たなかったが，「必要な時に必要な医療にアクセスできる」という意味でのフリーアクセスに変わった今は，状況が違う．

　今後の改革の方向性としては，2022 年 2 月 24 日に自民党の財政健全化推進本部で話したことを紹介しておく．

　今回の新型コロナウイルスは，いわゆるプライマリ・ケアの必要性を実感させました．この国で長らく整備が求められていた話ではあるのですが，手あげ方式で普及させていくのであれば，プライマリ・ケアの制度的普及は可能だと思います．DX を存分に活用してプライマリ・ケアをやりたいという医師も手あげ方式，そうした医療を利用したいと思う患者も手あげ方式．10 年，20 年後には，相当に普及すると思います．

　加えて，2022 年 3 月 9 日，第 2 回全世代型社会保障構築会議での発言も紹介しておこう．一見，医療とは関係のないように見えるが，「永遠に解決できない課題リスト」に入らないようにする方法としては共通しているつもりで話をしている．

　遺族年金などは，現在受給している人たちにまったく影響を与えることなく，将来のコーホートに最適な制度に向けて，20 年くらいかければ移行を完成することができます．制度改革は，往々にして，「不利益変更」になるという障壁にぶつかって進まなくなり，問題が指摘されるばかりで，「永遠に解決できない課題リスト」入りしているものが多くあります．しかし今回のこの構築会議では，コーホートにおける種々の変化を先読みして織り込み，改革を明確に時間軸の中で位置づけ，これまで動かなかったものを，今度こそ動かすようにしてもらえればと思っています．

　明確に時間軸の中に位置づけて，従来のままが良いと思う人たちには，そうであり続けてもらいながら改革を進めていく．2013 年の社会保障制度改革国民会議からもうすぐ 10 年経とうとしている今，長い歴史の中では 10 年，20 年など誤差のうちと，しみじみと思うようになってきている．

労　働

第10章 育児休業制度の歴史的歩みと現在[66]

はじめに

　2019年6月に発表された国連児童基金（ユニセフ）の調査では，育児休業制度を全額支給の所得保障期間に換算して比較した結果，日本の男性の育児休業制度は41ヵ国中第1位といった評価がなされている．しかしながら，同時に，日本の男性の育児休業取得率が極めて低いことも指摘されていた[67]．このことは，1991（平成3）年に成立した育児休業法により，男女労働者が育児休業を取得できる制度が導入されて以降，制度がかなりの充実を見せてきたことの1つの評価と言える一方で，制度は充実しているのに利用者がいないという，日本の制度，労働市場の特徴を，端的に示している話でもある．

　第2章で確認したように，日本では，女性の労働市場への参加が増えている一方で，管理職に占める女性割合の低さや男女間賃金格差の大きさ，また非正規雇用労働者が多いことなどから，労働力としての女性の活躍についてまだ課題がある（ポテンシャルが大きい）とみられている．そしてまた，仕事と育児の両立の難しさは，少子化の一因でもあると考えられており，男性の長時間労働や育児・家事等への貢献の低さなども指摘されるようになった．

　そうしたなかで，男女ともに仕事と育児を両立できる環境の整備，特に，男性の育児休業取得への関心が高まっている．2020年5月に閣議決定された第4

66　『共済新報』61巻12号（2020年12月）より．

67　Yekaterina Chzhen, Anna Gromada, Gwyther Rees（2019），"Are the world's richest countries family friendly? Policy in the OECD and EU", Unicef. 2020年のデータでも同様の結果となっている（Anna Gromada and Dominic Richardson（2021），"Where do rich countries stand on childcare?", Unicef）．

次少子化社会対策大綱では，父親の育児休業取得率を策定時（2018年度）の6.16%から2025年には30%に引き上げること，そして第1子出産前後の女性の継続率も策定時（2015年）の53.1%から，2025年に70%に引き上げることを目標とした．これを受け，同年7月の「経済財政運営と改革の基本方針2020」（骨太方針2020）において，「配偶者の出産直後の男性の休業を促進する枠組みの検討など，男性の育児休業取得を一層強力に促進する」ことが示された．その後，労働政策審議会における審議を経て，2021年6月には，育児・介護休業法が改正され，2022年4月より改正法が段階的に施行される．

この章では，育児休業制度の成立過程とその後の充実を概観する．育児休業制度の発展の中でドライビング・フォースとなったのは，歴史的には，主に少子化と労働力不足にあった．「労働力希少社会」において労働力の希少性が高まる今日，育児休業制度はいかなる方向に進むべきか，そのことを考えてみる．

育児休業法の成立

育児休業法成立まで

1985年の男女雇用機会均等法の成立から6年後の1991年に，男女労働者に1年間の育児休業取得の権利を認める育児休業法が成立した[68]．

すでに1975年には，国公立の学校，病院，福祉施設などに勤務する女性教員，看護婦（当時）等には育児休業の権利が認められていた．しかし，こうした特定職種の女性以外の育児休業については，1972年の勤労婦人福祉法において事業主の努力義務となっていたものの，1985年の男女雇用機会均等法でも引き続き努力義務に留まっていた．しかも，いずれも女性のみを対象としていた．育児休業制度を持つ民間企業は1988年にも19.2%と，ほとんどの民間企業は育児休業制度を持っていなかった．

育児休業に関する法案は1967年に社会党が女性教員を対象とした法案を国

---

[68] 本章の育児休業制度の歴史に関しては，厚生労働省資料および以下の文献を参考にした．糸久八重子（1990）『育児休業法　四党共同法案と欧米諸国の法制』労働教育センター，大村賢三（2011a）『こうして法律は生まれた　回想育児休業法前編』早稲田出版，大村賢三（2011b）『こうして法律は成長した　回想育児休業法後編』早稲田出版，濱口桂一郎（2018）『日本の労働法政策』労働政策研究・研修機構，藤井龍子（1992）「育児休業法制定の背景とその概要」『季刊労働法』163号，29-44頁．

会に提出して以来，ほぼ毎年のように野党側が提出していた一方，経済界の意向を受けた自民党は育児休業制度に消極的であった．

　そうした中で，労働団体の要請を受けた野党4党（社会，公明，民社，社民連）の共同法案が1987年に国会に提出された．共同法案は，全職種の男女労働者を対象にしていた．再提出後，1989年11月には，参議院社会労働委員会に育児休業検討小委員会が設置されることになった．野党4党の共同法案のほか，共産党や自民党からも案が提出され，育児休業制度を創設することにようやく合意が得られた．1990年12月からは労働省婦人少年問題審議会婦人部会での公労使による審議が行われ，1991年5月に育児休業法が成立することとなった．

　法成立の背景には，政界における激変があった．1970年代に日本型福祉社会を唱え，福祉の担い手として家族を重視する福祉国家を掲げていた日本の政治が大きく変わるには，相当のショックが必要であったようである．

　1988年6月にリクルート事件が発覚し，翌年6月には竹下登内閣が退陣する．政権を継承した宇野宗佑首相の女性スキャンダルもあり，1989年7月の参議院選挙で，野党が過半数を制し，いわゆるねじれ国会となる．この時，「山が動いた」の言葉を残した社会党の土井たか子氏が衆議院議長となっている．宇野内閣はわずか69日で終わり，後を海部俊樹氏が継ぐことになる．そして1989年10月の海部首相の所信表明演説には，「将来の高齢化社会を担う児童が健やかに生まれ，育つための環境づくりに努めます」とあり，1990年3月の施政方針演説では，「女性が，職業生活と家庭生活を調和させつつ，男性と共にその能力と経験を生かすこともできるよう，育児休業制度の確立などに向けて積極的に努力をしてまいります」と述べている．与党自民党内での変化への一歩である．

　参議院小委員会で与野党の協議の最中，1990年6月には，前年1989年の合計特殊出生率が，1.57であることが明らかになる．いわゆる，「1.57ショック」が報道されることになった．出生率の低下の問題は，「高齢化社会の問題」への関心と，折からのバブル景気のもと，「長期的な労働力不足の問題」として認識されるようになっていた．

1991年育児休業法成立

　1991年に成立した育児休業法は，従業員30人超の企業については1992年4月に施行，30人以下の企業については3年間の猶予を設け1995年4月に施行された．育児休業制度は，男女双方を対象としたものとなった．これは，当時は父親の休業取得はほとんど想定されていなかったものの，国際情勢，すなわち，1981年にILOが採択した「家族的責任を有する男女労働者の機会及び待遇の均等に関する条約」（156号）において，家庭責任は女性・母親だけでなく，男性・父親も分担すべきであるという考え方が示され，それを受けて育児休業制度を導入した諸外国においては男女双方が取得できる制度が一般的だったことによる．このILO156号条約を日本は1995年6月に批准した．

　他方，1991年の育児休業法は，野党が提案していた育児休業中の手当（野党4党案では賃金相当額の6割）は含まれず，経済界や自民党が主張する，ノーワーク・ノーペイを原則とすることとなった．また，これも，野党案では盛り込まれていた「不利益取扱いの禁止」ではなく，「解雇のみを禁止」することとなった．ただし，育児休業中の手当，「不利益取扱いの禁止」は，後に認められていくことになる．

育児休業中の所得保障

　育児休業中の手当，すなわち休業期間の所得保障については，育児休業法は，育児休業期間の雇用保障を使用者に義務づけるにとどめ，育児休業で雇用関係が継続中でも給与が支払われない状況を「失業に準じたもの」とみなして，雇用保険の方から給付が行われる仕組みが作られていった．バブル期の労働市場のひっ迫，失業給付減，雇用保険の財源に生まれた余裕が，雇用保険を活用した制度の誕生に関係していた．

　具体的には，1994年の雇用保険法改正により，育児休業期間中，賃金が得られない労働者が「失業」に至らないよう，雇用継続を援助・促進するための「雇用継続給付」の1つとして，育児休業給付が策定された――雇用継続給付として，この時，高年齢者雇用継続給付，後に介護休業給付が創設される．

　1995年4月から，育児休業給付として，育児休業前賃金の25%を支給することにした．ただし，休職後の復職を促すため，休業前賃金の20%を休業期

間中に，5％を復職後に支給することにした．

育児休業制度の拡充
育児休業制度の充実

　1990年代半ばには，バブル崩壊後の景気悪化による失業率の上昇もあり，労働力不足はもはや問題とみなされなくなっていた．しかし，1990年代も出生率が低下し続けたことにより，「低出生率問題（少子化問題）」への関心は一層高まることになる．仕事と育児の両立支援を目的とする育児休業制度は，少子化対策として大いに期待されることになり，次第に制度が充実していく（図表56）．育児休業法は，1995年に介護休業等の措置を含む育児・介護休業法に改正された．

　育児休業は，原則として子どもが1歳に達するまでの1年間取得できるが，2005年には，早生まれの子ども等の保育サービスの利用のしづらさへの対応

図表56　育児・介護休業法による育児に関わる主な制度の変遷（施行日ベース）

1992.4.1	子が1歳になるまでの育児休業制度創設（企業規模30人以下適用猶予），所定労働時間の短縮（子が1歳未満）が選択的措置義務（短時間勤務，フレックス，始業終業時刻変更等からいずれか1つを，事業主が選択して措置する義務）
1995.4.1	子が1歳になるまでの育児休業創設（30人以下も含む）
1999.4.1	深夜業の制限制度創設（子が小学校入学まで）
2001.11.16	育児休業を理由とした不利益取扱いの禁止
2002.4.1	所定労働時間の短縮の選択的措置義務を子が3歳未満に延長，時間外労働の制限制度創設（小学校入学まで）
2005.4.1	保育所に入れない等の場合は1歳6ヵ月になるまで育休取得可能，一定の要件を満たした有期契約労働者も育休取得可能，子の看護休暇制度創設（年5日）
2010.6.30	父母ともに休業する場合は1歳2ヵ月になるまで取得可能（パパ・ママ育休プラス），所定労働時間の短縮（子が3歳未満）が単独措置義務，所定外労働の制限創設（子が3歳未満），子の看護休暇の日数変更（子が2人以上は年10日）
2017.1.1	有期契約労働者の育休取得要件緩和，子の看護休暇の半日単位の取得が可能，育児休業等に関するハラスメントの防止措置の義務化
2017.10.1	保育所に入れない等の場合は2歳になるまで育休取得可能
2021.1.1	子の看護休暇の時間単位の取得が可能
2022.4.1	有期契約労働者の育休取得要件のさらなる緩和
2022.10.1	男性の出産直後の育児休業制度（産後パパ育休）導入

出所：第5回労働政策審議会雇用環境・均等分科会資料1-1，糸久（1990），大村（2011a,b），濱口（2018）等を参考に作成．

などから，保育所に入れない等の場合は，1歳6ヵ月まで休業期間を延長できることになった．

その後2017年10月には，子どもが2歳になるまで休業期間をさらに延長できることになった．これは，2016年2月の「保育園落ちた日本死ね」のSNSの投稿が遠因となっている．同年8月の閣議決定「未来への投資を実現する経済対策」において，待機児童解消のための保育所整備に加えて，育児休業期間の延長が急遽含まれたことに対応したものである．

また，先にも触れたように，制定当初は，育児休業による「解雇禁止」を使用者に義務づけるに留まっていたが，2002年からは育児休業を理由とした「不利益取扱いの禁止」，そして，2017年には，育児休業等に関する「ハラスメントの防止措置」が義務づけられるようになった——この時，男女雇用機会均等法も同時に改正され，出産や産前産後休業によるハラスメントの防止措置も義務づけられている．

さらに，育児休業以外の制度も充実し，2010年には，子どもが3歳になるまでの，所定労働時間の短縮（1日6時間）や，所定外労働時間の免除というような，通常よりも短い時間での勤務ができるようにすることを事業主に義務づけた．また，小学校入学までの子どもの看護休暇（1人年5日，2人以上年10日）等も定められている．

育児休業給付の高まり

育児休業制度が充実するにつれ，育児休業給付の水準も次第に高まった．復職後に給付の一部を支払う仕組みは2010年4月は，休業期間中に全額を支給する仕組みに変わった．

2014年4月以降，育児休業給付は，最初の180日間は67%，残りの期間は50%となっている．また，育児休業中の社会保険料（本人負担・事業主負担の双方）は免除されるとともに，給付は非課税であることから，休業前の手取り賃金と比較した実質的な給付率は8割程度となっている[69]．なお，健康保険等

69　育児休業中の社会保険料（健康保険・厚生年金保険）については，事業主が申し出ることにより，被保険者本人負担および事業主負担が共に免除され，免除期間に係る給付は休業前の給与水準に応じた給付が保障される．免除期間は，育児休業を開始した日から，終了した日の翌日が含

図表 57　育児休業給付に関わる主な制度の変遷（施行日ベース）

施行日	給付率	内容	給付期間（養育する子の年齢）
1995.4.1	25%	育児休業基本給付金 20%，職場復帰給付金 5%	1 歳まで
2001.1.1	40%	育児休業基本給付金 30%，職場復帰給付金 10%	
2005.4.1			一定の場合 1 歳 6 ヵ月まで
2007.10.1	50%	育児休業基本給付金 30%，職場復帰給付金 20%（2009 年度末までの暫定措置）	
2010.4.1	50%	全額休業期間中に支給（暫定措置の期限を「当分の間」に延長）	
2010.6.30			同一の子について配偶者が休業する場合は，子が 1 歳 2 ヵ月までの最長 1 年間（パパ・ママ育休プラス）
2014.4.1	67%（50%）	育児休業開始から 6 ヵ月までは休業開始前賃金の 67% に引上げ（それ以降は休業開始前賃金の 50%）	
2017.10.1			一定の場合 2 歳まで
2020.4.1	67%（50%）	暫定措置を本則化育児休業給付を他の失業給付とは異なる給付体系に位置づけ，育児休業給付の収支を失業等給付とは区分	

出所：職業安定分科会雇用保険部会（第 145 回）「育児休業給付」資料 2-1 より作成.

により，産前 6 週間，産後 8 週間において，1 日につき標準報酬日額の 3 分の 2 相当額が出産手当金として支給されるとともに，産前産後休業中の社会保険料も免除されている.

　子どもの養育をする必要がない期間に一時的・臨時的に（月 10 日以下，月 10 日を超える場合は月 80 時間以下）就労することができるようになっているが，賃金と給付の合計額が休業前賃金（日額）の 80% を超えると給付の減額がされる.

まれる月の前月までの期間である. 育児休業等終了後の社会保険料の特例として，育児休業等終了後，育児等を理由に報酬が低下した場合，被保険者が事業主を経由して保険者に申し出ることにより，社会保険料の賦課対象となる標準報酬月額を低下後の額（育児休業終了日の翌日が含まれる月以降の 3 ヵ月間に受けた報酬の平均額）に改定する. 3 歳未満の子を養育する期間についての年金額計算の特例として，子が 3 歳に達するまでの期間の各月の給与水準が，養育を始めた月の前月と比べて低下した期間に係る年金の給付については，子の養育を始めた月の前月の給与水準に応じた給付が保障される（職業安定分科会雇用保険部会（第 145 回）「育児休業給付」資料 2-1）.

労　働

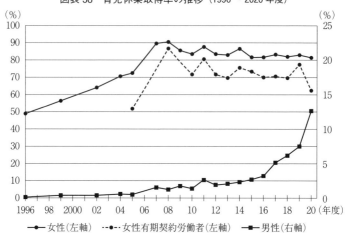

図表 58　育児休業取得率の推移（1996 ～ 2020 年度）

注：育児休業取得率は，出産者のうち，調査時点までに育児休業を開始した者の数を，調査前年度 1
　　年間に出産した者，または配偶者が出産した者の数で除した値．2011 年度は，岩手県，宮城県及
　　び福島県を除く全国の結果.
出所：厚生労働省「雇用均等基本調査（事業所調査）」より作成.

　このように育児休業制度が所得保障も備えて充実することにより，女性を中
心に育児休業取得率は高まり，取得期間も延びるようになった（図表 58，図表
59）．これに応じて，育児休業給付総額も増加し，2009 年度の 1,712 億円から，
10 年後の 2019 年度には，その 3 倍強の 5,713 億円になった．この間失業率が
改善したこともあり，雇用保険財政の中で育児休業給付の比重は高まり，失業
等給付支給総額の 3 割を超えるほどになった．

　こうした状況を受け，2020 年 3 月に雇用保険法が改正された．従来，育児
休業給付は，雇用継続給付の 1 つとして失業等給付全体で一体的に経理してい
たが，2020 年 4 月からは，育児休業給付は，失業等給付から独立し，「子ども
を養育するために休業した労働者の生活及び雇用の安定を図るための給付」と
位置づけられることになり，独自の保険料率が設定され，育児休業給付の独自
の資金が創設されることになった．

166

図表59　育児休業取得者の取得期間の分布（2002～2018年度）

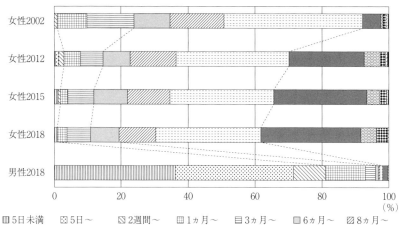

注：区分線は1ヵ月未満，6ヵ月未満，12ヵ月未満．2002年度は1ヵ月未満が1つの区分．
出所：厚生労働省「雇用均等基本調査」より作成．

育児休業の取得状況と課題

女性の育児休業の利用の広がり

　育児休業の取得状況を確認しておこう．女性（全体）の育児休業取得率は1996年度に49.1%であったが，2007年度以降，8割から9割を維持するようになった（図表58）．また，育児休業の取得期間も伸びており，2018年度には4割弱の女性が1年以上の期間を取得している（図表59）．

　こうしたことから，育児休業制度が次第に取得しやすい状況になってきているとは言える．ただし，ここで示した女性の育児休業取得率は，在職中に出産した者のみを対象にしたデータであり，出産前に退職した者が分母に含まれていない．

　そこで，第1子を出産したすべての女性を対象に，妊娠前に仕事に就いていた女性（有職者）が出産1年後に就業しているかどうかを見ておこう（図表60）．女性の継続就業率は，長らく4割前後であったが，2010-14年にようやく5割を超えた．この数値は女性活躍を考えるならばかなり低いといえよう．政府は，

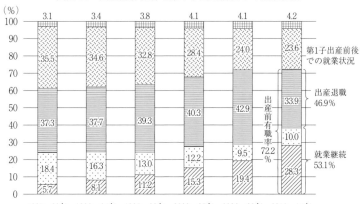

図表60　出産前有職者の第1子出産前後での就業状況

凡例：
☒ 就業継続（育休利用）　　▨ 就業継続（育休なし）　　▤ 出産退職
⊠ 妊娠前から無職　　▦ 不詳

注：第1子出生年が1985-89年～2010-14年．第1子が1歳以上15歳未満の子を持つ初婚どうし夫婦
　　について集計．就業継続（育休利用）は，妊娠判明時就業，育児休業取得，子ども1歳時就業．
　　就業継続（育休なし）は，妊娠判明時就業，育児休業取得なし，子ども1歳時就業．
データ：国立社会保障・人口問題研究所「第15回出生動向基本調査（夫婦調査）」．
出所：内閣府「仕事と生活の調和レポート2016」より作成．

2020年5月の第4次少子化社会対策大綱において，2025年の目標を70%と掲げたところである．

非正規雇用女性の育児休業

　有期契約労働者は，当初は育児休業制度の対象になっていなかったが，2005年に一定の要件を満たした場合に対象となった．すなわち，次の①～③の要件を満たす労働者が対象となった．

①当該事業主に引き続き雇用された期間が1年以上であること
②子が1歳以降も雇用継続の見込みがあること
③子が2歳に達する日までの間に労働契約が更新されないことが明らかでないこと

　その後，2016 年改正法により，2017 年 1 月からは，有期契約労働者の育児休業制度利用の要件が次のように緩和された．

　①当該事業主に引き続き雇用された期間が 1 年以上であること
　②子が 1 歳 6 ヵ月に達する日までに，その労働契約（労働契約が更新される場合にあっては，更新後の契約）が満了することが明らかでないこと

　このときの法改正は，事業主が，職場における妊娠・出産・育児休業等に関する言動による嫌がらせを防ぐ措置を取ることとしたが，その際，派遣労働者をはじめ非正規労働者においてハラスメントを経験した割合が極めて高いということが明らかになり，この点も問題視されていた．

　そしてまた，2021 年改正法では，2018 年の働き方改革関連法による「同一労働同一賃金」導入の趣旨を踏まえ，有期雇用労働者への育児休業の取得要件をさらに緩和した[70]．すなわち，2017 年より施行されている 2 つの要件のうち，①雇用期間 1 年以上の要件を廃止し，②子どもが 1 歳 6 ヵ月に達する日までに，その労働契約が満了することが明らかでない者という要件のみとすることとなった．ただし，労使協定を締結した場合には，期間の定めのない者と同様に，事業主に引き続き雇用された期間が 1 年未満である労働者を対象から除外することは可能となっている．

　ここで，有期契約労働者の育児休業の取得状況の確認をしておこう．図表 58 の女性有期契約労働者の育児休業取得率は 8 割弱で，女性全体との差は比較的小さい．だが，それは前述したように，出産後も就業していた者に限定したデータであることに留意が必要である．そこで，図表 61 より，第 1 子出産

70　第 4 次少子化社会対策大綱では，非正規雇用労働者の育児休業等の取得に関して，次のように述べている．「非正規雇用労働者についても産前産後休業・育児休業の対象となることや，2017 年 1 月に施行された改正育児・介護休業法において有期雇用労働者の育児休業の取得要件が緩和されていることの周知徹底を図る．また，改正後の有期雇用労働者の育児休業の取得状況等を踏まえつつ，有期雇用労働者が育児休業を取得しやすくする方策を検討する．」また，同じ年に策定された骨太方針 2020 では，「出産後に女性の正規雇用比率が低下するいわゆる L 字カーブの解消に向け，継続就業率の新たな目標の実現に向けた取組を推進するとともに，女性の正規化を重点的に支援する．」と述べている．従来，男性の非正規雇用に比べて，女性が非正規雇用であってもさほど政策的な関心とならなかったところが，ようやく政策の俎上に載せられるようになった．

図表 61　雇用形態別出産前有職者の第 1 子出産前後の就業継続率

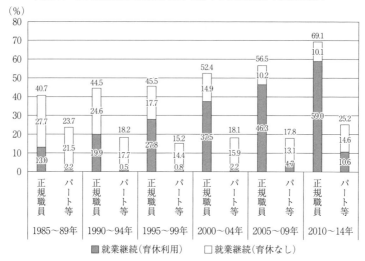

注：第 1 子出生年が 1985-89 年〜 2010-14 年．第 1 子が 1 歳以上 15 歳未満の子を持つ初婚どうし夫婦
　　について集計．就業継続（育休利用）は，妊娠判明時就業，育児休業取得，子ども 1 歳時就業．
　　就業継続（育休なし）は，妊娠判明時就業，育児休業取得なし，子ども 1 歳時就業．就業形態は
　　妊娠判明時であり，回答者の選択による．「パート等」は，「パート・アルバイト」，「派遣・嘱
　　託・契約社員」の合計．
データ：国立社会保障・人口問題研究所「第 15 回出生動向基本調査（夫婦調査）」．
出所：内閣府「仕事と生活の調和（ワーク・ライフ・バランス）レポート 2016」．

　前に仕事をしていた女性について，雇用形態別の継続就業率を見てみよう．こ
れによると，妊娠前に正規職員であった者に比べて，パート等では，育児休業
取得者も継続就業者もかなり少なく，雇用形態間の相違を顕著に確認できる．
パート等の中には，当初より，出産を機に離職することを予定していた者もい
ると考えられる一方，未婚者の非正規雇用が増えていることから，育児休業の
利用や仕事と育児の両立がしにくい環境の中で，希望しながらも継続就業でき
ていない者もいることが推察される．

　とはいえ，育児休業を利用して就業を継続した者は，2005 年の制度改正を
経て，2004-09 年の 2.2% から，2005-09 年 4.7%，さらに 2010-14 年には 10.6%
と少しずつだが，上昇傾向にある．なお，継続就業率の基になっている「出生
動向基本調査」は 5 年に一度の調査であるため，2017 年の取得要件緩和の影

図表 62　改正育児・介護休業法の概要（令和 3 年法律第 58 号, 令和 3 年 6 月 9 日公布）

1. 男性の育児休業取得促進のための子の出生直後の時期における柔軟な育児休業の枠組み「産後パパ育休」の創設
2. 育児休業を取得しやすい雇用環境整備及び妊娠・出産の申出をした労働者に対する個別の周知・意向確認の措置の義務付け
3. 育児休業の分割取得
4. 育児休業の取得状況の公表の義務付け
5. 有期雇用労働者の育児・介護取得要件の緩和
6. 育児休業給付に関する所要の規定の整備【雇用保険法】

出所：厚生労働省資料.

響もまだ確認できない. そしてまた 2022 年 4 月には, いわゆる「同一労働同一賃金」の取組みとして, 正規, 非正規の均衡待遇に向けて有期雇用労働者の取得要件の緩和が行われたところである. 改正法がよく周知, 理解され, 希望する者は雇用形態に関わらず制度が利用できるようになることを期待する. そしてその推移の先の課題を考えていくことになるであろう.

男性の育児休業

　育児休業制度は, 女性だけでなく男性も利用できる制度としてスタートした. だが, 実際に休業を取得する男性は極めて限られていた（図表 58）. 育児休業制度は, 原則として, 子どもが 1 歳になるまで, 配偶者の死亡等の特別な事情がない限り, 1 回のみ取得可能であった. 2010 年には, 両親が協力して育児休業を取得できるように, 「パパ休暇」により, 出産後 8 週間以内に取得した場合には特別な事情がなくても再取得可能になった. 加えて, 「パパ・ママ育休プラス」という, 父母が 2 人とも休業する場合は 2 ヵ月間をプラスして, 1 歳2 ヵ月まで取得可能とするなどして, 男性の育児休業の取得を促す仕組みが導入された.

　しかしながら, 図表 58, 図表 59 のように, 女性の育児休業取得が広がり取得期間も延長傾向にある一方, 男性の取得は進まず, 2020 年度にようやく12.65% となった. また, 育児休業を取得した男性の取得期間は, 2018 年に, 2週間未満が 71.4% を占め, 3 ヵ月未満までに 92.9% が含まれており, かなり短い.

　その反面, 男性の育児休業への関心や希望は高まっている. 2017 年の調査では, 末子が満 1 歳以上 3 歳未満の男性正社員の 35.3% が育児休業を取得した

図表63 国家公務員の男性育児休業取得率等の推移 (2004-2020年)

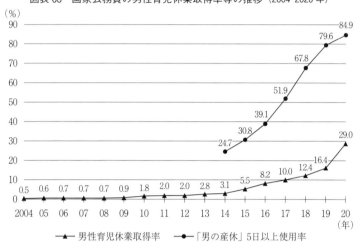

注：「男の産休」の5日以上使用率は，配偶者出産休暇（2日）または育児参加のための休暇（5日）
　　を5日以上使用した場合である．
出所：2021年11月の内閣人事局「国家公務員の育児休業等の取得状況のフォローアップ」より作成．

かったと答えており，取得しなかった理由として多い回答は「業務が繁忙で職場の人手が不足していた」38.5％と「職場が育児休業を取得しづらい雰囲気だった」33.7％となっている（三菱UFJリサーチ＆コンサルティング「平成29年度仕事と育児の両立に関する実態把握のための調査研究事業（労働者調査結果の概要）」2018年）．

　第4次少子化社会対策大綱の父親の育児休業取得率2025年30％という目標は，こうした現在の取得希望者の割合を概ねカバーするものになるが，現状値から考えるとかなり高い目標値に見える．だが，男性の育児休業取得率は，配偶者が出産した人に占める割合という単年度の指標であり，取得日数は1日でもカウントされるので，本格的に取り組めば比較的早いスピードで上昇する可能性もある．

　例えば，国家公務員の男性の育児休業取得率は2014年度3.1％から2020年度29.0％へと大幅に伸びた（図表63）．背景には，職員に対する制度の周知，意識啓発，取得促進の取組みがある．2020年4月からは本人の意向に沿った

取得計画の作成，上司の取得勧奨などがされている．

　さらに，2020 年 8 月の内閣人事局の発表によると，2020 年 4 月から 6 月までに子供が生まれた男性職員の 99.8% が，育児に伴う休暇・休業の取得計画を作成しており，そのうち 1 ヵ月以上の休暇・休業の取得を計画している職員は 85.2% ということで，非常に高い水準になっている．

　こうした状況を踏まえ，2021 年には育児・介護休業法が改正され，2022 年 10 月には，子どもの出生後 8 週間以内に 4 週間まで取得することができる柔軟な育児休業の枠組み（産後パパ育休）を創設することとなった．すなわち，①休業の申出期限について，現行の育児休業の 1 ヵ月前よりも短縮し休業の 2 週間前までとすること，②分割して取得できる回数を 2 回とすること，③労使協定を締結している場合に，労働者と事業主の個別合意により，事前に調整した上で休業中に就業することを可能とすることなどが定められた．育児休業を取得しやすい雇用環境の整備や，個別の周知・意向確認の措置の義務付けなども行うことから，男性もより育児休業を取りやすい制度となることが期待される．

お わ り に

　男女がともに仕事と家庭を両立できるよう支援する仕組みとして育児休業制度を考えた場合，日本の育児休業制度にはどのような課題があるだろうか．しばしば参照される欧州では，2019 年 8 月から，従来の育児休業指令に替えて，ワーク・ライフ・バランス指令が施行されている．

　ワーク・ライフ・バランス指令は，労働者の仕事と家庭生活のバランスをとりやすくすることと，労働市場における男女平等を達成することを目的として，下記のような育児休業等を取得する権利を，男女労働者（パートタイム労働者，有期契約労働者，派遣労働者を含む）に与えることとしている．

- 父親休業……子の出生の際，10 日間，傷病手当水準の所得保障付き．
- 育児休業……子が 8 歳までの特定の年齢に達するまでの 4 ヵ月，このうち 2 ヵ月は夫婦の間で互いに譲渡できない期間．一定水準の所得保障付き．全日の休業だけでなく，部分休業等の柔軟な方法での取得も．
- 介護者休業……年 5 日間．

- 柔軟な働き方を請求する権利……8歳以下の子がいる労働者および介護者. 柔軟な働き方には, リモートワークの利用, 勤務日程, 労働時間短縮等を含む.

　EU指令は加盟国が満たすべき最低限の要件を定めたものである. 指令を受け, 加盟国では, 父親休業や給付の拡充などの対応を進めているところである. 諸外国の育児休業・給付制度との比較をすると, 日本の制度も休業期間や給付水準は大分充実してきているといえる. その一方, 育児休業の取得可能期間や分割取得, パートタイムでの取得など制度の柔軟性については改善の余地がある. もちろん制度の柔軟性については, 育児休業制度だけで完結するものではない. 育児休業を, 育児期の就業を支援する政策パッケージの1つと捉える視点を持ち, 労働時間の長さや就労場所などの働き方や, 保育サービスの利用の仕方なども併せて考えることで, 男女ともに, 育児期においても希望に沿った働き方を選択しながら, 長期的なキャリア形成, 人的資本蓄積ができるように環境を整えていくことが大切であろう.

　本章の冒頭で紹介したように, ユニセフの調査では, 日本の男性の育児休業制度は, 全額支給の所得保障期間に換算すると30.4週に相当し, 41ヵ国中第1位といった評価がされる一方で, 男性の育児休業取得率が低いことが指摘されていた. ちなみに, 男性の育児休業取得率が高いことで日本でも知られるスウェーデンが10.9週 (第4位), ノルウェー9.8週 (第6位), フランス5.6週 (第11位) である. ユニセフから取得率の低さを指摘されたところだが, 長時間労働を受け入れる社員が, 社内で恵まれた機会を得る日本では, 男性の育児休業取得率が低くなるのは当然とも言える. 働き方を見直して, 制度を利用することができる職場環境の整備こそが重要になっているとも言えよう.

　そして財源を要する保育の整備を避け, 家庭内保育に依存することによる人的資本のロスにも, 「労働力希少社会」にあってはそろそろ直視した方が良いだろう. 当時の安倍晋三首相の「3年間抱っこし放題」発言 (2013年4月) が反発を招き受け入れられなかった背景には, そうした問題があり, かつて日本福祉社会を唱えていた日本政治の変わらぬ姿が感じ取られたからであろう.

(権丈英子)

第11章 最低賃金制度の歴史的歩みと現在[71]

　日本の最低賃金制度は，毎年夏に労使代表と公益委員で構成される中央最低賃金審議会において，地域別最低賃金引き上げ額の目安が4つのランク毎に提示され，これを受け，都道府県の地方最低賃金審議会にて審議され，10月初めに地域別最低賃金が改定される2段階方式を採っている．2021年度の地域別最低賃金額は図表64の通りであった．

　最低賃金に関しては，2016（平成28）年以降，政府の「経済財政運営と改革の基本方針（骨太の方針）」においても取り上げられており，2022年の方針では，「景気や物価動向を踏まえ，地域間格差にも配慮しながら，できる限り早期に最低賃金の全国加重平均が1000円以上となることを目指し，引上げに取り組む．」とされている．

　世界的にみると，SDGs（持続可能な開発目標）の影響もあり，最低賃金引き上げの動きにある．例えば，欧州連合では，2021年10月に，適正な水準の最低賃金に関する枠組みを規定する「最低賃金指令案」を公表している．また，アメリカでも，連邦の最低賃金は低水準で据え置かれてきた一方で，州レベルでは引き上げが続いている．

　そうしたなかで，日本における最低賃金引き上げの動きに関して，日本商工会議所などでは，中小企業の経営に配慮し最低賃金引き上げに慎重な姿勢を示してきた一方，全国加重平均額を1500円とすべきといった運動や，地域別最低賃金ではなく，全国一律の最低賃金とすべきといった動きなども活発化している．本章では，最低賃金の歴史的歩みを振り返りながら，今後の方向性を考え

71　『共済新報』62巻6号（2021年6月）を改訂した．

図表 64　2021（令和 3）年度地域別最低賃金（時間額，円）

ランク	都　道　府　県
A	東京 1,041，神奈川 1,040，大阪 992，埼玉 956，愛知 955，千葉 953
B	京都 937，兵庫 928，静岡 913，三重 902，広島 899，滋賀 896，栃木 882，茨城 879，富山 877，長野 877，山梨 866
C	北海道 889，岐阜 880，福岡 870，奈良 866，群馬 865，岡山 862，石川 861，新潟 859，和歌山 859，福井 858，山口 857，宮城 853，香川 848，徳島 824
D	福島 828，島根 824，山形 822，青森 822，秋田 822，大分 822，愛媛 821，岩手 821，熊本 821，長崎 821，宮崎 821，鹿児島 821，鳥取 821，佐賀 821，高知 820，沖縄 820
全国加重平均額 930	

出所：厚生労働省「地域別最低賃金の全国一覧」より作成．

てみる．

最低賃金制度の確立

最低賃金の導入

　最低賃金法第 1 条では，その目的を「賃金の低廉な労働者について，賃金の最低額を保障することにより，労働条件の改善を図り，もって，労働者の生活の安定，労働力の質的向上及び事業の公正な競争の確保に資するとともに，国民経済の健全な発展に寄与することを目的とする．」と定めている[72]．

　最低賃金法は，1959（昭和 34）年 4 月に公布された．それより 10 年以上前の戦後 1947（昭和 22）年 4 月に公布された労働基準法の中に最低賃金制度に関する記述はあったが，実際に実施・適用されることはなく，それから 12 年後，高度経済成長期における岩戸景気の最中，1959 年に最低賃金法として新たに制定された．最低賃金の決定方式として，①業者間協定（使用者間で結ぶ協定）に基づく最低賃金，②業者間協定に基づく地域別最低賃金，③労働協約に基づく地域的最低賃金，④最低賃金審議会の調査審議に基づく最低賃金の 4 方式が規定された．当時の経済，労働事情に照らし実行可能な方式として，①と②の業者間協定方式による普及が意図されていた．

　法施行後，最低賃金は徐々に拡がり対象者も増加した．1967（昭和 42）年度

72　本章の最低賃金に関する歴史等については，労働調査会出版局編（2016）『最低賃金法の詳解（改訂 4 版）』労働調査会．労働基準局賃金課編（1977）『わが国の最低賃金制』日本労働協会．中央最低審議会等の各種政府資料を参考にした．

末において 2,320 件，適用労働者数は 611 万人であり，このうち①と②の業者間協定方式によるものが合計 2,286 件，573 万人（適用労働者数 611 万人の 94%）を占めていた．業者間協定方式により，最低賃金の普及に一定の成果があったとは言える．だが，（今では考えられないことであるが）使用者間で最低賃金水準を決められるのであるから，低水準に留まるといった問題が指摘されていた．その上，この方式のもとでは，業種別・地域別で普及状況にばらつきが生じ，中小企業の労働者や適用が必要と認められる者の中に適用されていない者も多数いると見られていた．

世界の動きと ILO 条約の批准

　世界的には，最低賃金制度は，1890 年代にニュージーランド，オーストラリアにおいて，労使関係の安定に資すると考えられて導入された．ヨーロッパでは，最初にイギリスで，低賃金労働者の厳しい生活状態に人道的見地から関心が高まったことをきっかけに，1909 年に，アスキス内閣の下でのリベラル・リフォームの中で導入された．

『ちょっと気になる政策思想』へワープ !!

　知識補給　制度学派とリベラリズム，そしてネオ・リベラリズム（319 頁）
　知識補給　市場は分配が苦手なのに繰り返し出てくるトリクルダウン（344 頁）

　アメリカでは，1910 年代から最低賃金制度を導入する州があったが，その後，1930 年代に世界大恐慌からの経済立て直しを図ったフランクリン・ローズベルト大統領の下で 1938 年に連邦最低賃金制度が導入された．

　ILO は 1928 年 6 月に「最低賃金決定制度の創設に関する条約（第 26 号）」を採択しており，その後 1970 年 6 月には「開発途上にある国を特に考慮した最低賃金の決定に関する条約（第 131 号条約）」を採択した．第 26 号条約が低賃金の産業や業種を対象とした制度創設を目的としていたのに対して，第 131 号条約は，幅広い賃金労働者を対象とした制度とし，最低賃金の随時調整を行うことを求め，最低賃金の決定要素についても示したものであった．

　ILO 条約（第 26 号）批准を目指していた日本は，ILO が労使の対等な立場

図表 65　最低賃金をめぐる主な動き

1947 年 3 月	労働基準法制定
1959 年 4 月	最低賃金法制定
1959 年 5 月	中央最低賃金審議会設置
1968 年 6 月	最低賃金法一部改正
1970 年 9 月	「今後における最低賃金制度のあり方について（答申）」（全労働者に適用するため産業別，職業別又は地域別最低賃金の設定，年次推進計画等）
1971 年 4 月	ILO 第 26 号及び第 131 号条約批准
1975 年 3 月	野党 4 党最低賃金法案提出
1976 年 1 月	全都道府県にて地域別最低賃金決定
1977 年 12 月	「今後の最低賃金制のあり方について（答申）」（目安制度の導入決定）
1978 年 7 月	「昭和 53 年度地域別最低賃金額改定の目安について（答申）」（以後，毎年 7 月に地域別最低賃金額の目安について答申が行われる）
2002 年 10 月	全都道府県にて地域別最低賃金額の時間額単独方式への移行
2007 年 12 月	最低賃金法一部改正
2008 年	生活保護との逆転現象解消のため，最低賃金の引上げが始まる
2016 年 6 月	「経済財政運営と改革の基本方針 2016（骨太の方針）」に最低賃金の引き上げが明記される

出所：中央最低賃金審議会（第 3 回目安制度の在り方に関する全員協議会）資料 2 等により作成.

での参加を求めていたため，1968（昭和 43）年に最低賃金法を改正し（9 月施行），前述した①と②の業者間協定方式を廃止する．そして，③労働協約に基づく地域的な産業別・職業別最低賃金と並行して，従来は限定的に利用されていた④の審議会方式により，産業や職業に関わりなく，地域内のすべての労働者に包括的に適用される地域別最低賃金の設定を進めていくこととなった．日本は 1971（昭和 46）年 4 月に ILO 第 26 号，第 131 号条約を批准した.

目安制度の導入

　その後，審議会方式による最低賃金の普及が進められ，1976（昭和 51）年 1 月に宮城県最低賃金が決定，公示されたことにより，全国に地域別最低賃金が設定され，すべての労働者に最低賃金が適用されるようになった.

　労働組合側は以前から，「全国全産業一律の最低賃金制度」を要求しており，こうした動きを背景として，1975（昭和 50）年 3 月には，野党 4 党（日本社会党，日本共産党，公明党，民社党）が国会に共同法案を提出した．だが，同法案は 1976（昭和 51）年 11 月に臨時国会の閉会により審議未了廃案となった.

　こうした状況において労働大臣の諮問を受けた中央最低賃金審議会は，1977

（昭和 52）年 12 月に新たに目安制度を導入するという答申をまとめた．すなわち，地域間，産業間等の賃金格差がかなり大きく存在することから，地方最低賃金審議会が審議決定する方式によることを基本としつつ，全国的に整合性ある決定が行われるよう，1978（昭和 53）年度より毎年，47 都道府県をいくつかのランクに分け，最低賃金額の改定について目安を作成し，これを一定期日までに地方最低賃金審議会に提示する，というものである．

　これに従い，目安制度が導入され，この時以来，47 都道府県を 4 つのランクに分けて，引き上げ額の目安が示されるようになった．なお，ランク区分については，1995（平成 7）年度にランクの変更があり，以後 5 年毎に見直すこととされた．

最低賃金引き上げへ
生活保護水準との逆転現象と最低賃金の引き上げ

　地域別最低賃金の水準については，最低賃金法により，①労働者の生計費，②労働者の賃金，③通常の事業の賃金支払い能力，という 3 要素を考慮して決定または改定されることとなっている．しかしながら，2000 年代中頃までは③企業の支払い能力を重視し，中小・零細企業の賃上げ率にほぼ準拠する形で，小幅かつ全国横並びで引き上げられていた．このため，現実に賃金の下限として意味があったのは，一部地方のパートタイマーのみに限られ，大都市部では最低賃金は実勢賃金を大きく下回っていた．

　そうしたなか，2000 年代半ばには，複数の地方自治体において，最低賃金が生活保護水準を下回ることが明らかになり，これが強く問題視されるようになった．生活保護は国が最低生活の保障を行う救貧制度であり，最低賃金で働いている限りしっかりと働いていてもその水準にさえ，届かないというのは，最低賃金の水準として問題であるという当然のことが問題視されたわけである．

　この問題意識を受け，2007（平成 19）年に最低賃金法が改正され，最低賃金決定の①から③の 3 要素のうち，①労働者の生計費を考慮するにあたっては，労働者が健康で文化的な最低限度の生活を営むことができるよう，生活保護との整合性に配慮するものとされた．

　最低賃金法改正を受けた，2008（平成 20）年度の最低賃金改定の前に最低賃

図表 66　最低賃金の推移（2002〜2021 年, 円）

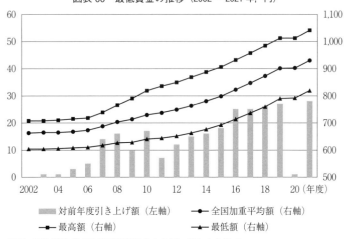

金額（月 173.8 時間働いた場合の可処分所得）が生活保護の支給額（生活扶助基準の人口加重平均と住宅扶助実績値との合計）よりも低かったのは，次の 12 都道府県であった（数字は時間額でみた生活保護水準との乖離幅, 乖離幅の降順）.

　　神奈川 89 円，東京 80 円，北海道 53 円，埼玉 41 円，大阪 34 円，京都 33
　　　　円，兵庫 22 円，広島 22 円，宮城 20 円，千葉 16 円，青森 11 円，秋田 9 円.

　最低賃金が生活保護よりも低くなる逆転現象は住居費が高い都市部や冬季加算（暖房費）がある寒冷地において生じていることが多かった.

　2008（平成 20）年 6 月には，「成長力底上げ戦略推進円卓会議」において，中小企業の生産性向上と最低賃金の中長期的な引き上げの基本方針が合意され（円卓合意），当面 5 年間で最低賃金を引き上げることになり，その後，地域別最低賃金の引き上げ幅は増加していく（図表 66）.

　なお，リーマン・ショック後の 2009（平成 21）年度には，中央最低賃金審議会は現行水準の維持を基本として引き上げ額の目安を示さなかったが，生活保護との乖離解消が必要であった 12 都道府県では 3〜25 円の引き上げ，それ以外の 35 県のうち 33 県で 1〜5 円の引き上げが行われた.

　2009 年 9 月から政権を担うことになる民主党は，その 2 年前の 2007（平成

19) 年 7 月の参議院議員選挙時のマニフェストから，最低賃金に関して，すべての労働者に適用される「全国最低賃金」を設定（800 円を想定）すること，景気状況に配慮しつつ，最低賃金の全国平均 1,000 円を目指すなど，最低賃金の引き上げを掲げていた．

　民主党への政権交代後，2009 年 11 月に緊急雇用対策本部のもと政労使が集まる「雇用戦略対話」が設置され，2010（平成 22）年 6 月には，「できる限り早期に全国最低 800 円を確保し，景気状況に配慮しつつ，全国平均 1,000 円を目指すことが考えられる」ことが合意された．

　2012（平成 24）年 12 月に自民党・公明党の連立政権へと政権が変わったが，最低賃金の引き上げは，2013（平成 25）年以降の「経済財政運営と改革の基本方針（骨太の方針）」にも取り入れられた．最低賃金と生活保護との逆転現象は，2014 年度の引き上げにより北海道等 5 都県における乖離が解消されたことで，すべての都道府県において解消された．

最低賃金引き上げの新たなフェーズ

　この頃から最低賃金をとりまく環境は新しいフェーズに入ったといえる．2015（平成 27）年 11 月 24 日，安倍晋三首相は経済財政諮問会議にて，毎年最低賃金の 3% 程度の引き上げに向けた環境整備を指示している．翌 2016（平成 28）年には，「経済財政運営と改革の基本方針（骨太の方針）」（6 月 2 日閣議決定）において，「最低賃金については，年率 3% 程度を目途として，名目 GDP 成長率にも配慮しつつ引き上げ，全国加重平均が 1,000 円となることを目指す」と記載された．この方針は，コロナ禍の 2020 年を除き継続して記載されるとともに，「ニッポン一億総活躍プラン」（2016 年 6 月 2 日），「働き方改革実行計画」（2017 年 3 月 28 日）などの労働政策の重要なプランにおいても，最低賃金の 3% 程度の引き上げが示された．

　例えば，「働き方改革実行計画」では，「年率 3% 程度を目途として，名目 GDP 成長率にも配慮しつつ引き上げていく．これにより，全国加重平均が 1,000 円になることを目指す．このような最低賃金の引き上げに向けて，中小企業，小規模事業者の生産性向上等のための支援や取引条件の改善を図る」というように，最低賃金の政策目標に，「生産性向上」の言葉が使われるように

なっていった.

　図表 66 より，2007 年以降，急速に地域別最低賃金が上昇してきていること，（都市部での引き上げが大きかったことから）最低賃金の最高額と最低額との金額差が大きくなったことがわかる．また，最低賃金の引き上げ率は，一般労働者やパートタイム労働者の賃金上昇率よりも大きいものであった．

コロナ禍における最低賃金引き上げ

　ここ数年は，中央最低審議会では，審議に先立ち政府方針に関する資料が提示されるようになっている．新型コロナウイルス感染症が急速に拡大し始めた 2020（令和 2）年には，骨太の方針の策定が遅れたため，最低賃金改定の審議が始まる 6 月 26 日の中央最低賃金審議会において，加藤勝信厚生労働大臣が，安倍晋三首相から，「新型コロナウイルス感染症による雇用・経済への影響が厳しい状況にあることから，今は，官民を挙げて雇用を守ることが最優先課題であるとの政府としての考え方」が示され，大臣に対して，「中小企業・小規模事業者が置かれている厳しい状況を考慮し，検討を進めるよう」指示があったと述べた．この内容は，のちに，「経済財政運営と改革の基本方針 2020（骨太の方針）」（7 月 17 日閣議決定）に含まれた．

　この年の中央最低賃金審議会は，新型コロナウイルス感染症拡大による経済・雇用への影響等を踏まえて，引き上げ額の目安を示すことは困難であり，現行水準の維持が適当としたうえで，目安に関する小委員会の公益委員見解として，地域別最低賃金額については，地域間格差の縮小を求める意見も勘案しつつ審議が行われることを希望するとした．これを受け，2020 年度の地域別最低賃金は，最低賃金額が最も低い D ランクの地域を中心に 0 〜 3 円の幅での引き上げが行われ，最低賃金の全国加重平均は 902 円と前年から 1 円増（0.1% 増）にとどまった．

　翌 2021（令和 3）年の最低賃金引き上げについては，前年 9 月に就任した菅義偉首相が最低賃金引き上げに意欲を示しており[73]，「経済財政運営と改革の

73　菅首相は，2021 年 3 月 22 日の経済財政諮問会議で，春闘が全体で 1% 台後半の賃上げとなっていることに触れ，「このモメンタムを中小企業や地方にも広げ，非正規労働者の処遇改善といった構造的課題にも答えを出すため，最低賃金をより早期に全国平均 1,000 円とすることを目指す」と

基本方針 2021（骨太の方針）」（6 月 18 日閣議決定）では，「我が国の労働分配率は長年にわたり低下傾向にあり，更に感染症の影響で賃金格差が広がる中で，格差是正には最低賃金の引き上げが不可欠である．感染症の影響を受けて厳しい業況の企業に配慮しつつ，雇用維持との両立を図りながら賃上げしやすい環境を整備するため，生産性向上等に取り組む中小企業への支援強化，下請取引の適正化，金融支援等に一層取り組みつつ，最低賃金について，感染症下でも最低賃金を引き上げてきた諸外国の取組も参考にして，感染症拡大前に我が国で引き上げてきた実績を踏まえて，地域間格差にも配慮しながら，より早期に全国加重平均 1,000 円とすることを目指し，本年の引き上げに取り組む」と述べた．

他方で，日本商工会議所，全国商工会連合会，全国中小企業団体中央会は，3 団体連名で，4 月 15 日に最低賃金引き上げを見送ることを求める要望を取りまとめており，2021 年の中央最低賃金審議会では，意見の一致をみるに至らず，目安に関する公益委員見解および中央最低賃金審議会目安に関する小委員会報告を提示することになった．最低賃金の引き上げ幅は 2016 年度から 2019 年度までと同程度の 3.1％，すなわち 28 円をすべてのランクにおいて提示した．

その後，2021 年度の地域別最低賃金は，A–C ランクではすべて目安額と同じ 28 円の引き上げ，D ランクにおいては 28 ～ 32 円の引き上げがあった．この結果，図表 64 にみたように，最も高い東京が 1,041 円，最も低い県でも 820 円となり，全国加重平均は 930 円となった．

なお，2021 年 5 月からは，現行の最低賃金の決定方式の基軸ともいえる，目安制度を 5 年に一度見直す目安制度の在り方に関する全員協議会が開催されており，2022 年度末を目途に取りまとめを行う予定である．

最低賃金に関する経済学の考え方

最低賃金の政策目標に「生産性向上」が入るようになったのは 2010 年代半ばからである．そうした背景には最低賃金制度による最低賃金引き上げについ

表明した．また同年 5 月 14 日の経済財政諮問会議でも，「新型コロナの中でも最低賃金を引き上げた諸外国の取組も参考にして，新型コロナの前に我が国で引き上げてきた実績を踏まえて，より早期に全国平均 1,000 円とすることを目指し，本年の引上げに取り組みます」と発言していた．

て，経済学における理解の仕方に変化が起こってきたことがあげられる．

　経済学者は長らく，最低賃金制度に懐疑的であった．というのは，一般に市場においては，市場清算水準（需給が一致する賃金水準）を上回る下限規制は，（最も貧しい人々の職を奪い）失業を生み出すと，経済学，特にミクロ経済学は教えてきたからである．

　ところが，1990年代初めにそうした教えに反する実証研究がでてくるようになる．その嚆矢は，Katz and Krueger（1992）と Card and Krueger（1994）であった．例えば，より分析を精緻化した後者の研究では，最低賃金が引き上げられたニュージャージー州と引き上げられなかった隣接のペンシルバニア州でのファストフード店での雇用変化の差を比較して，前者の州で雇用が若干ではあるが増加し，後者の州では雇用が明らかに減少していた事実を観察した．そして，最低賃金は雇用に対してマイナスの効果を持っているとは言えないとし，むしろプラスの効果もありうると論じた[74]。これに続いて同様の研究が多く出されていった．伝統的な経済学は基本的に最低賃金の雇用に対する効果はマイナスであると考えていたことから，その後，経済学者の間で大論争になった[75]。ちなみに，デヴィット・カード（David Card）は，この一連の研究により，2021年のノーベル経済学賞（正式には，スウェーデン国立銀行賞）を受賞している．

　また，実際に，リーマン・ショック以降，世界的に最低賃金の引き上げが続いていた一方，失業率の上昇は見られなかった．日本でも，上述のように最低賃金が継続的に引き上げられてきたのであるが，2019年の完全失業率は2.4%とバブル期以来の低い水準であり，これは地方でも同様であった．なお，2020

74　Card and Krueger（1994）, "Minimum Wages and Employment: A Case Study of the Fast-Food Industry in New Jersey and Pennsylvania", *The American Economic Review*, Vol. 84, No. 4, pp. 772-793.

75　Card, D. and A. Krueger（1995）, *Myth and mesearment, The new economics of the minimum wage*, Princeton University Press, Princeton. Neumark, D. and W. Washcer（2008）, *Minimum wages*, The MIT press. Alan Manning（2021）, "The Elusive Employment Effect of the Minimum Wage", *Journal of Economic Perspectives*, Vol. 35, No. 1, Winter 2021, pp. 3-26. OECD（2015）*Employment Outlook*. 小針泰介（2017）「我が国と欧米主要国の最低賃金制度—近年の動向と課題—」『レファレンス』797号，pp. 35-50，2017年6月20日，中央最低賃金審議会第1回目安制度の在り方に関する全員協議会（2021）「諸外国の最低賃金の状況・報告書（案）」資料3，同「最低賃金に関する先行研究・統計データ等の整理（案）」資料4.

年，2021 年の完全失業率は 2.8% であった．

　こうした状況を受け，経済学者は，最低賃金が上がっても失業率が高くならない事実と整合性のある理論を求めざるを得なくなり，それを，伝統的な経済学に古くからあった理論——労働市場が完全競争市場ではなく，企業が労働市場で価格支配力を持つ買い手独占市場に求めるようになっていく．買い手独占市場では，賃金水準，雇用量とも競争市場より低い水準で均衡しているため，外生的な賃金上昇の下でも，雇用量が減少するとは限らないからである．また，効率賃金理論を用いて，最低賃金上昇により，労働者の勤労意欲が高まり，離職率が低下するため生産力が向上するといった説明もされるようになった．そうしたミクロ経済学の観点に加え，マクロ経済学の観点から，賃金引き上げによる需要創出効果や，産業構造の転換を促進する効果も論じられ，期待されるようになってきている．

　図表 67 は，異なる理論における最低賃金が雇用に与える影響を Schütz (2021) より要約したものである[76]．Schütz は，最低賃金の雇用に与える影響に関する経済理論を分類し，因果関係マップを用いて，ミクロ，メゾ，マクロレベルの構造を示している．図表 67 の 1 ～ 4 の新古典派モデルによれば，最低賃金の引き上げは雇用量や生産量の減少をもたらす一方で，5 ～ 9 のモデルによれば，最低賃金の引き上げが必ずしも雇用量や生産量の減少につながらず，影響がないかプラスの影響が見られることもあることが説明される．最後の 9 は，上述の理論を総合し，Schütz が多元的な理論的枠組みを提示したものである．

　このように，最低賃金について，適切な水準であれば，労働需要に必ずしも悪い影響を与えないという考えが受け入れられるようになってきた．例えば，OECD が 2018 年に発表した新雇用戦略では，最低賃金の適切な引き上げは，次の点から正当化されると述べる[77]．

　①公正な賃金を確保し，搾取を防止すること，

76　Bernhard Schütz (2021), "Creating a Pluralist Paradigm: An Application to the Minimum Wage Debate", *Journal of Economic Issues*, Vol. 55, No. 1.

77　OECD (2018), *Good Jobs for All in a Changing World of Work: The OECD Jobs Strategy*.

図表 67　最低賃金が雇用等に与える影響の理論的整理

	モデルの特徴	雇用量・生産量
1	新古典派モデル．完全競争企業（生産物市場において市場支配力を持たない），労働市場は競争的（水平な労働供給曲線），資本ストックは所与，労働の限界生産力は低下．	－
2	新古典派モデル．独占企業（生産物市場において市場支配力を持つ），労働市場は競争的．	－
3	新古典派モデル．完全競争企業，長期効果（資本と労働は代替的なので，雇用量は減少），労働市場は競争的．	－
4	新古典派モデル．スキルが異なる2種類の労働者がおり，両者は代替的．（最低賃金が適用される）低スキル労働者の賃金が相対的に上昇することで，高スキル労働者への代替が生じる．低スキル労働者の雇用量は減少する．高スキル労働者は低スキル労働者に比べて少ない人数で生産できるため，全体の雇用量は減少する．	－
5	新古典派モデル，買手独占企業（右上がりの労働供給曲線）．	＋ －
6	新古典派モデル，効率賃金理論，賃金上昇により，勤労意欲を高め離職率が低下するため，生産力が上がる．	＋ －
7	制度学派，進化経済学．限界的基礎を認めない．企業内部の意思決定プロセスに注目する．Maximizer ではなく Satisficer を考え，時間や認知能力の制約を受けるとする．プリンシパル＝エージェント理論など．最低賃金の引き上げというショックに対して，生産プロセスを見直し費用上昇を埋め合わせる方法を探る．市場支配力を持つ場合は価格を引き上げる．	＋ －
8	ケインジアン，ポストケインジアン．賃金上昇は費用上昇につながる一方，労働者の購買力を高め有効需要を高める．	＋ －
9	多元的枠組み．上記1〜8のモデルを合わせて，ミクロ，メゾ，マクロレベルの構造を示す．Schütz が提案．	＋ －

出所：Schütz（2021）の Figure1-9 より作成．

②働くことを報われるものにすること，

③税収を増やし，最低賃金以下の賃金を減らすことにより税コンプライアンスを高めること，

④特に交渉力の弱い脆弱な労働者にとって賃金交渉の支えとなること

　また，貧困の解消には，最低賃金だけではなく，適切な税・社会保障との組み合わせが有効であると述べる．

　なお，1950 年代にスウェーデンで採られたレーン＝メイドナー・モデルに基づく連帯賃金政策は，産業構造の転換を促進する効果も期待されたものであり，昨今隆盛してきた最低賃金論議と共通するところがある．レーン＝メイドナー・モデルについては次のオンライン記事に詳しい．

オンラインへGO！
今すぐ読んでもらう必要のない年金改革の話──言ってどうなるものでもない
世界はある『東洋経済オンライン』(2019 年 11 月 16 日)

最低賃金に関する最近の国際的動向

　最低賃金引き上げに関する国際的動向をみると，新型コロナウイルス感染症が拡大する中でも，最低賃金を引き上げている国が多い[78]．2021（令和 3）年 5 月 14 日の経済財政諮問会議に提出された有識者資料によれば，欧州では 18 ヵ国において 2021 年に最低賃金の引き上げが実施・予定されていた．また，アメリカは 2009 年 7 月以降，連邦最低賃金は 7.25 ドルで据え置かれているが，州別最低賃金については，2021 年に 26 州が最低賃金引き上げを予定していた．

　最低賃金制度については，各国それぞれの労使関係や雇用情勢など，労働市場のあり方により，決定方式も異なり，比較には充分な注意を払う必要がある．その上で，日本の最低賃金水準やその変化を国際的な水準から確認しておきたい．

　最低賃金水準を比較する際に，しばしば用いられる方法は，賃金の中央値や平均値に対する最低賃金の比率をみるというものである．図表 68 は，OECD による賃金中央値に対する最低賃金の比率について，2000（平成 12）年以降の推移を示している．日本は 2000 年には 0.32 であったのが，2020（令和 2）年に 0.45 へと上昇していることがわかり，上述した最低賃金引き上げの動きと整合的である．しかしながら，この間に他国でも最低賃金を引き上げる国が多かったため，2020 年に調査対象となっている 31 ヵ国中日本の最低賃金水準は 27 位，下から 5 番目である．

　図表 68 では 2000 年には中程に位置するイギリスは，ヨーロッパで最初に最低賃金制度が始まったが，1993 年に最低賃金が一度廃止された後，1998 年に

78　労働政策研究・研修機構（2021）「コロナ禍における諸外国の最低賃金引上げ状況に関する調査─イギリス，フランス，ドイツ，アメリカ，韓国─」，労働政策研究・研修機構（2022）「アメリカ① 21 州が最低賃金を引き上げ──21 年 12 月〜 22 年 1 月」『ビジネス・レーバー・トレンド』2022 年 3 月号，57-58 頁．

図表 68　賃金中央値に対する最低賃金の比率（2000 ～ 2020 年）

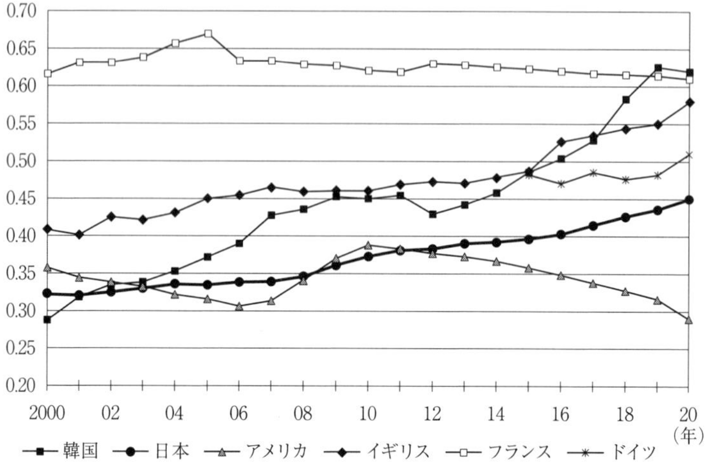

出所：OECD. Stat より作成.

注：フルタイム労働者の賃金の中央値に対する最低賃金の比率．ドイツは法定最低賃金が導入された 2015 年以降.

全国最低賃金法が成立し，新たに全国一律の最低賃金制度が導入された（若年者減額措置あり）．1993 年にイギリスで廃止された最低賃金制度は主に苦汗労働者（長時間低賃金で極めて悪い環境の下に酷使される労働者）を対象としたものであった．これについては，すでに 1988 年にサッチャー保守党政権下での賃金法により，賃金審議会の権限を縮小していたが，1993 年のメジャー保守党政権の下で廃止となった．その議論の中心は，①対象労働者は貧困ではないので，賃金審議会の設定した最低賃金は貧困をほとんど緩和しない．②賃金審議会の最低賃金は対象産業の雇用を減少させる．③賃金審議会は時代遅れであり強制的賃金決定機構は，労働権，安全・衛生法，社会保障などがなかった 1900 年代初頭に設立されたのであり，1990 年代には果たすべき役割はない（田口典男（2000）「イギリスにおける賃金審議会の廃止と全国最低賃金制度の導入」『大原社会問題研究所雑誌』No.502）．①，②に関しては，現在も最低賃金制度に反対する者から，しばしば指摘される点である．この後，全国的な最低賃金制度が 1997 年に政権についたブレア労働党政権において導入され，現在に至って

おり，イギリスにおける最低賃金制度は定着を見せたようである．2000 年以降，最低賃金水準は上昇傾向にあり，2000 年の 0.41 から 2020 年には 0.58 となっている．さらに，経済状況が堅調であれば 2024 年までに平均給与額の中央値の 3 分の 2 までの引き上げを予定している．2021 年 4 月からは 8.91 ポンド，前年 2020 年 4 月からの 8.72 ポンドから 2.2% 増と，前年の 6.2% 増に比べると控えめながらも，引き上げた．また，2022 年 4 月からは 9.50 ポンドと前年に比べて 6.6% 増となった．

　図表 68 で 2020 年に 0.29 と低位にあるアメリカは，OECD データが示す 31 ヵ国中で最低水準である．前述したように，連邦最低賃金が 7.25 ドルのまま長期にわたり据え置かれている一方で，全体の賃金が上昇しているため，2010 年以降，図表 68 の最低賃金水準はむしろ低下傾向にある．ただし，前述した通り，連邦最低賃金に比べてより高い州最低賃金を定めている州も多く，コロナ禍の 2020 年以降も引き上げている州も多い．

（権丈英子）

税の理解

第12章　日本人の租税観[79]

今年（2019年）10月の消費税の増税で，介護の何が変わるか？　を語る前に，日本の税や財政の話を考えてみよう．

維新の元勲の租税観

昨年（2018年）の大河ドラマ『西郷どん』では，岩倉使節団の人たちが，帰国後，憑かれたように大きく，しかも慌ただしく変わっていく様子が描かれていた．彼らは，1872年12月16日から翌年2月17日までパリに滞在している．その頃のパリは，1870年に勃発した普仏戦争でプロシアに敗北し，それに不満を持った市民は世界初の労働者階級の自治による民主国家，パリ・コミューンを作るのだが，それを，フランス政府軍がプロシア軍の援助も得て3万人もの死者を出しながら鎮圧した1871年の翌年であった．パリを訪れるまで共和制びいきだった木戸孝允は，「独立自由も三権分立も，よほど勘弁してかからねば大変なことになる」と，考えを変えるようになる．

パリを発った岩倉使節団は，途中ベルギー，オランダを巡り，1873年，すなわち「明治6年の政変」の年の3月9日にベルリンに入る．ベルリンでは，皇帝ウィルヘルム1世に謁見し，そこでビスマルクを紹介されて，後日ビスマルクの招宴に臨む．その晩餐会でのビスマルクの演説は，次のようなものであった．

79　2019年10月の消費税引き上げを前に，『医療と介護NEXT』という雑誌が「消費増税と介護職の処遇改善」という特集を組む．なにか一言をという依頼があったので書いた原稿.

近年，世界各国はいずれも親睦，礼儀を守って交際しているとは言え，これ全く表面上の体裁であって，その裏にまわって見れば，強弱が争い合い，大国小国が侮蔑し合うのが実情である．……国際公法などというものは各国の権利を保証する典拠と言いながら，いざ大国が利益を争う段になると，自分に有利ならば公法に従って曲げたりしないものの，不利な場合には武力を盾にひっくり返し，いかなる時にも法に従う精神など全くない．

　岩倉使節団には木戸の他に大久保利通も伊藤博文も参加していた．彼らは1871年12月23日に横浜港を発って，アメリカ，ヨーロッパと旅をしていたので，すでに1年3ヵ月ほど，日本を留守にしていた．今で言えば，主要は何人かの閣僚たちが，1年以上，国を離れていたようなものである．そうした中，日本では征韓論が起こってきたので，1873年，明治6年1月には木戸，大久保に帰国命令が出ていたが，彼らは揃ってベルリンにまでは来ている．つまり，木戸，大久保，そして伊藤博文たちはビスマルクの演説を目の前で見ていた．岩倉具視ら全員が帰国したのは9月13日で，そこから明治6年の政変がはじまり，西郷が参議を辞して鹿児島への帰郷の途につくのは10月23日であった．
　そうした時代にこうした経験をした当時30代前半であった伊藤が，後に，大日本帝国憲法の起草者になっていく．
　1889年発布の大日本帝国憲法の説明文としての『憲法義解』というものがあり，次のように書かれている．

　第二一条　日本臣民は法律の定るところに従い納税の義務を有す
　納税は一国共同生存の必要に供応する者にして，兵役と均しく，臣民の国家に対する義務の一たり．……蓋し租税は臣民国家の公費を分担するものにして，徴求に供給する献キの類に非ざるなり（求めに応じて差し出す捧げ物ではない）．亦承諾に起因する徳沢の報酬に非ざるなり（恩恵に対する支払いではない）．

最後のところに関する注釈では次のように記されている．

　1789年ミラボー氏が仏国人民に向かって国費を募る公文に曰く．租税は利益に

酬ゆる代価なり．公共安念の保護を得むが為の前払いなりと．エミル・ド・ヂラルヂン氏は又説を為して曰く．租税は権利の享受，利益の保護を得るの目的の為に国と名づけたる一会社の社員より納むる所の保険料なりと．此皆民約の主義に淵源し，納税を以て政府の職務と人民の義務と互助交換するものにして，其説巧なりと雖，実に千里の謬りたることを免れず．

　フランス革命後にミラボーらが，国民に税は代価だ，前払いだ，保険料だと説いて納税に協力してもらおうとしたこともよく理解できるし，伊藤ら大日本帝国憲法の起草者たちが，フランス流の，税を代価，前払い，保険料として理解することを，千里の謬りと論難する気持ちも理解できる．伊藤ら岩倉使節団は普仏戦争に敗れた直後のパリを訪れているのだし，大日本帝国憲法に，「日本国民は納税の義務を有す」と書きたかったのであり，その理由にも「納税は一国共同生存の必要に供応する者にして，兵役と均しく，臣民の国家に対する義務の一たり．……亦承諾に起因する徳沢の報酬に非ざるなり（恩恵に対する支払いではない）」と考えていたわけだから．
　日本で，ヨーロッパにおける社会契約論的な租税論を展開していたひとりに，福澤諭吉がいた．彼は，1872（明治 5）年の『学問のすゝめ』にもそうした考えを書いていた．

　　そもそも政府と人民との間柄は，……ただ強弱の有様を異にするのみにて権理の異同あるの理なし．百姓は米を作って人を養い，町人は物を売買して世の便利を達す．これ即ち百姓町人の商売なり．政府は法令を設けて悪人を制し善人を保護す．これ即ち政府の商売なり．この商売をなすには莫大の費なれども，政府には米もなく金もなきゆえ，百姓町人より年貢運上を出して政府の勝手方を賄わんと，双方一致の上，相談を取極めたり．これ即ち政府と人民との約束なり．

　他には，1877（明治 10）年の『民間経済録』では，次のように説いていた．

　　夜道を往来して強盗の心配なく，一軒家に住居して押込みの恐れなく，我が地面を荒らす者あれば之を取押さえて始末す可く，我が家を貸して返さざる者あれば

之を訴えて取り返すべし．一国の政治あればなり．……今これらの心配なきは之を
心の快楽と言わざるを得ず．租税は即ち此心の快楽を買うための代金にして……

　この国ではその後，福澤が説いた社会契約論的な租税論は押し殺され，伊藤
たちの「納税は義務」という考え方が定着していった．
　この「納税義務」という考えは，戦後に日本国憲法が作られる際に，日本の
大蔵省がGHQや政府に働きかけて今の憲法に継承されていく．

国民負担って変じゃないか？

　そのためとは，言わないが，日本人は，税や社会保険料を，「国民負担」と
呼ぶのに違和感を抱かないようで，税や社会保険料を，それに見合うサービス
への前払い，代金と理解するのが苦手なようである．だからなのかどうか知ら
ないが，まぁ，気持ちが良いくらいに日本では，所得税も，付加価値税（消費

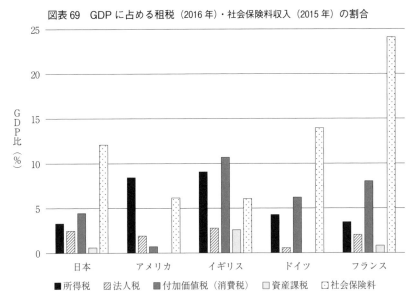

図表69　GDPに占める租税（2016年）・社会保険料収入（2015年）の割合

注：社会保険料は2015年，他2016年．所得税は，Taxes on income, profits and capital gains of indi-
　　viduals の訳で，ここにはキャピタルゲイン課税も入っている．
出所：OECD, Revenue Statistics より筆者作成.

図表 70　個人所得課税の実効税率の国際比較

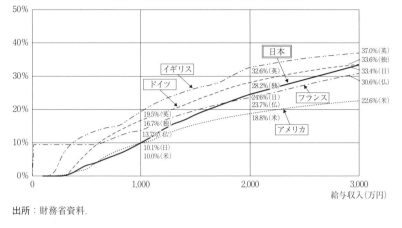

出所：財務省資料.

図表 71　税率区分毎の課税所得の逆さ漏斗型グラフ

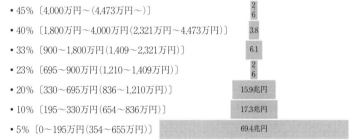

- 限界税率区分〔課税所得（給与所得）〕
- 45%〔4,000万円～(4,473万円～)〕
- 40%〔1,800万円～4,000万円(2,321万円～4,473万円)〕
- 33%〔900～1,800万円(1,409～2,321万円)〕
- 23%〔695～900万円(1,210～1,409万円)〕
- 20%〔330～695万円(836～1,210万円)〕
- 10%〔195～330万円(654～836万円)〕
- 5%〔0～195万円(354～655万円)〕

出所：財務省資料に基づき筆者作成.

税）も低い．皆さんはあまり認めたくないだろうけど，日本の法人税は，けっこうがんばっていたりもする．

　所得税については，他の先進諸国と比べて，まだまだ活躍してもらう余地はありそうだが，所得税によって税収を得るためには，高所得者層に協力してもらうだけでは難しいというのが現状である．

　というのも，図表 70 に見るように，所得税の実効税率は，高所得層のみならず，中・低所得層で，他の先進国よりも低い．そして図表 71 を見れば，所得税を課すことのできる課税所得は「漏斗」を逆さにしたような「逆さ漏斗

型」とも言える分布をしている．漏斗の細い先端の部分に課税をしても，多くの税収を得ることはできない．仮に所得が 4,000 万円以上の人に 100% の課税をしたとしても，2.6 兆円しか得ることができず，消費税 1% 分ほどしか税収を得ることはできない．所得税から大きな税収を得るためには，所得税率が 5% 以下の人たちや，現在，課税最低限以下の所得層に課税する必要がありそうである．技術的にはそうなるが，はたして政治的にできるのかどうかである．そうした状況も視野に入れながら，消費税のことも考える必要があり，私は，財源調達は全員野球でやりましょうと呼びかけ続けてきた．全員野球と言えば，みんなクリーンナップは誰で，8 番，9 番バッターは誰だと自然に考えるようになる．そうした考え方——つまり規模感をもって考えるということ——が財源調達では大切になる．

『ちょっと気になる社会保障 V3』へワープ !!

知識補給　国家財政の増大と「広さの怖さ」と「広さの強み」(271 頁)

さて，今年（2019 年）10 月に消費税が，8% から 10% になる．この増税分の使途はすでに決まっていて，介護保険には，第 1 号保険料の低所得者軽減の強化と勤続年数 10 年以上の介護福祉士の処遇改善に使われることが決まっている．医療には今回特にない．消費税が 10% にもなったらバラ色じゃないの？っと思われる方もいるかもしれないが，なかなかそうはいかない．

さてこれから先，この国の運営をどのように進めていけばよいのか．けっこう，みんな頭を悩ませているところである．同じ日本人，皆さんも，さていったいどうすれば良いのか，一緒に悩んでみてはどうだろうか．

追記
久米邦武『特命全権大使米欧回覧実記』や佐藤進（1987）『文学にあらわれた日本人の納税意識』，三木義一（2015）『日本の納税者』などを参考にしている．

政策論としての社会保障

第13章 国民経済のために，助け合い支え合いを形にした介護保険を守ろう[80]

話題其の壱

　ドイツの哲学者，カール・ヤスパースはBC5世紀前後を「枢軸の時代」と呼んでいた．この時代に，仏教，ジャイナ教，儒教を初めとした諸子百家，パレスティナの預言者，ギリシャ古代哲学など，今にいたる人間の思想の源ができあがっている．この背景には，鉄器が普及し，そこに地球温暖化が起こって，農業生産力が飛躍的に高まったことがあった．いわゆる農業生産性の増強の中，有閑階級の誕生を社会が許したのである．

話題其の弐

　経済学の世界では，18世紀半ばの重農主義で知られるフランソワ・ケネーは，農業のみが生産的労働であり，他は農業での生産物を消費するだけの非生産的労働者とみなしていた．ケネーの『経済表』よりも18年遅く『国富論』を出したアダム・スミスは，ケネーに敬意を払いながらもケネーの論を否定して，生産活動に工業生産品などの財の生産も加えた．しかしスミスが視野に入れた生産活動はそこまでであり，農産物や財を生産する人たちまでは生産的労働とみなしていたが，それを消費するだけの人たちは，非生産的労働と呼び，国民経済には貢献しない者たちとみなし，彼らをいかに減らすかが，重要な成長戦略であると考えていた．次は，アダム・スミスの『国富論』の中の一文である．

国王や，国王に仕える裁判官と軍人，陸軍と海軍の将兵の労働はすべて非生産的である．全員が社会の使用人であり，他人の労働による年間生産物の一部によって維持されている．……これ［軍人］と同じ種類には，とくに権威がある重要な職業と，とくに地位が低い職業がどちらも入る．一方には，聖職者，法律家，医者，各種の文人があり，もう一方には役者，芸人，音楽家，オペラ歌手，バレエ・ダンサーなどがある．

話題其の参

『国富論』の44年後の1820年に『経済学原理』を出したマルサスという経済学者（『人口論』で有名）は，次のようにアダム・スミスを批判する．

わたしがアダム・スミスの非生産的労働者をきわめて重くみていることになるであろう．しかしこれは明らかに，生産者としてではなく，彼らのうけとる支払に比例して需要を創出するというかれらの能力によって他人の生産を刺激するものとしてである．
……

アダム・スミスは，「資本は節約によって増加し，すべてのつつましい人は社会の恩人である……」と述べている．……貯蓄の原理は，過度にわたるときには，生産への誘因を破壊し去るであろうことはまったく明らかである．……生産力と消費への意志との双方を考慮に入れた場合に，富の増加への刺戟が最大になる中間点（intermediate point）がなければならないという結論となる．

話題其の四

アダム・スミスに反旗を翻したマルサスは，スミスの考えを引き継いだデーヴィッド・リカードやジャン＝バティスト・セイに論争で簡単に負けてしまう．それを100年後に，ケインズは次のように語る．

もしかりにリカードではなくマルサスが，19世紀の経済学がそこから発した根幹をなしてさえいたならば，今日世界はなんとはるかに賢明な，富裕な場所になっていたことであろうか！

いかなるときにも常に明々白々であったはずのものを，われわれは苦労して再発見し，われわれの誤った教育からくるおおいを突き破らなくてはならないのである．私は長らく，ロバート・マルサスをケンブリッジ経済学者の始祖だと主張してきた．

話題其の五

アメリカでは 1950 年代になると，サービス産業に従事する人たちが大幅に増えてきた．アダム・スミスの影響の下，経済は財の生産が支えており，その豊富さこそが国富だと考えてきた人たちが，はたして経済がサービス生産に移行してしまっても国民経済は大丈夫なのか？　と心配するのは当然であった．

そうした中，今でこそ医療経済学の泰斗として有名なヴィクター・フュックスは，1968 年に *Service Economy* を書いたりしていた．この本を 1974 年に翻訳した江見康一氏は 1969 年に『経済成長と第 3 次産業』を出してもいる．フュックスも江見氏も，サービス経済，第 3 次産業に関する強い関心をスタート地点として医療経済の研究に進んでいく．ちなみに，この頃フュックスは，「この国は経済発展の新しい段階を切り開いている．われわれは"サービス経済"のなかにいる．つまり，われわれは世界の歴史上初めて，雇用人口の半分以上が衣食住の生産にも自動車，その他の耐久性のある財貨の生産にもかかわらない国に暮らしているのである」という観点から，当時のアメリカ経済を眺めていた．

話題其の六

しばしば学生たちに，戦争でも起こって食糧不足になったら，僕ら大学の先生たちは田畑を耕して食料生産にかり出されるだろうなと話す．どうも職業には，人間の生物学的な必要性に沿った優先順位というものがあって，我々大学の教員というのは食料や必需品などが満たされた社会における余剰労働力として存在しており，有事ともなり，生活必需品が不足すれば，非生産的な活動に従事させておく余裕は社会から消える．

話題其の七

　「参加型所得」という考え方が，どうにも昔から納得がいく．原語はParticipation Income——貧困の経済学研究の第一人者であり，直近では『21世紀の不平等』の著者アトキンソンが考えた所得再分配の政策手段である．市民権に基づき国民に例外なく配るベーシックインカムでなく，社会保障を補完する制度として，社会参加に基づいて支払われる参加型所得を唱えていた．参加は広範に社会的な貢献をすることとされ，社会保障が人々の自立支援，社会参加を促す政策であることを理解したうえでの提案である．

　考えてみると，参加型所得と公共で働いている人たちの間の所得の間に境界を見出すのは難しく，さほどの違いがないような気もする．さらに言えば，財などはなにも生産していない私たち大学教員の所得は，参加型所得のように，一応は社会的な貢献をしているからと，社会から手当を支給されているのと大差あるまいと思っていたりもする．

サービス経済と医療福祉

　ここに挙げた7つの話は，一見，介護の世界とはなんの関係もなさそうに見えるが，私の中では，けっこう強い繋がりを介護保険と持っていたりする話である．と同時に，これくらいの材料が揃わなければ，介護保険の未来を語ることができそうにもない．

　時々，自分はいったい何を生産しているのだろうかと自問してしまうことがある．経済学者フランソワ・ケネーやアダム・スミスが生産活動と呼んだ活動はまったくやっていない．彼らから見れば，私は非生産的労働力でしかない．しかし財の生産力が高まっていった社会では，その高まった生産能力を存分に発揮するためには，その生産物を捌くことができる十分な量の有効需要が必要となり，その有効需要を担ってくれる役割を，ケネーやスミスが非生産的労働と呼び，今日ではサービス労働の生産者たちと呼ばれる人たちが担わなければ国民経済は行き詰まる——そのように，マルサスは考えた．

　1950年代にはいると，アメリカでは農産物や財の生産ではなく，国民の大半がサービス生産に従事するようになる．そこで発せられた問は，財の生産に従事する人が減っていくこの国の経済ははたして大丈夫なのか？　というもの

であった．この問については，農業や工業の生産物を分子に置いた物的な労働生産性が高まるにつれて，国民経済を順調に発展させるためにはサービス業の拡大は不可欠であり，このサービス産業の充実こそが，国民の生活を豊かにするものだという結論に到達していく．

　経済学者コーリン・クラークたちが農林水産業を第 1 次，工業を第 2 次，そしてサービス業を第 3 次と分けて「3 部門分割」の考え方を確立していた 1940 年代末から 1950 年代は，第 3 次産業が雇用を大いに吸収していった時代であった．

　財の生産に携わる必要がなかった人たちは，様々なことをやりはじめる．ある人は宗教家となり，ある人は哲学者となり，ある人は芸人になり，ある人は学者になり，ある人たちは医療福祉労働者となって国民の QOL を高める活動に従事しながら，マクロには購買力を担う重要な経済要素として国民経済の中で存在することになる．

将来の介護労働・医療福祉需要

　将来の介護労働者の規模は，2018 年度 334 万人を基準にすると，2025 年では 1.2 倍，2040 年では 1.5 倍も必要と見込まれている．この間，人口の減少を反映して就業者全体が減るため，介護労働者を就業者数の割合で見ると，2018 年度 5.1% から，2025 年度 6.4%，2040 年度 8.9% と高まっていく．医療福祉全体の就業者では，2018 年度 12.5%，2025 年度 14.7%，2040 年度 18.8% となる．

　今，懸念されることの 1 つは，医療福祉にそれほどのマンパワーを吸収して，国民経済は大丈夫なのか？　ということである．

　かつて，財ではなくサービスが増えていって国民経済は大丈夫なのか？　と問いを立てていった人たちが，別段問題はないどころか，サービス産業の拡大こそが国民経済の成長，国民生活の向上を支えていくことになると考えていったように，今後，労働力が医療福祉にシフトしていったとしても，それ自体に問題はない．いやむしろ，一方で，将来は AI により雇用が失われるとまことしやかに言われ，直近では新型コロナウイルス感染症の拡大の中で交通・観光業界をはじめとして労働需要が大幅に減少し，将来的にも国内での需要構造が大幅に変化して将来は元に戻らないだろうと考えられている中，いずれは，余

図表72　2040年を見据えた社会保障の将来見通し（議論の素材）

医療福祉分野における就業者の見通し

（万人）

医療福祉全体

	2018年度	2025年度（計画ベース）	2040年度（計画ベース）
医療福祉全体	823 [12.5%]	931 [14.7%]〈現状投影〉933 [14.7%]	1,065 [18.8%]〈現状投影〉1,068 [18.9%]
その他の福祉	180	203 (204)	223 (233)
介護	334	406 (402)	505 (501)
医療	309	322 (327)	328 (334)

【就業者数全体6,580万人】　【就業者数全体6,353万人】　【就業者数全体5,654万人】

出所：内閣官房・内閣府・財務省・厚生労働省 2018 年 5 月 21 日．

剰労働力を吸収してくれる巨大な労働市場がこの国には存在しているということは，幸運であるとさえ言える．

　AI が雇用を奪うという話のはやりの中，その観点から，総需要の衰退が想定されて，これを解決する策としてベーシックインカムが必要と言う者も大勢いる．IT 長者たちが，独占的に利益を得ている自らを省みて，これでは消費者がいなくなってしまうと考えてベーシックインカムを言うのも，そうした理由からである．

　だが，社会的に確実に大きな意義を持っている医療福祉産業に従事してもらって，意義ある活動であるからと，あたかも参加型所得のように安定した所得をしっかりと準備することができるのであれば，それは需要サイドから見ればマクロ経済には不可欠な政策ともなり，将来の総需要の衰退を心配するベーシックインカム論者が言う問題はなくなる．

　ただ，そこで次に問いたくなるのが，介護労働市場が多くの余剰労働力を吸収するほどに，はたして魅力的な労働条件を提示することができるのかという

ことである．

　このあたりを考えるためには，医療，介護に関する制度をいかに設計するかの理念の問題に触れざるを得なくなる．

非情な市場と対峙する助け合いを形にした制度

　現代の我々が生きている福祉国家にあっては，人々が不幸せなときにはどうしても必要となる基礎的な財・サービスや，子どもという，本人たちの経済的責任，意思決定の責任を問うことが難しい人たちが必要とする基礎的な財・サービスについては，できるだけ彼らの必要性に基づいて利用できるようにすることを目的とした制度が準備されている．前者の代表例が，医療・介護であり，後者の例として保育・教育などがある．

　市場というのは需要にしか対応せず，需要とは支払い能力に裏付けされた必要のことである．家計が財・サービス消費の必要を感じていても，支払い能力がなければそれらを利用する権利を市場から与えてもらうことはできない．「市場は非情」である．

　市場に載せるかどうかというのは，その財・サービスを必要に応じて利用できるようにするかどうかの判断をすることである．市場に主に頼る社会にあっても，所得や資産に基づく支払い能力だけに依存しないで，ある特別な財・サービスについては，これを市場から外し，必要に応じて利用できる機会を平等に保障する方針を「特殊平等主義」と呼ぶこともある．宇沢弘文先生の「社会的共通資本」にもそうした資本を必要に応じて利用できるようにするという考え方が含まれている．

　これが視覚的に描かれたグラフがあるので紹介しておく――横軸に家計所得を取り，縦軸に支払った医療費を取ると，皆保険制度を持つ日本は，所得と関係なく平等に医療を利用していることが分かる（図表73参照）．

　このグラフを作った研究者たちは，「家計と所得の医療サービス支出の関係をみると，わが国では所得と支出額はほぼ無相関であり，低所得者世帯も高所得者世帯も医療サービス支出額はほぼ同じである．このことから，高所得者の医療ニーズが満たされていない可能性が大きい．一方，アメリカでは所得と医療サービスの相関は高い．所得に応じて国民は多様な医療サービスを購入して

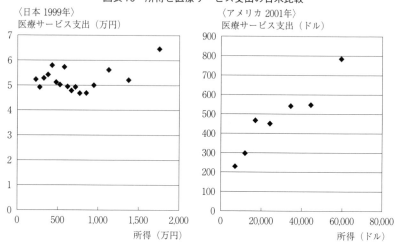

図表73　所得と医療サービス支出の日米比較

〈日本 1999年〉
医療サービス支出（万円）

〈アメリカ 2001年〉
医療サービス支出（ドル）

所得（万円）

所得（ドル）

出所：鈴木玲子（2004）「医療分野の規制緩和──混合診療解禁による市場拡大効果」八代尚宏／
　　　日本経済研究センター編『新市場創造への総合戦略（規制改革で経済活性化を)』.

いることを示唆する[81]」．ゆえに，アメリカのようにするべしと言いたいがた
めに，このグラフを作っていた．だが，このグラフには別の見方もできる．私
は，2006 年に次のように書いていた．

「このことから，皆保険下の日本では医療の平等消費が実現されているのに，
国民全般を対象とした医療保障制度をもたないアメリカでは，医療が階層消費
化している．……いずれのほうが，自分の価値観に合う事実の読み取りである
のかを，読者は各自で考えてほしい．「事実」は価値判断とは独立に存在し得
ない側面をもつことも，理解してもらえればと思う[82]」．

医療に投入する社会保険料や税を増やせば，必要に応じて利用できるという
特殊平等主義を維持しながら，市場とは切り離した助け合いの制度としたまま
消費量を増やすことができる（図表74）．ただ，それだけのことである．なに
も市場に載せなければ需要が増えないわけではない．

81　八代尚宏編／鈴木玲子（2004）『新市場創造への総合戦略（規制改革で経済活性化を)』286 頁.
82　権丈（2006）『医療年金問題の考え方──再分配政策の政治経済学Ⅲ』102 頁.

図表74　助け合いを制度化するという政府の利用価値

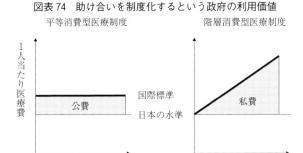

出所：権丈（2006）『医療年金問題の考え方——再分配政策の政治
経済学Ⅲ』（2006）103頁.

介護と財政

そして介護においても，医療ほどではなくとも，支払い能力ではなく必要に
応じて利用できるようにしようというのであれば，税・社会保険料を負担能力
に応じてみんなで負担して，必要になった人が利用できる助け合いの仕組みを
展開していくしか方法はない.

介護の財源調達については，「子育て支援連帯基金」（略称，子育て基金）と
いう，年金保険，医療保険，介護保険など各種社会保険が，自らの制度の持続
可能性を高め，将来の給付水準を高めるために，年金の受給者をも含めて，連
帯の理念の下に「子育て基金」に資金を拠出する構想を考えてきた. 今のまま
では，社会保険の中でも介護保険の40歳未満の現役期のみが，この連帯基金
に関わらないことになる. それは不自然で，介護保険は，子育て支援連帯基金
の創設とセットにして，20歳まで被保険者年齢をさげる——そういう構想で
ある（第16章参照）.

今後，この国で確実に必要と利用が伸びるために，当然，雇用が増えると見
込まれる医療や介護への資金投入を絞ったままでいると，彼ら働く人たちの購
買力の側面から見ればマクロとしての経済規模への寄与が期待できず，所得が
低いゆえの購買力の低さが，国民経済の需要面から成長への足枷となっていく.
マルサスやケインズが心配したことである.

いま，介護保険がおかれている位置は，公的な負担を求め適正な料金を払い，

成長への寄与を期待するか，介護に追加的な財源調達をすることを諦めて，助け合いの仕組みを諦めて非情な市場と個々の家族の負担に任せていくか——そういう選択肢が我々の目の前にあるのである．助け合いの制度で医療・介護に関する国民の生活問題を解決するためだけではなく，マクロ的な国民経済全体のためにも，わたくしがどちらを望ましいと思っているのかは言うまでもないだろう．

第14章 再分配政策の政治経済学という考え方

雑誌『JMS』という医療経営者向けの月刊誌から，2020年1月から半年間の連載を頼まれ，6回にわたり『再分配政策の政治経済学という考え方』を書く．

第1回 民主主義はどのように機能しているのか

　これから連載をはじめるにあたり，私が「再分配政策の政治経済学」という名の下に考えてきた，その考え方の基礎を説明しておこうと思う．私の研究領域は社会保障・経済政策である．この領域は，政治も見なければならず，経済も見なければならない．しかし，政策を研究するためには，政治学，経済学を当てはめるだけでもいけない．ではどういう観点から，政治と経済を眺める必要があるのか．まずは，社会保障・経済政策を研究する際に民主主義をどのように意識しておくのが「再分配政策の政治経済学」なのかを紹介しておこう．

民主主義の情報問題

　そう遠くない将来に選挙があるとする．あなたは政治家だとすると，どんな政策を掲げるか？

　選挙で勝たなければ政治家ではいられない．さて，あなたは，選挙の日の投票者たちの行動をどう読むか？

　投票者は，当然な話なのだが，投票するためだけに生きているわけではない．言うまでもなく，投票者たちは毎日の生活のなかでやることがあり，概してかなり忙しい．だから，1日の24時間を自由に使ってもいいという自由人であっても，公共政策の勉強に時間を費やす人がどれほどいるのかよくわからない．

本誌（『JMS』）の読者である医療関係者は特に忙しく，実際のところ，公共政策の勉強をする時間は，専門の知識とスキルの向上に使う時間と日々競合している．

そしてたとえば，医療政策をはじめ，年金，財政の勉強に時間を使うのであれば，多くの投票者ひとりひとりにとって，それよりも意味のある時間の使い方をあげるのはさほど難しくもないだろう．というよりも，仮に，公共政策の勉強に日々時間を費やすことがあったとしても，その勉強の成果を発揮できるのは，実のところ，公共政策のあり方を投票で決める選挙の日くらいしかなく，そしてこの選挙というのは，1人1人は，投票者の人数分の1のウェイトしかもっていない．実際のところ，選挙当日に雨が降っているから家でテレビをみておこうと思っても，自分1人の選挙結果への影響はネグリジブル．ゆえに，投票者がマジメに公共政策を日々勉強するとはどうも考えにくい．

いや，投票者は公共政策に関して勉強することはほとんどないのではないだろうかというのが，公共選択論（Public Choice）という政治の経済学における「投票者の合理的無知」という考え方である．Rational Ignorance，投票者が合理的に行動をして，1日24時間という時間を自分にとって利益が最大となるように利用するとすれば，公共政策に関しては無知になる．こういう考え方に触れた30年以上前の学生の時，確かにそうだろうと納得し，私の社会保障論のスタート地点に Rational Ignorance が据えられたようなのである．

2001年に出した私の初めての本『日本の社会保障と医療——再分配政策の政治経済学』の序章と第1章にも登場するし，ようやく一般の人も読み易い本を書いた『ちょっと気になる社会保障』には「投票者の合理的無知」という言葉が「はじめに」に出てきて，「投票者の合理的無知と資本主義的民主主義」というコラム（知識補給）も設けている．このコラムには，「ここでの問題の根本は，民主主義というのは，みなさんが小学校の教室の中で多数決で何かを決めたりするような状況とは大きく異なり，投票者が完全な情報をもって判断して投票しているのではないということにあります」と書いている．つまり，大人の世界の民主主義には，子どもの頃には教わらなかった情報問題というものがどうしても出てくることになる．

では，民主主義の基礎をなす選挙，そしてその選挙の際の主役であるはずの投票者が，ほんとうは，公共政策についてはあまり情報を持っていないという

ことになると，実際の民主主義というのは，はたして，どのように機能しているのだろうか．

民主主義と情報，および持続可能性への視界

　いま，次のようなモデルを考えてもらいたい．

　世の中にはもちろん，公共政策に関する情報を，普通の人よりは持っている人もいる．そこで，縦軸に公共政策周りの情報への習熟度を取ってみる．上に行くにつれて公共政策に関して詳しくなっていくと考えておこう．

　そして図表75の横軸には，社会や制度への持続可能性への視界を取ってみる．たとえば医療政策における地域医療構想について考えてみよう．図表76で，2015年比で見た，2025年，2045年の人口減少の衝撃の違いは明らかで，数年後の2025年を目標として政策を考えるのと，2045年を視野において考えるのでは，どうしても，今打つべき政策に違いが出てくる．つまり，2025年までの視野では正しい政策も，2045年まで広げると，そうでないおそれもでてくる．そして，病・医院の投資の期間などを考えると，短期的視界から導かれる政策の積み重ねが長期的な政策として最適なものになるとも限らない．

図表75　理念型としての民主主義モデルの座標軸

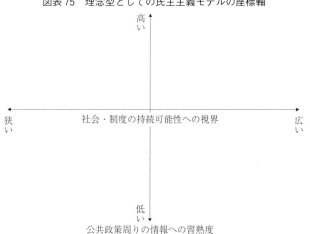

出所：筆者作成．

図表 76　2045 年人口減少社会の衝撃（2015 年比）

	（2025 年比）	2045 年比		（2025 年比）	2045 年比
秋　田　県	17.1%	41.2%	岩　手　県	9.2%	30.9%
青　森　県	14.3%	37.0%	徳　島　県	9.0%	29.2%
山　形　県	13.4%	31.6%	長　崎　県	8.7%	28.7%
高　知　県	14.3%	31.6%	和 歌 山 県	9.1%	28.6%
福　島　県	14.0%	31.3%	山　梨　県	8.6%	28.3%

注：2045 年に減少率が大きい順に 10 県.
出所：国立社会保障・人口問題研究所『日本の地域別将来推計人口（2045 年まで）』
　　　（2018 年推計）.

　そうすると，図表 75 の横軸の，社会・制度への持続可能性の視界を右に行くほど，短期の事象のみならず，長期的な視点をも持って世の中の善し悪しを判断している人たちが位置づけられることになる.

　視界の広さは，時間的なものだけを意味するのではない.

　世の中には，「合成の誤謬」という問題がある. 個々のミクロ的には合理性を持った判断なのであるが，これを合成したマクロで見ると誤謬に陥るという問題である.

　社会政策論の中でかつて，大河内一男先生（経済学者，1905-84 年）が唱えた大河内理論なるものがあった. それは，個別資本の自由にまかせると労働力は虐使・濫用され，労働力の再生産は難しくなるから，持続可能性を考えることができる総資本の立場から労働力の保護を行うべきであり，社会政策の本質はこの総資本の立場からの労働力保全にあるとした考え方だ.

　大河内理論は，まさに公共政策の 1 つである社会政策を「合成の誤謬」を解決する手段として位置づける好例だが，実際のところ，公共政策の目的のほとんどは，「合成の誤謬」の解決である. ゆえに，公共政策のほとんどは総論賛成・各論反対に陥る. それでも，総論に基づく解決の実行を考える. それが政策論の特質であったりする.

　モデルの横軸の「社会・制度の持続可能性への視界」は，この「合成の誤謬」の問題を考慮しているか否かも含める. もちろん，この問題を考慮しているほど，視界は広い.

　さて，もう一度，図表 75 のモデルを見てみよう. ここでは横軸を右に行く

ほど，短期的・ミクロ的な事象のみならず，長期的・マクロ的な視点をも持っ
て世の中の善し悪しを判断している人たちが位置づけられることになる．

　このように 2 つの軸をとった平面上において，まずは，民主主義社会の理念
型を考えながら，この社会に登場するいろいろなプレイヤーたちの位置を考え
てみよう．ここでいう理念型とは現実型ではなく，本質的要素だけを取り出し
て作ったモデルであって，現実への理解を明確にするために作る抽象的な世界
である．

　まず社会・制度の持続可能性をしっかりと考え，かつ公共政策に詳しいこと
を期待されている第 I 象限に位置する人たち——あくまでも期待されている人
たちであり現実にそうだというわけではない——は，政治的関心層として，官
僚や，学者・メディア，そして，評論家などがあげられる．もちろん，多々，
そうした役割がはたされないことがあるのは，周知の事実ではあるが，基本的
には民主主義の中では，そうした役割が政治的関心層に期待されている．ゆえ
に，そこから逸脱する現実があれば，人々に違和感，不快感を与えることにな
り，その現実は，常軌を逸しているという意味でニュース性を持つことにもな
る．

　2015 年後半，新聞の定期購読への消費税の軽減税率導入を求めて大キャン
ペーンを張った新聞業界は，当時，明らかに第 I 象限を離れて（後述する第 II
象限にいた），社会・制度の持続性可能性の足を引っ張った．それゆえに多く
の人たちは，この業界に，今に続く不信感を抱くことになっていった．ただ逆
に言えば，理念型としては，メディアは第 I 象限に位置するものなのであろう．
ゆえに，図表 77 の「理念型としての民主主義モデル」では，彼らを第 I 象限
に描いている．

　図表 77 で第 I 象限と第 II 象限にまたいで描いているのは政治家である．彼
らは，先にも述べているように，選挙で勝利して政治家になれなければ意味が
ない．だから，選挙ではなりふり構わず勝とうとするのであるから，次期選挙
での得票率極大化を目指していると，政治の経済学の中では考えられている．

　そして社会・制度の持続可能性を考える度合いは低くなるが，制度，政策へ
の知識を持っている人たちが属する第 II 象限には，組織化された団体が位置づ
けられる．彼らは制度の動き，あり方が自らの利害（往々にして所得）に関係

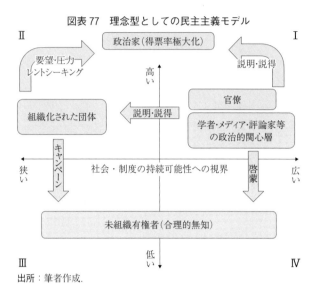

図表77　理念型としての民主主義モデル

出所：筆者作成.

するので利害関係者ということもできる．時にはシンクタンクなども持ってい
て，調査・広報を担当する専門家も備えていることもある．

　最後のプレイヤーは，民主主義の中では圧倒的多数を占める投票者からなる，
未組織な有権者の存在であろう．彼らが，次の選挙での勝敗を左右する「世
論」を形成することになる．ちなみに，アメリカの経済学者ゲーリー・ベッカ
ー（1930-2014年）が考案した政治影響力関数には，変数として，圧力団体が世
論に影響を与える「資金力」は入っているが，投票者としての影響力，すなわ
ち構成員の人数は入っていない．

　初めて見た30年ほど前には驚いたが，ベッカーが言う「投票者の選好は利
益集団が提供する情報を通じて操作され，創出されうる」との話に，今では世
の中はそういうものだろうと思えたりもする．

民主主義におけるプレイヤー間の関係

　次にそれぞれの関係を見てみよう．第Ⅰ象限に位置する官僚や一部のメディ
アは未組織有権者に情報発信をすることによって，いわゆる「啓蒙活動」を展
開する．また，社会・制度の持続可能性への視界から，財政や社会保障政策に

関して，やるべき政策を課題として持つ官僚は，政治家や組織化された団体に
新たな政策の必要性の説明と説得を重ね，社会・制度の持続可能性を高めるた
めに政策をなんとか進めようとする．一方，第Ⅱ象限に位置する組織化された
団体は自らの利益を求めて，時にレントシーキング（団体が自らに都合がよくな
るように規制や制度を変更させることで利益を得ようとする活動），ロビイングを
行い，時に選挙協力などを行う．

　政策を進めていく中での民主主義の理念型というのは，まずはこのように考
えておこう．

簡易型としての資本主義的民主主義モデル

　図表 77 では，組織化された団体が，未組織有権者にキャンペーンを張って
いる矢印を描いている．民主主義社会においては，合理的に無知であることを
選択した有権者の耳目にまで情報を運ぶコストを負担できる者，すなわちキャ
ンペーンコストを負担する余裕がある者が，多数決という決定のあり方に影響
力を持つことができる．そしてキャンペーンを通じて有権者の耳目まで情報を
伝達するコストの負担は，普通は財力に強く依存する．資本主義社会の下で財
力を持つ集団は経済界であるから，民主主義というのは，本質的に，経済界が
権力も持ちやすく，そこでなされる政策形成は経済界に有利な方向にバイアス
を持つことになりがちである．こういう民主主義の特徴を，私は，「資本主義
的民主主義」と呼んできた．

　『ちょっと気になる社会保障』の中のコラムでは，アメリカにおける業界別
に見た政界ロビー活動経費上位 20 業界のデータを紹介している．トップは製
薬業・医療関連産業，2 位は保険なのであるが，なぜ，彼らが巨額のロビー費
用を政治家に渡すのかを考えることは，いい練習問題であるとも思う．

あなたは第何象限から発言されていますか？

　みんなも知っているように，世の中には多様な意見が存在する．そしていろ
んな団体はさまざまな提言を行っており，どれもこれも貴重な意見ではある．
だがそうであっても，「あなたは第何象限から発言されていますか？」と問う
ことにより，一応は，あまた存在する意見を仕分けすることはできる．

　社会保障に関して言えば，経済界は，労使折半で課せられる社会保険料の負担をひたすら避けようとして大方は第Ⅱ象限から発言をしてきた．社会保険を短時間労働者に適用拡大することに反対し続けてきた中小企業団体の意見などはその典型である．だから私は，社会保障審議会の年金部会が「議論の整理（案）」を検討している時に（2019年12月25日），次のような発言をすることになる．

　　公共政策というのは基本的に，ミクロとか短期的視野で見ると正しいことがマクロとか長期的視野で見ると間違ってしまうという合成の誤謬を解くために存在するのですね．だから，いろいろな意見があるというのはいつも当たり前のことです．当事者から見れば冗談じゃないという抵抗は絶対に示していく．
　　そして，それを全員一致でまとめていかなければならない審議会の報告書は読み方というのがあって，最後のほうにありますように，さまざまな意見というものは国民全体の幸福の観点から出ているのか，我が国全体の発展に資するような意見として出されているのかというようなことをしっかりとマクロ，長期的な観点から読者が判断して，この報告書を読んでいただければと思っております．

　この発言が反映されて，年金部会が2019年12月にまとめた「年金部会における議論の整理」の最後は，次で終わっている．

　　最後に，公的年金制度の在り方については，様々な意見があるが，国民全体の幸福，我が国全体の発展に資するような改革が何かを十分に検討し，今後も，将来世代のための改革の議論を続けていくことが重要である．

　この報告書には，多くの審議会の報告書と同じように，相対立するかのような意見が両論併記でまとめられている．しかしこれは，読む人たちに対しての，どの意見が正しいものであるのかを自らで見極めよというメッセージである．
　先日，公的医療保険のカバー範囲の縮減や高額療養費制度の負担上限額の引き上げを提言するつもりだった団体から講演を頼まれ，講演の冒頭に，「図表

77 理念型としての民主主義モデル」の説明をしたら，非常に困っていた．

みんなも心の中で問うことにしたらどうだろうか——「あなたは第何象限から発言されていますか？」と．もっとも，人も組織も「らしくなさの美学」を時々追求したりもするし，何よりも，広範囲の支持は正義を必要とする．そうしたことを見分けるのも，また楽しからずや，である．

オンラインへ GO！
支持率のみを求める政治は社会を繁栄させない——バグだらけの認知能力が世論を作ることもある『東洋経済オンライン』（2020 年 9 月 25 日）

第 2 回 経済成長と医療，介護の生産性
経済成長とイノベーション（新結合）

2007 年に公開された映画『バブルへ GO!! タイムマシンはドラム式』では，主人公の広末涼子さんが，日本のバブル経済の崩壊を阻止しようとして，ドラム式のタイムマシンに入って 1990 年の東京に行く．そこにはバブル絶頂期を生きる阿部寛さんがいた．2 人は，新宿線の曙橋で待ち合わせをしようとするが，広末さんは 2007 年から来たのであるから携帯電話がある感覚でいる．他方，阿部さんはもちろんそうでない感覚——待ち合わせをするために電話で阿部さんが「たしか，改札口がふたつあるから」と切り出すと，広末さんは相手の会話を遮って，「わかった，駅着いたら電話する」っと……電話を切られた阿部さんは「どこに電話をするんだ？」．

確かに，1990 年頃と比べると今は，「明らかに 30 年前よりも生活水準が上がっています．30 年前には携帯，スマートフォンからカーナビからいろいろなものはなかったわけです．もちろん，テレビはデジタルではなかったし，Suica も ETC もなく，ウォシュレットも 1992 年頃には普及率 20% くらいだったようです[83]」．

1990 年頃，世の中はバブルのピークを迎えていたのであるが，残念ながら携帯も，カーナビもなく，電車の切符は毎回，券売機で買い，高速では入口で

---

83 権丈（2021）『ちょっと気になる政策思想 第 2 版』29 頁.

車を止めて券を受け取り，出口でも車を止めて現金を出して払っていた．駅の
トイレをはじめいろんな公共の場所は，かなり汚かった．そして，当時のパソ
コンでは1990年は，フロッピーディスクが5インチから3.5インチに大転換？
が起こった年であった．

　あの頃の生活に戻るのは御免被りたい．当時よりも今の生活の方がはるかに
ましに思えるわけで，では，あの頃の生活をしていた1990年頃の自分にとっ
て，現在の生活ができるならばいくらくらい払っていいと思うか？

　この額が，おおよそ，経済成長がもたらしてくれたものだと考えれば，成長
というのを理解しやすいと思う．経済の成長というのは，おもしろいことに，
世の中というか，地球上にある資源そのものを増やしているわけではない．強
いて言えば，人々の生活を，より便利に，より清潔に，より愉快に，より安全
に，そして不確実性に満ちた社会で生きていく中でより安心感をもたらしてく
れる方向に，世の中にある資源の組み合わせが変わっていき，我々がその変化
に高い評価を置くとき，経済は成長していると表現される．成長の源泉をイノ
ベーションと呼んだシュンペーターは，イノベーションについては，「技術的
にも経済的にも，生産とはわれわれの領域内に存在する物および力を結合
（kombinieren）することにほかならない」と論じていて，彼の考えを忠実にと
らえた経済学者たちによる「新結合」との訳は適訳であったのだろう．他方，
1956年度の『経済白書』で「技術革新」と訳されたのは，誤訳の類いに入る．
しかし残念ながら，日本ではこの誤訳とも言える訳が定着した．

生産性，生産性と連呼される今の時代

　「社会保障改革といえば，給付の効率化，提供体制の改革や負担増の話にな
りがちだが，Society 5.0時代にふさわしく，医療・介護の生産性をあげるため
に，ICT，AIの活用を促しながら経済にプラスに働く方向で進めていくべき
である」．

　今の時代，これくらいのことを口にしておけば，政府の主な会議の委員はそ
れらしく務まる．どうも世の中には，生産性とか成長戦略という言葉にシビレ
る人が大勢いるようで，人のそうした性向が今の時代を支えているのであろう．

ジャンプ *Ⅳ*　知識補給　成長はコントローラブルなものなのだろうか　339頁へ

　医療・介護の生産性をあげて，経済にプラス……なんとももっともらしく聞こえるのであるが，事はそう単純ではない．そのあたり，以前，次のように書いている[84]．

＊＊＊

　たとえば，認知症の人をグループホームでお世話している介護労働者1人について考えてみましょう．彼は5人の認知症の人のお世話をしていて，介護報酬が1日1人8千円だとします．すると，彼が勤める介護事業所の得ることのできる介護報酬は4万円になります．そうなると，彼の1日の生産高は，4万円でしょうか，それとも5人でしょうか，はたまた，5人の認知症高齢者の満足感やQOLあるいは高齢者への介護サービスの質でしょうか．いやいや，介護サービスによる受益者は，5人の認知症の人のご家族かもしれず……．

　しばしば，労働の生産性というのは，グループホームが受けとった経済的な価値4万円の介護報酬を基に付加価値が計算され，いわゆる付加価値生産性として論じられます．でもですね，次は『岩波　現代経済学事典』にある生産性に関する経済学上の正確な定義です．

> 「生産要素投入量1単位当たりの生産量を，そのものの生産性といい，その増加率を生産性上昇率という．……エコノミスト，新聞などが誤って使っている場合が多いので，その内容を厳密に定義する必要がある．いま投下労働量を ℓ 時間とし，それによって生産された生産物を q とすると，労働生産性は q/ℓ であり，労働当たりの物的生産性である．したがって，生産性の比較は，工場内の同じ工程をとって比較する以外ない．たとえば，乗用車の組立工程を日米間で見ると，1人1時間当たりもっとも効率のよい工場同士で日本1に対して米国0.35であり，塗装工程で最頻価日本1米国0.5である．しかし，通常エコノミストや新聞が用いる生産性は付加価値生産性で，価格を p，製品当たり原材料費を u とすると $(p-u)q/\ell$ である．したがって，価格の高い米国の自動車産業が，物的生産性

84　権丈（2018）『ちょっと気になる医療と介護　増補版』14-16頁.

図表78　医療・介護の労働生産性の推移

労働生産性（2000年 = 100）

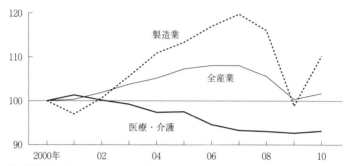

注：労働時間当たりの生産量で試算．経済産業省・厚生労働省資料より作成．
出所：「（エコノフォーカス）医療や介護の生産性低迷　全産業平均の6割　賃金も
　　　落ち込み」『日本経済新聞』2011年2月7日．

q/ℓ は小さくても，付加価値生産性が高くなることがあり，日本は生産性が低
くなる可能性がある.」

う〜ん，「付加価値生産性」というのは，この経済学事典によると，生産性
という言葉の本来の意味からみれば誤用のようです.

＊＊＊

生産性は物 q と分子に置いた物的生産性が正しく価格要因である p が反映
される付加価値生産性は誤用なのである．どうして生産性という言葉の誤用が
一般化していったのかに関する歴史的経緯については，『ちょっと気になる政
策思想　第2版』の19-25頁を参考としてもらえればと思う．といっても，誤
用が普通になっているご時世ではある．そうなると，次のような明らかな誤報
が，新聞紙上に堂々と出てくることになる──「成長の重荷」という見出しの
『日本経済新聞』の記事である（図表78）.

　成長の要として期待している医療・介護サービスの生産性が低迷している．同
　分野の生産性の水準は全産業平均の6割にとどまり，様々な業種の中でも低い部

類だ．しかも効率化や適切な設備投資が進んでいないため，生産性は年々低下．
医療・介護の需要は今後ますます拡大し，成長産業としての期待も大きい．だが
供給側の生産性が低いままでは，国全体の成長を後押しする産業にはなり得な
い．

こうした現象に対する，日本経済新聞的な解釈は，次のようなものであった．
- 参入障壁があり事業者間の競争が乏しく，生産性を高めようという動機づけが
  働きにくい．
- 福祉サービスの料金は公定価格が基本で，サービスの差が生まれにくい——な
  どの理由が挙げられる．

　いやいや，それはない．公共政策における公定価格の下で，サービス産業の
生産性をはかる方法として普通に利用されている「労働の付加価値生産性（付
加価値額／労働単位）」は，基本的には，公定単価の上下に応じて動く．医療や
介護は，診療報酬や介護報酬などの公定価格が上がれば，計算上，図表78の
付加価値生産性で測られた労働生産性指標は高まるし，公定価格が下がれば低
くなる．2002年以降，2000年よりも医療・介護の生産性が落ちているのは，
そこで働く労働者が増えているにもかかわらず，公定価格はマイナス改定が続
いてきたからである．では，ここでいう生産性という呼び名の付加価値生産性
を上げるためには，医療・介護の場合，何を行えばいいのか？
　すでに答えを示しているような話だが，診療報酬，介護報酬を上げることで
ある．

市場は非情，そこに特殊平等主義

　これまで繰り返し論じてきたことであるが，市場は需要にしか対応できず，
需要とは支払い能力に裏付けされたニーズのことである．家計が財・サービス
のニーズを感じていても，支払い能力がなければそれらを利用する権利を市場
は与えることはない——「市場は非情」である．そこで，生産と分配という経
済活動を市場に頼る社会であっても，ある特別な財・サービスについては，こ
れを市場から外し，ニーズに応じて利用できる機会を平等に保障する方針を

図表79　ダイナミックな市場を取り囲む共有地
（特殊平等主義＝ニーズに応じて利用できる基礎的サービス）

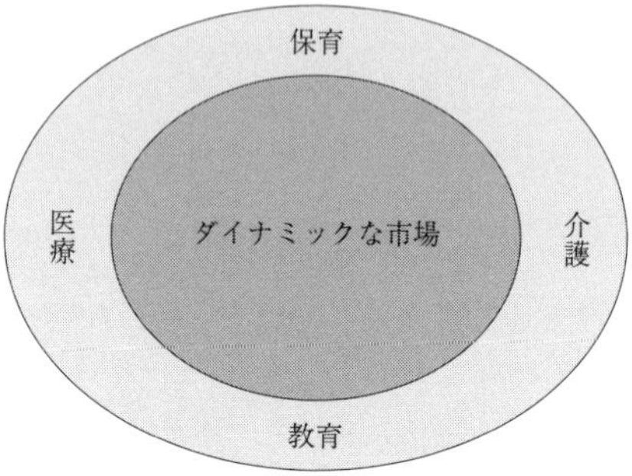

保育

医療　ダイナミックな市場　介護

教育

出所：権丈（2020）『ちょっと気になる社会保障　V3』16頁.

「特殊平等主義」と呼ぶことがある.

　この「特殊平等主義」を，ダイナミックな市場のまわりに，あたかも誰もが利用できる共有地のように配置した社会は，「能力に応じて働き能力に応じて分配する」結果としての純粋資本主義とも，「能力に応じて働き必要に応じて分配する」結果としての社会主義とも異なる，現代的な国家の形態である．こうした，純粋資本主義の中に部分的に特殊平等主義を取り入れた国家は，福祉国家と呼ばれることもあり，修正資本主義国家と呼ばれることもあり，社会主義の原理と資本主義の原理が混じり合ったことを意味する混合経済と呼ばれることもある．長く何度も論じてきたように，福祉国家にあっては，人々が不幸せなときどうしても必要となる基礎的な財・サービスや，子どもという，本人たちの経済的責任，意思決定の責任を問うことが難しい人たちが必要とする基礎的な財・サービスについては，できるだけ彼らの必要性に基づいて利用できるようにすることを目的とする制度が準備されている．前者の代表例が医療・介護であり，後者の例として保育・教育などをあげることができる（たとえば，『ちょっと気になる社会保障　V3』（14頁））．こうした基礎的なサービスは，最近ではベーシック・インカムに対抗する意味もあってだろうかベーシック・サービスと呼ぶ人たちもいるが，カタカナを使うのがあまり好きでない人たちは，基礎的なサービス，基礎的消費部分の社会化，ミュルダール風に言えば消費の社会化と言ってきた（なお，Basic Income＝BI と同じくらい Social Insurance＝SI

も格好いい？と思う．ゆえに，時々使っていたりもする）．

　そして医療や介護においても，ある程度は，支払い能力ではなく必要に応じて利用できるようにしようというのであれば，税や社会保険料をみんなで負担して資金をプールし，必要になった人が利用できる仕組みを展開していくしか方法はない．

　そうであるのに，医療・介護の付加価値生産性が論じられる最近の論の中では，税や社会保険料という医療・介護の財源調達の話は隠されたまま盛り上がっている不思議さがある．

生産性革命時代における医療・介護現場の戸惑い

　生産性について，珍しく正しいことが書かれていた記事を紹介しておこう．図表 80 は，米国滞在経験のある日本人と，日本滞在経験のある米国人にサービス業の品質差を聞いた調査である．数値が高いほど日本の品質が高いことを示している．この記事の見出しは「日本のサービス "米より質高い" ——割安料金，生産性向上阻む」であった．

　調査を実施した人は「日本が高い品質の商品を割安な料金で提供していることで，労働生産性は米国よりも低くなる面がある」と答えている．その通りであろう——そしてこの事実は，医療や介護の本当の意味での生産性の話を考え

図表 80　米国と比べた日本のサービスの質

	米国滞在経験のある日本人	日本滞在経験のある米国人
宅 配 便	118.3	101.9
タクシー	117.9	102.9
病　　院	116.6	93.4
理　　容	116.1	106.6
クリーニング	115.9	103.2
航　　空	115.9	103.6
地 下 鉄	115.6	110.8
コンビニ	115.4	106.4
大学教育	99.7	112.8
博 物 館	98.5	106.5

注：日本生産性本部作成．
出所：『日本経済新聞』2017 年 8 月 30 日．

図表 81　サービスの等質曲線

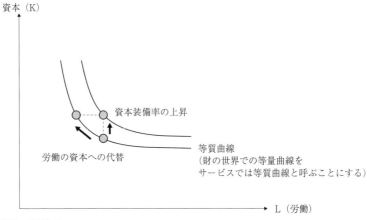

出所：筆者作成.

る際にも有益であるし，生産性を上げろ上げろと国から迫られる医療・介護現場の今日の戸惑いも想像させる．

　先に，生産性には，物的生産性と付加価値生産性の2種類があり，これらはまったく異なることを論じた．財の生産の世界における物的生産性に相当する，サービスの世界の生産性は，分子にサービスの質や消費者の満足度，医療・介護の現場では，患者・利用者の QOL を置いた数値になるであろう．

　しばしば，ICT やロボットを活用して医療や介護の生産性を高めるというような言葉をみる．しかし，この言葉の意味が私にはなかなか理解できないのである．

　普通に使われている言葉の意味を理解するのは諦めて，このあたりは，こう考えればいいのではないだろうか．財の世界の物的生産性に相当するものとして，サービスの世界で労働生産性を計算する場合の分子にサービスの質を置いた質的生産性を考えてみる．そして財の世界での等量曲線に相当するものとして，サービスの世界で等質曲線を想定する．世間で喧しく言われている ICTやロボットの活用による労働の質的生産性を高めるということは，おそらく労働の資本への代替のことであり，労働の資本装備率を高めることなのであろう．これをグラフに描けば図表81 のようになる．

　しかし，医療・介護における資本装備率の高まりは，労働力の節約以外にも，サービスの質の向上に使うこともできる．さらには，働く人たちのワーク・ライフ・バランスを確保するなど雇用環境の改善に利用することもできる。そしてそもそも，そうした労働の資本への代替には費用がかかる．つまり，労働力に対する設備投資の比率である資本装備率（K/L）を高めるには資本が必要となる．その時の財源は，どうするのであろうか．

　などという事前に議論しておくべき疑問が次々とでてくることになるのであるが，そうした議論は，正面からどんどんやればいい．

付加価値生産性で論じるとするならば

　なお，通常は，サービスの質というアウトカムはなかなか測ることができない．だから，付加価値生産性で代用して話がなされてきたのであろう．だが，付加価値生産性をベースに議論をする際には，いま，自分たちは付加価値生産性を用いて議論をしていることを強く自覚しておいた方が良い．物的生産性と同じようなイメージで，サービスの世界での生産性の向上を図ろうとすると，すぐに人手の節約や，安い労働力をいかに確保するかとか，働き方改革などという方向にいくことになる．しかし，民間企業における付加価値生産性が低いのは労働者サイドの問題ではなく，稼ぐことのできるビジネスを考えることができない経営者の責任の話であり，問われるのは経営力である．そして付加価値生産性の向上とは，より高いブランディング力を持つ商品の開発にアイデアを出すことにより，市場における製品差別化に成功し，価格支配力を手にしてマークアップ率を高めることである．すなわち，プロセスイノベーションではなくプロダクトイノベーションに，経営者が意識を向けることであり，日本の私的部門で（付加価値）生産性の低さを責められるべきは，働いている人たちではなく経営者であるということになる．

『ちょっと気になる政策思想　第 2 版』へワープ‼
知識補給　独占的競争という戦い方（333 頁）

購買力の運搬者としての医療・介護労働者

　そして最後に触れておけば，今後この国で確実に必要と利用が伸びると見込まれる医療や介護への資金投入を絞ったままでいると，たとえば介護労働者たちの購買力の側面からみてもマクロとしての経済規模への寄与が期待できず，所得が低いゆえの低購買力が，国民経済の需要面から成長への足かせとなる．公的な負担を求めて適正な料金を払い，成長への寄与を期待するか，それとも特殊平等主義を捨てて市場に任せるか──そういう話であることは分かっておいた方がいいだろう．前の第13章の話になるが，そうしたことを，マルサスやケインズは心配していたのである．

第3回　将来のことを論ずるにあたっての考え方

　その時代に生きていれば，私も疑問を持たなかったと思うのだが，かつてこの国では，年金の専門家たちが集まった1955年頃の委員会で，年利7.5%で積立方式の公的年金を提唱したり，さらに1965年頃には企業年金の積立金に最低でも5.5%で運用されることを前提とした法律が作られていた．法律というのは，相当に議論を経なければ成立できないものであり，この法律の成立は，熟慮の末なのではあろう．いくら熟慮をしてみても，人間の将来を見通す能力，そもそも，はじめからそんなものがあるわけもなく──そう考えるようになってかなりの月日が経つ．

　私が初めて書いた本，『再分配政策の政治経済学──日本の社会保障と医療』は2001年刊である．この本の中には，「将来のことを論ずるにあたっての考え方」という箇所がある．読み返すと，なかなかおもしろい考え方をしていたものだと思う．振り返れば，まだ30代で書いていた「将来のことを論ずるにあたっての考え方」をベースに，様々な論をブラッシュアップしていったのが，その後20年間の研究生活だったようにも思える．

　　「将来のことを論ずるにあたっての考え方」

　　　未来のことを考えるとなるとドラッカーの次の有名な言葉が思い出される．「未来は予測不可能である．未来を予測しようとすれば，現在の自分の信用を落とすだけだ」．その通りだと思う．……人口学者のキーフィッツが指摘するよう

に，「人口学者は『投影』（projection）を行い，利用者はそれを『予測』（forecast）として使うのである」．

（およそ 20 年先の）2025 年という将来の話をするさいに，与件として取り扱ってもよさそうな要因は人口構造くらいしかない．日本の政府は社会保障に対してどのような政策スタンスをとり，女性や高齢者の就業率をどのように誘導するのか．そして，その時の出生率は……．さらに，為替はどのように変動するのか，金利がどの程度になるのか，経済成長はどのくらい見込めるのかなどは，すべて未知であり，正直なところ誰も分からないのであって，〈不確実〉なのである．

不確実性研究の古典である Knight（1921）のなかでは，結果についての確率分布が既知であるばあいは〈リスク〉と呼ばれ，そのような確率分布についての知識がまったくないばあいは〈不確実性〉と呼ばれたことはひろく知られている．ここでの不確実性という言葉も，ナイトの意味における不確実と同義である．

本来，不確実なものは予測のしようがない．しかし仮に不確実のもとであっても，人は 2 つの方法で予測すると言われている．まず 1 つ目の方法として，数学者ラプラスは，〈論拠不十分の原理：principle of insofficient reason〉というものをあげる．この原理は，確率分布が未知であるばあいに，ひとつひとつの状態が生起する公算が互いに等しいとみなす方が論理的妥当性をもつとした原理である．不確実性のもとで人が予測する 2 つ目の方法は，主観的には確率分布は既知のものであると想定してもかまわないとする考え方である．事実，そうであるからこそ，本来不確実であるはずの利子率の動きに関して，はるか先まで仮定をおいて，何十年も先の年金財政の推計を独自に行い，その結果を根拠として，なんらかの政策提言を行ったりする人が現れるのであろう．

しかしながら，主観的に既知とされた確率分布，すなわち主観確率の根拠は，何に依存するのであろうか．これについては，「経済予測に限らず，つねに極端な予測を出す人は性格的に極端なのだ．こうした予測は，その人の人生観を反映しているにすぎない」というウィリアム・シャーデンの論に，わたくしは共感する．しかし共感するからといって，ここでわたくし個人の性格を披露する必要もないと思う．

　一見すれば，いわばヒューリスティックスには，相当に個性的なように見えるのかもしれない．だが，2001年に出した『再分配政策の政治経済学』ではこの箇所にとどまらず，「予測」に関しては，次のような文章もある．

　　経済学者や人口学者が長期予測をしているからといって，彼らが予測をする能力を特別にもっていると信じることは愚かなことであるという考えを基礎においている．なお，予測を生業とする職業は，人類史上，2番目に早く成立した職業と冗談めかして言われるほどに，たしかに予測に対する需要は強いようである．そして根強い需要に支えられた予測者というものは，古来，素人には理解できない方法で予測してみせては素人を驚かすのを常としてきたのであり，今日の研究者も，データの数や方程式の数を競い合って素人目には理解することが難しい方法で多くの予測をしてみせている．しかしながら，社会現象に関して定量的な長期予測をするということは，どだい無理なように思える．過去になされた多くの予測の成り行きを比較検討したウィリアム・シャーデンが結論づけるまでもなく，いま，実際に行われている複雑な方法による予測の精度は，定規を使って過去のトレンドを未来に延長する方法などの単純な手法による予測精度と変わらず，そのほとんどが外れてしまっている．それゆえに，分からないことは分からないと言い，分かることはここまでであると明言することは，いたって大切な研究姿勢であるのであって，今日の研究者には，古来の予測者の真似をしないことをおすすめする．

　先ほどから，ウィリアム・シャーデンという名前がでてくるのであるが，彼は1999年に日本で出された『予測ビジネスでもうける人びと――すべての予測は予測はずれにおわる』の著者である．シャーデンは，予測がビジネスとして成立している気象学，経済学，投資，技術評価，人口，未来学，組織計画という7分野で，現実に過去になされた予測とその結果を分析して，将来は予測不可能であるとの仮説を検証している．このあたり，彼の言葉を借りれば，

　　これらの7つの予測分野を1つずつ調べていくうちに，似たようなテーマが何度

も出てきた．どの分野でも，未来を予測しようとすると同じ問題にぶつかり，同じ誤りを犯している．一部の分野を除く，いずれも自然科学の法則は使っていない．さらに，人々が専門家の予測を信じている理由も共通している．つまり，人は偶然の出来事を，予測が見事に的中したと勘違いしたり，自分の考え方の裏付けとなる予測を信じる（または探す）傾向が強い．調査の結果では，各分野の専門家予測は軒並み外れており，未来が予測不可能であるとの私の「仮説」が証明されたかたちとなった．

「未来は予測不可能である」——私はたまたま子どもの頃から歴史が好きで，国々の治乱興亡，人々の一生を繰り返し繰り返し眺めていたら，結果をほとんど変えられない短期の出来事ならばまだしも，遠い将来が予測できると考える方がおかしいと思えていたわけで，そうした考えを，どうもかなり前から持っていたようなのである．研究者として身を立てて四半世紀以上が過ぎる．この考えはこれまで私が間違えていなかったことの中でもかなり明確なものであり，私の研究手法としての「再分配政策の政治経済学」の重要な構成要素になっていたようにも思える．

　この間，ときどき，ウィリアム・シャーデンの本からの話を，人にすることがあった．その中の 2 つほどを紹介すれば，

　　学歴の高さや職業上の専門性は経済予測の能力とはほとんど関係がない．エコノ
　　ミスト誌は 1989 年，さまざまな職業の人を対象に，10 年後のイギリス経済の状
　　況を予測するコンテストを実施し，その結果を 1995 年に発表している．それに
　　よると，清掃作業員のグループが多国籍企業の会長 4 人と並んでトップを占めた．
　　同誌はこの調査結果を伝える記事で，「ゴミ箱の中身は先行指標として有効であ
　　るとも言えよう」とコメントしている（88 頁）．

　この話はとても印象的であり，そもそも，経済予測の能力を人は持ち合わせていないのであるから，結果に，学歴の高さや職業上の専門性が関係ないのも当然と言えば当然であろう．他には，

経済予測は 1980 年代はじめころにピークを打ち，それ以降，下火になっている．誤った予測にうんざりして，企業は民間予測機関との契約を打ち切り，GE，コダック，IBM などは社内の経済調査部門を解散した．1990 年代には，インテル，マイクロソフトなどの超優良企業で，チーフ・エコノミストを置く必要性を認めているところはほとんどない．小規模な予測会社は廃業に追い込まれ，かつての有力予測機関も権威が低下し規模を縮小しており，生き残るために，事業の比重を予測から経済コンサルティングに移している（108 頁）．

　データが揃いコンピュータが進歩すれば経済予測は可能かもしれないとの夢は，それらがある程度充実してきた 1980 年代にピークを迎えていたようである．あの頃から，経済学の中で，なぜ経済予測はできないのかという研究が存在感を増し始めるようになる．

　もっとも，2001 年に出した本には次のように書いており，将来に対する読みそのものを否定しているわけではない．

　　ただし，将棋に上手・下手があるように，政治経済現象，すなわち人間の動きに対する定性的な読みの能力は，学問をすること——経験と思索を重ねること——によって鍛えられるものであるというのは，わたくしの口癖である．

　そして実際，過去，人には見えない兆しが見えて，政治経済動向の行く末が，私の読み通りになっていったこともある．

　こうした考えを深層にもつ私が，年金の論文をはじめて書くのは，2003 年であった．いわば，年金の世界へのデビュー戦の中で，私は次のように書いている（2003 年論文は 2004 年『年金改革と積極的社会保障政策』に所収．以下の頁は同書による）．

　　公的な賦課方式年金の存在意義を認める論法には，消極的賦課方式支持論と積極的賦課方式支持論とでも呼ぶことができる 2 種類がある．前者の消極的賦課方式支持論とは，積立方式の方が理論的には望ましいのであるが，現在の賦課方式から積立方式へと移行するためには二重の負担が生じる．この二重の負担を避ける

ためには，現行の賦課方式を維持せざるを得ないために，年金の財政選択は賦課
方式で仕方がないと考える論法である．これに対して，ここで伝える論法は，二
重の負担問題がなくとも，公的年金の財政方式は，賦課方式の方が積立方式より
も望ましいから賦課方式を支持するという，積極的賦課方式支持論である（9-10
頁）．

当時，世の中では，積立方式こそが正しいと考える者が多く，賦課方式につ
いては消極的な論しかなかった．そこに，賦課方式の意義を積極的に認める積
極的賦課方式論を唱えたわけである．その理由はというと，実は，先に紹介し
た「将来のことを論ずるにあたっての考え方」が決定的な影響を与えていたの
である．2003年に初めて書いた年金の論文の中には，先述の「積極的賦課方
式支持論」を書いた文章の前に，次がある．

　市場は，わたくしが思っているほどには不確実ではないということになれば，賦
　課方式の公的年金が，私的であれ公的であれ積立方式の年金よりも望ましいとす
　る判断は変わる可能性はある．よって，わたくしに，賦課方式の公的年金は十分
　な存在意義をもつとする考えの間違いを指摘しようと思う人は，ぜひとも，わた
　くしが考えているほどには市場は不確実ではないことを説得して欲しいし，そし
　て，そのことを説得するためにどうしても必要となる，われわれ〈人間の予測
　力〉というものはわたくしが見限っているほどに当てにならないものではないこ
　とを示して欲しいと思う．そうしたことを示し，説得してもらわないかぎり，わ
　たくしは公的年金を支持しつづけるであろうし，さらには，公的年金の存在を前
　提に人生設計をたてている人々の姿勢を，一部の人たちが頻繁に口にする‘自
　助努力’の欠いた姿勢であるとみなすこともない（11頁）．

　このように，「将来のことを論ずるにあたっての考え方」は，広範囲な世界
でのものの考え方，さらには人の思想というものに影響を与えていくことにな
る．私がこれまで築こうとしてきた「再分配政策の政治経済学」の大きな特徴
は，将来において確実なことは将来は不確実 uncertainty である，という思考
の原点から生まれてくることにもなる．その応用としての財政の持続可能性に

ついては、r（名目金利）と g（名目成長率）の大小関係が意味をもつことになるのであるが、これに関しても、将来の r と g の関係など誰にも分からないのだから、せめてまずは、r＝g で持続可能な財政システムを構築しておくべきと論じ続けることになる。

2007 年には，財政検証のための経済前提を設定するために社会保障審議会年金部会の下に設置された「経済前提専門委員会」の委員となる．財政検証は，およそ 100 年先までの財政見通しを行うのであるが，100 年先の予測などできるはずもないのであるから，ここでの試算は予測ではない――．会議では，そういうことを繰り返し話していた．そして今では，財政検証は，次の作業を行うこととされている．

> そもそも，財政検証の結果は，人口や経済を含めた将来の状況を正確に見通す予測（forecast）というよりも，人口や経済等に関して現時点で得られるデータの将来の年金財政への投影（projection）という性格のものであることに留意が必要である．このため，財政検証にあたっては，複数ケースの前提を設定し，その結果についても幅を持って解釈する必要があるものである（年金部会資料）．

財政検証では，不確実な未来に対して，投影として複数ケースが試算され社会が目指すべき方向性との乖離を確認し，政策による出来事の経過を修正する機会を提供するツールとして活用されている．先に紹介したように，将来が不確実というのは，確率分布が未知ということである．その場合には，ひとつひとつの状態が生起する公算が互いに等しいとみなす方が論理的妥当性をもつ――論拠不十分の原理，不十分理由の原理などと訳される，Principle of insufficient reason とはそういうことである．

第 4 回　分配問題と価値判断

2012 年の秋，私は別に薬剤経済学の専門家でもなんでもないのに，突然，Health Technology Assessment（HTA：医療技術評価）の世界に参入させられてしまうことになる．そのあたりの経緯と議論の詳細は，『ちょっと気になる政策思想　第 2 版』「第 6 章　研究と政策の間にある長い距離――QALY 概念

の経済学説史における位置」で論じている．そして，今年（2020年）になっても，2月に開催された医療経済評価（費用対効果）のフォーラムに呼ばれて，話をすることになった．どうしてそういう展開になったのか？　という問いを立てることが許されるのであれば，それはたぶん，政策研究における価値判断の問題について，普通の研究者よりも永く考え続けてきたからだろうと答えたくなる．このあたり，なぜ，私が，自分の研究領域として，「分配」，「再分配」という言葉にこだわり続けてきたかということとも関係する．

　この連載でこれまでも何度か出てきた，2001年に最初に出した本『再分配政策の政治経済学――日本の医療と社会保障』には，「序章」というものを設けていた．連載第1回で紹介した「政策は，所詮，力が作るのであって，正しさが作るのではない」という言葉は，第1章の冒頭の言葉であるが，序章は次の文章からはじまる[85]．

問題意識の形成

　　経済政策の大部分の問題には，利害の対立がある．……無条件的諸原則や基礎的諸概念の帳幕をどんなに張っても，利害対立は依然として存在している．……経済学を実践的技術もしくは技術学にするために，われわれは経済的利害の場を詳しく分析しなければならない．そのような分析に対する主要な障害は，制度的枠組みが所与のものではなく，多様な方向と多様な程度で変化しうるという事実である．その上，われわれはどんな制度的変化が実現可能であるのかを推定するためには，社会群の間の力の分布を知らなければならない．

　　Gunnar Myrdal（1930）／［山田雄三・佐藤隆三訳（1983）『経済学説と政治的要素』］

　グンナー・ミュルダールの言葉には，どうしようもなく惹かれてしまう．利害の衝突がなく調和が支配する世界では，経済学者は容易に政策提言を行うことができるし，そもそも，そうした第三者からの政策提言がなくとも，当事者同士の話し合いのなかで，経済政策，社会政策の問題は解決されてしまうことになる．しかしながら，ほとんどの状況で当事者同士の利害は対立している．

85　『日本の医療と社会保障――再分配政策の政治経済学』3-4頁．

　そうしたなか，みずからを利害が衝突する社会における第三者にみたてて，いずれの立場を支持すべきかを言うためには，ある種の難しい判断が必要となる．その判断は，決して自分の利害得失を吟味することではなく，いずれの利を軽くみるか重くみるか，いずれの言い分を是とみるか非とみるかの判断である．

　これについては，福澤先生も『文明論之概略』のなかで論じているように，「利害得失を論ずるは易しといえども，軽重是非を明にするは甚だ難し」．

　たしかに，軽重是非を論ずるのは甚だ難しい．おおよその世界でも，これに成功した人が，知的巨人と呼ばれることになるようである．この難事に挑んだ巨人としては，『三教指帰』のなかで三教，すなわち儒，道，仏をならべて，仏教が一番とした空海や，写生と技巧をならべて，歌は写生でなくてはならないとした子規などがすぐに思いだされる．しかしながら，非常につらいことには，われわれのような者も，政策を論じるばあいには，大なり小なり，物事の軽重是非というものを論ぜざるを得ない立場に追い込まれる．経済学では，効率という価値に，

　他の価値をならべ重ね，それら価値の間の軽重是非を論じる判断を不可避とする問題を，〈分配〉もしくは〈再分配〉の問題と呼んでいる．そしてこの問題は，利害が衝突する場では，いつも確実に生じるのである．本書では，この〈再分配〉の問題を，取り扱うことになる．（以上，2001 年の文章より）

実証分析と規範分析

　社会保障政策というのは，どう考えてみても，市場で生み出された所得（付加価値）の分配，そして市場によって分配された所得を政府が再び分配し直す再分配に関わる政策である．ところが，伝統的な経済学というのは，こうした分配，再分配政策に関して，残念ながらほとんど何も語ってくれないのである．ここから先の話をするためのスタート地点として，経済学をはじめとした社会科学には，Positive analysis と Normative analysis の 2 種類があるということから説明しよう．

　通常，Positive analysis は「実証分析」と訳され，あるいは，この分析が「なぜ？」という問いに対して事実を解き明かすことを行うので「事実解明的分析」と訳されることもある．Normative analysis は「規範分析」と訳される．経済学のなかでは前者に相当するのが実証経済学，後者は規範経済学と呼ばれている．実証分析では，答えの形はドイツ語では sein，英語では be 動詞とな

図表82　エッジワース・ボックス
契約曲線と分配問題

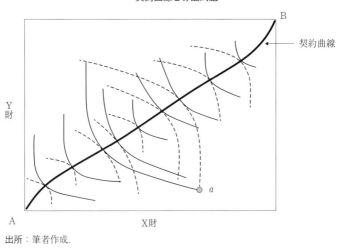

出所：筆者作成.

る．典型的には，天文学とか物理学の世界である．これに対して，規範分析の答えの形は，ドイツ語では sollen，英語では should という助動詞がつく．重要なことは，規範分析の背後には必ず価値判断があるということである．

　経済学は，何をどのように生産するべきかについては，「効率性」という価値基準を用いて規範分析を続けてきた．経済学における効率性とは，19世紀末から20世紀初頭に活躍した経済学・社会学者ヴィルフレッド・パレートが唱えた「他の誰もが損害を被ることなく誰かが利得を得ることがない状況」というパレート効率性のことを指す．これを図に示すと図表82のようにエッジワース・ボックスになる．

　いま，A氏とB氏がX財とY財の取引をしている社会を考えてみる．ボックスの中に描かれているのは，A氏とB氏の効用の水準を示す無差別曲線である．無差別曲線とは，地図に描かれた山の等高線のようなもので，実線で描いたA氏の無差別曲線は，彼からみれば，X財とY財の所有量が異なっても同じ効用をもたらしてくれる組み合わせであり，それぞれの所有量が増えていく北東方向に行くほど，彼の効用は高まっていく．破線で描いているB氏の無差別曲線は，南西に向かうほど効用は高くなっていく．

　いま，初期点が a にあるとする．a では A，B 両氏の無差別曲線が交わっており，ふたりとも相手に損害を与えることなく自分の効用を高めることができるスペースがある．この状態を，パレート改善の余地があるという．しかしながら，パレート改善がなされる取引をふたりが自発的に行っていくと，いずれは，無差別曲線が接してしまう．そこでは A 氏，B 氏が新たな利得を得るためには，相手に損害を与えなければならなくなる――つまり人に迷惑をかけないと自分の満足を高めることができない．ここで厄介なことには，無差別曲線が接した点は，ただひとつではなく，初期点のあり方とふたりの交渉力次第で，ボックスの中に太線で描いているように「点」ではなく「線」として存在することである．この線は「契約曲線（contract curve）」と呼ばれ，契約曲線の上のどの点を選択すべきかを考えることを，経済学では「分配」問題と位置づけてきた．そしてこの契約曲線上の一点を選択する分配問題に解を与えるには，公平とは何なのかなどを表す，パレート効率性とは異なる何かもうひとつの概念が必要となってくる．

　公平は，効率とは異なり，極めて多義的であり，それゆえに論争的である．公平については，倫理学の世界では，功利主義だ，直観主義だと，その優位性をダイレクトに論じて，「功利主義のほうがロールズの maximin 原理よりも望ましい」とか「いやいや，そうでない」という議論をするのであるが，経済学は，そうした議論の方向には向かわなかった．経済学では，個々人の選好が世の中に存在するのを与件として，個々人の選好を民主的手続きのもとでいかに集計することができるかと問うことにより答えを出そうと考えてきた．しかし，そうした試みも，やはりダメだった．ケネス・アローという経済学者が――日本では，宇沢弘文先生を 1956 年にアメリカに呼んだ宇沢先生よりも 7 つほど年上の経済学者と言えばイメージしやすいか――，そんなことは不可能だと証明してしまうのである．それは，「アローの不可能性定理」として有名で，彼はこの業績も考慮されて 1972 年にノーベル経済学賞までもらっている．そうなると，困ったことになる．アローの不可能性定理は，なんらかの客観的・科学的な方法で，分配問題に政策解など導き出すことはできないことを意味してしまう．どんなに子細に調べようが，どんなに緻密な計算をしようが，分配問題に科学的な政策解など存在しえない．政策を論じることは，規範分析の世界

にいることなのだが，その政策がパレート基準に抵触する——誰かが利得を得ることが誰かに損害を与える——場合には，政策提言者は，自然科学者のような純粋な科学者の立場ではいられなくなる．

ケインズのいう経済学は道徳科学

そうした，アローまでの流れとは全く関係なく，アローよりは40年ほど前を生きたケインズは，1938年に「経済学は，本質的に道徳科学（モラル・サイエンス）であって，自然科学（ナチュラル・サイエンス）ではない．換言すれば，それは内省と価値判断を用います」と論じていた．医療経学の泰斗フュックスも，「きちんと論証された経済研究は，それはそのまま政策化されると経済学者が考えるとしたら，それは甘い．政策は，分析と価値判断の両方に基づいて決められる」と若い研究者たちに忠告していたが，その通りだと思う．

先に紹介したミュルダールは，1930年代，彼が40歳前後の頃は，経済学説のなかから「あらゆる形而上学的要素を徹底的に切り捨ててしまえば，一団の健全な実証的経済理論が残る」だろうとの期待をいだいていたのだが，価値前提を排除した社会科学が実践性の乏しいものになると，後に悟ったことを回顧している．

価値観明示主義と本位論

ケインズの言う道徳科学における学問としての誠実さを示すのであれば，どのような価値前提を，いかなる理由で設けているのかを明示することくらいしかなくなってくる．ミュルダールは，晩年に，「価値観明示主義」とも呼べる手法をとることによって学者としての誠実さを示そうとするのだが，私も，そういう手法しかないだろうと思って，遥か昔からそういう姿勢を意識してきた．次は，2004年2月に，福澤先生について語る座談会に呼ばれた時に，話したことである[86]．

> 権丈：私の専門は社会保障で，これは経済学のなかでも分配問題・再分配問題を扱う領域です．分配問題には，困ったことに，みんながみんな得をするような余

86　『医療介護問題の考え方——再分配政策の政治経済学Ⅲ』580-590頁．

地はなかなか見出せない．もしそういう余地があるのならば，その方向に政策を押し進めるべきだと言っておけば，あまり批判されることもないために大した苦労はしなくてもすみます．ところが分配問題というのは，誰かが得をすれば誰かが損をするという世界での問題です．社会保障の研究をしていると，誰かが得して誰かが損をするだろうけど，それでも以前よりもましであるなどと論じるための価値判断にどうしても触れざるを得ない．価値判断から独立したものであろうとしてきた社会科学の世界には，分配問題は馴染まないということが，経済学の教科書にも書いてあったりする．けれども，そんなことを言っていたら我々の仕事は成り立たない．じゃあどうすればいいんだと学生時代から，疑問に思っていたわけです．

『文明論之概略』は日吉の学生の頃に読んでいたと思うのですけど，それから数年後，ある時ふと『文明論之概略』の内容と先の疑問が結びついたと言いましょうか，何のことはない，福澤先生がすでにヒントを書いていた．『文明論之概略』の「本位論」は先生が慧眼の士であることを私に実感させたはじまりだったと思います．後に経済学のいろいろな本を読んでいるうちに，この価値判断の問題をダイレクトに扱っているグンナー・ミュルダールという経済学者にも出会いました．ミュルダールは福澤先生と似た問題意識を持っていて，彼の人生の後半では価値観明示主義みたいなアプローチをとるようになります．そのあたりが福澤先生の本位論とウリ二つなのです．二人の共通点は価値の相対主義を厳守していることと社会科学方法論に関して創造的破壊者であることですね．文章にも似たような快活さがあります（以上，2004年の文章より）．

ピケティがやろうとしたこと

　2013年，ピケティの『21世紀の資本』がフランス語で出され，2014年に英語，そしてその年末に日本語訳が出されて，翌年には日本でも大きなブームになった．この本が目指したことは，「分配問題を経済分析の核心に戻す」ことであった——「戻す（back）」，つまり19世紀には分配問題は経済学の核心にあった．しかし20世紀に主流であった経済学はこの問題を隅においやってしまっていた．だが分配，再分配は，誰かがどこかで問い続けていかなければならない極めて重要な問題であるはずなのである．「再分配政策の政治経済学」は，そうした反主流の意図を込めて使ってきた言葉であった．

追記

エッジワース・ボックスの応用編については,

『ちょっと気になる政策思想　第 2 版』へワープ!!

知識補給　アダム・スミスとリカードの距離——縁付きエッジワース・ボックス
(312 頁)

第 5 回　社会保障の再分配機能

社会保障のミクロとマクロの機能

　再分配政策の政治経済学は,　社会保障を研究しはじめた私が,　いつの頃から
か使い始めた言葉である.　そしてこの政治経済学の観点から,　社会保障につい
ては次のように説明してきた.

　　時代時代の中で人々の消費スタイルを強く規定する主要な財・サービスの消費需
　　要が飽和しているような成熟した資本主義社会においては,　社会保障は国内消費
　　の飽和を緩和させるために,　消費が飽和していない人や領域に所得を再分配する
　　役割をはたすことになる.　いわば,　社会保障は,「市場問題」と「生活問題」を
　　同時に解決する政策として意識され,　利用されることになる.
　　　　　　　　　　　　　権丈（2021）『ちょっと気になる政策思想　第 2 版』163 頁

　違った角度からは,　次のような説明もしてきた.

　　ミクロには市場が貢献原則に基づいて分配した所得を,　政府が必要原則に基づい
　　て修正する再分配制度であり,　マクロには基礎的消費部分を社会化することによ
　　り,　広く全国に有効需要を分配するための経済政策手段である.
　　　　　　　権丈（2009）『社会保障の政策転換——再分配政策の政治経済学 V』63 頁

　前半は上述の,　個々の家計の「生活問題」を解決するために社会保障は存在
し,　後半は——国全体が抱える「市場問題」を解決するために存在するのが社
会保障であるという定義である.　そして前半のミクロの役割と後半のマクロの
役割は密接に関わっている.　今回は,　前半の話をしておこう.

図表 83　再分配政策としての社会保障

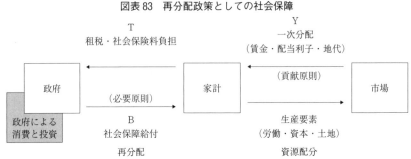

出所：権丈（2020）『ちょっと気になる社会保障　V3』127 頁.

分配の貢献原則と必要原則

　まず前半を説明すれば，次のようになる.

　図表 83 の中央にある家計は，みずからが所有している労働，資本，土地という生産要素を市場に供給し（家計から市場への矢印→），その見返りとして所得（Y）を得る（市場から家計への矢印←）.　この所得は，労働に対しては賃金，資本に対しては配当・利子，土地に対しては地代という方法で分配される.　ちなみに，経済学では，生産活動の成果を分け与えることを distribution（分配）と呼び，資本，労働，土地などの生産要素を生産活動に投入する側面を allocation（配分）と呼んで，分配と配分を使い分けている.

　市場が所得を分配する原則は，生産要素が生産活動にどの程度貢献したかに応じて分配するという「貢献原則」である.　こうした分配を，市場による所得の一次的な分配という意味を込めて所得の「一次分配」と呼ぶこともある.　この一次分配を対象として，政府は租税・社会保障負担（T）を課して公共政策を行うための資金を徴収することになる（家計から政府への矢印←）.　そして政府は，徴収した資金，すなわち財源を用いて，公務員を雇用したり公共事業や，警察・国防などの公共サービスを供給する.　同時に政府は，徴収したかなりの財源を，今度は，社会保障給付（B）として，家計が必要としている程度という「必要原則」に基づいて再び分配することになる（政府から家計への矢印→）.　このような，市場による一次分配を，社会保障が再び分配し直すことが社会保障による所得の「再分配」である.　つまりは，社会保障という再分配制度の基

本的な役割は，先の定義にまとめたように，市場の分配原則である「貢献原則」に基づいた所得分配のあり方を，家計の必要に応じた「必要原則」の方向に修正することだということになる．

『所得再分配調査』と等価所得

　市場による貢献原則に基づく所得の分配を，必要原則に応じて修正することによって，何が起こっているのだろうか？

　これを知ることができるのが『所得再分配調査』（厚生労働省）である．この調査は，国民皆保険・皆年金施行 1961 年の翌 1962 年から概ね 3 年に一度実施されており，直近の調査報告書は平成 29 年調査となる．

　この調査結果を読むために必要となる次の用語を紹介しておく．

- 当初所得：所得税や社会保険料を支払う前の雇用者所得，事業所得などの合計．公的年金などの社会保障給付は含まれない．
- 再分配所得：当初所得から税や社会保険料負担を控除し，公的年金などの現金給付と医療，介護，保育などの現物給付を加えたもの．
- 再分配係数（%）＝［(再分配所得－当初所得)／当初所得］×100

　ここでは，当初所得と再分配所得に焦点をあてて，社会保障がどのような再分配をしているのかをみていく．その前に「等価所得」というタームの説明をしておく．『所得再分配調査』は，世帯単位で集計されている．ただ，例えば，1 人世帯と 2 人世帯の家計を比べてみると，食料などは 2 人分必要であっても，住居やテレビなどの耐久消費財は共有が可能である．そのため，2 人世帯は 1 人世帯の 2 倍の消費を必要としない．そこで OECD などでは世帯所得を世帯人員の平方根で除して——たとえば 3 人家族ならば $\sqrt{3}=1.732\cdots\cdots$ で世帯所得を割って——それを世帯単位の所得として，これを「等価所得（equivalent income）」と呼んで，世帯員単位での比較を行っている．『所得再分配調査』も同じ方法を採っている．

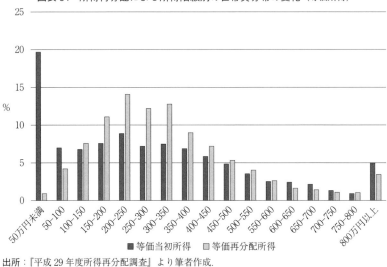

図表 84　所得再分配による所得階級別の世帯員分布の変化（等価所得）

出所：『平成 29 年度所得再分配調査』より筆者作成.

再分配は誰から誰になされているのか？

　社会保障による，「貢献原則に基づく分配を必要原則に基づいて修正」する再分配が，結果として誰から誰に所得を移転しているのかを観察してみよう．

　図表 84 をみると，社会保障による所得再分配により等価所得の当初所得100 万円未満の人数が大幅に減り，当初所得 100 万円から 600 万円くらいまでの世帯員の数が増えていることがわかる．対して，600 万円以上の人数が減っていることも見て取ることができる．

　図表 85 をみれば，社会保障の拠出（税 + 社会保険料）は能力に応じて，給付は必要に応じて行われていることが分かる．

　そして高所得者も中所得者とさほどかわらない水準の給付が行われていることが分かる．これは医療，介護，年金などの社会保険制度を，あらゆる所得階層の人たちが利用しているからである．このことは，税による生活保護のように，中・高所得者は負担するのみで給付には関係がないという制度と社会保険制度が根本的に異なり，中・高所得層にも自分も必要なときは利用できる制度であるという意識を持たせる社会保険の特徴である．社会保険制度は，言わば

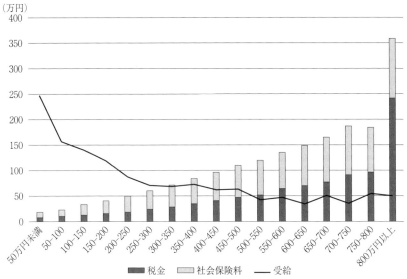

図表85　当初所得階級別所得再分配状況（等価所得）

出所：『平成29年度所得再分配調査』より筆者作成.

　統治制度であり，制度を支える負担者たちを制度に包摂する仕掛けでもある.

　図表86は年齢階級別所得再分配状況である. 所得の低い高齢者の所得を，年金，医療，介護などにより底上げしている姿が描かれている.

ジャンプ　知識補給　社会保険における高所得層の包摂　307頁へ

再分配はどこからどこになされているのか？

　所得再分配機能の観察として，最後に，どこからどこにという，地域間の所得移転をみてみよう. 図表87に見るように，当初所得の高い地域から低い地域へと再分配が行われていることが分かる.

　図表88は県民所得と家計最終消費支出に対する公的年金の比率である. 公的年金の対家計最終消費支出比が，2割を超える県もある.

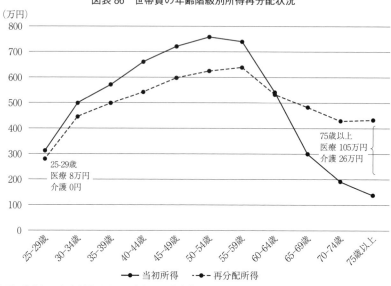

図表 86　世帯員の年齢階級別所得再分配状況

出所：『平成29年度所得再分配調査』より筆者作成.

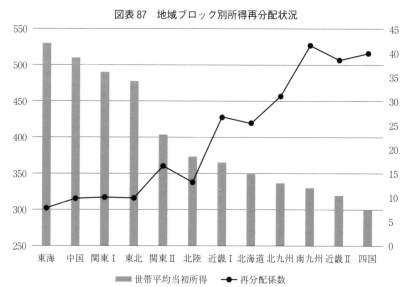

図表 87　地域ブロック別所得再分配状況

出所：『平成29年度所得再分配調査』より筆者作成.

図表 88　公的年金が地域経済を支える役割（平成 27 年）

都道府県（高齢化率）	対県民所得化（↓降順）	対家計最終消費支出比
島根県（33.6%）	18.2%	23.5%
鳥取県（31.0%）	17.5%	20.5%
秋田県（35.6%）	16.3%	18.9%
愛媛県（32.1%）	16.2%	19.3%
長崎県（31.3%）	16.0%	18.1%
高知県（34.2%）	15.8%	18.8%
奈良県（30.3%）	15.8%	20.6%

出所：厚生労働省年金局作成.

図表 89　所得再分配によるジニ係数の変化

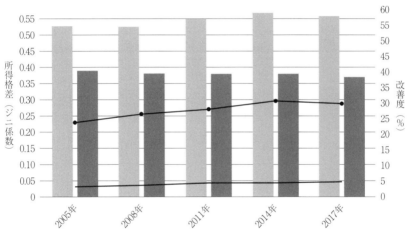

出所：『平成 29 年度所得再分配調査』を基に筆者作成.

格差と再分配

　こうした様々な社会保障制度を通じた様々な次元での再分配により，日本全体での格差の縮小が図られている.

　図表 89 にあるジニ係数とは「不平等指数」のひとつであり，所得格差の程度を示した指数で，全世帯の所得が完全に平等なら「0」，1 世帯が全体の所得を独占してほかの世帯の所得がないと「1」になる計算で，格差が大きいほど 1 に近づく. この国では，ほとんど社会保障のみが格差問題を解決しようとし

ている．

　さて，こうした所得の再分配が，「マクロの観点からみると，基礎的消費部分を社会化することにより，広く全国に有効需要を分配するための経済政策手段である」となる．この経済政策というのはいかなる意味をもつのか．それは，次回に譲ることにしよう．

　その前に今回の最後にひとつ述べておく．社会保険料の賦課対象の所得に上限があるために，社会保険料率は所得が高くなると料率が下がるという意味で逆進的である．しかし，逆進的な社会保険料率であっても保険料は高所得者の方が多く払っているのであるから，給付も勘案すれば，結果的に社会保険制度は高所得者から中低所得層へと相当の再分配を行うことになる．この点，消費税も然り．逆進的な消費税で，社会保障の給付を行うとすれば（すなわち，社会保障目的消費税），給付額から負担額を引いたネットの給付は低所得層にとってはプラスとなり高所得層にはマイナスとなる．

　ところが，そうした給付側面とセットにせずに，費用負担の側面だけを切り離して論じるのが教科書的な説明である．そこでは，所得税は累進税，消費税は逆進税と教えるのみで終わる．しかしながら，そのような，負担を支出と切り離して考え，さらには教えるという方法は，五公五民などと論じればすんだ封建時代や絶対君主制を支えた官房学の中でならまだしも，20世紀に入ってからのように，政府規模の拡大が所得の再分配に基づく時代の考えから，教え方としては不適切である．そうした教育を受けた側は，フランスで付加価値税という財源調達力が極めて高い税が発明されたゆえに，彼の国で大規模な給付を行う福祉国家の建設が可能になったという側面，そして多くの福祉先進国がそれに倣ったという側面などを知らないままに終わってしまうことになる．

　社会保障の財源は累進税が適していると考える向きがある．だが，市場による所得分配が元々，右にすそ野が広がるように歪んでいるために，初めから中低所得層が多く高所得層の方が少ない．ゆえに，図表71（197頁）に見るように所得税を課すことのできる課税所得は「漏斗」を逆さにしたような「逆さ漏斗型」とも言える分布をしている．漏斗の注ぎ口あたりに課税しても，多くの税収を得ることができないのである．たとえば，給与所得4,000万円以上の所得に100%の所得税を課しても2.6兆円，消費税1%分ほどの税収しか得るこ

とができない.

　もっとも，課税所得の多くが分布している所得税率5%が課される所得層の
税率を上げたり，課税最低限以下の所得層に新たに所得税を課せばそれなりに
多くの税収を得ることができるが，そういうことを政治は実行することができ
るのだろうか．もしそうした中低所得層への所得税の増税が難しいということ
であれば，累進税である所得税は，逆進税である消費税よりも財源調達力が弱
くなる．仮に，所得税と消費税を比較するのであれば，福祉国家における巨額
の，そして同額の税収を得るための手段として比較しなければならないはずで
ある．

　そして付加価値税を発明したフランス出身のピケティが言うように，「万人
にかなりの拠出を求めなければ，野心的な社会給付プログラムを実施するため
の国民所得の半分を税金として集めるのは不可能」である——つまりは，充実
した社会保障を準備するためには，少数のある特定の人たちに財源を求めるだ
けではとても足りず，どうしても万人の協力を必要としてきた．20世紀の半
ば頃から，福祉先進国で広く国民全般に協力を求める税，すなわち付加価値税
（日本では消費税）が普及していったのは，そうした理由による．

　もう一度ピケティの言葉を借りれば「現代の所得再分配は，金持ちから貧乏
人への所得移転を行うのではない．……それはむしろ，おおむね万人にとって
平等な公共サービスや代替所得，特に保健医療や教育，年金などの分野の支出
をまかなう」ような，国民に還元される大規模な給付をまかなうためには，国
民全般から財源を調達するしか方法がない．どの国も，所得再分配を旨とする
社会保障が最大の歳出項目となった時代に，税の特徴を教える際に，費用負担
の側面だけを切り離して消費税は逆進的という教え方は弊害の方が大きい．

『ちょっと気になる社会保障 V3』へワープ‼
知識補給　国家財政の増大と「広さの怖さ」と「広さの強み」（271頁）

　図表90には，消費税で調達した財源を用いて国民に均等に分配する社会保
障目的消費税に関して，ネットの受取額（＝支払い消費税額－給付額）を所得Y
で割った平均税率を描いている．この平均税率は，所得が上昇すれば増加する，
つまり限界税率はプラス＝累進的になる．詳細は，『ちょっと気になる医療と

図表90　社会保障目的消費税は累進的な平均税率

社会保障給付を消費税で賄うとジニ係数は小さくなる
（社会保障目的消費税は累進的＝限界税率はプラス）

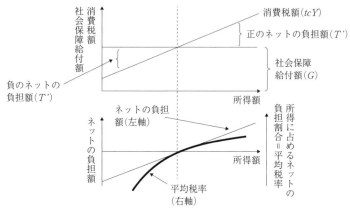

出所：『ちょっと気になる医療と介護　増補版』202頁.

介護　増補版』に譲るとして，消費税は逆進的であるという理由で，この財源が持ついくつかのメリットを考慮することもなく全否定してきた日本の歴史は，奇妙で残念な歴史であるように思える.

第6回　手にする学問によって答えが変わる

　前回，「生活問題」と「市場問題」を解決するために存在するのが社会保障であり，前回は，前者の「生活問題」に関わる話だと論じた．今回は，後者の「市場問題」に関わる話になる.

　ここでひとつ問いを出しておこう．最近の国内総生産（GDP）は，五百数十兆円である．このGDPは，生産力，供給が決めているのか．それとも，需要が決めているのか．いずれか小さい方が決めていることになるわけだが，あなたはどう考えるか？

　供給が決めていると考えるのであれば，成長戦略は供給力の増強を図れば良しということになる．逆に，需要が決めているというのであれば，成長戦略はいかにして需要を育てるかということになる.

　経済学は長らく，短期の景気変動は需要が決め，長期の成長は供給の問題で

あると考えてきた．だがはたして本当にそうだろうか．『ちょっと気になる政策思想　第 2 版』で「知識補給　経済成長を需要サイドから見れば——青木 = 吉川モデル」で紹介した吉川洋東大名誉教授は『マクロ経済学の再構築』(2020) で次のように論じている．

　「需要不足は長期的には価格の調整を通じて解消される」というのは，これまで論じてきたように，ワルラスの一般均衡理論というパラダイムに基くドグマにすぎない．しかし，「短期」の「循環」，「長期」の「成長」というのは，今，経済学者がごく当たり前のこととして前提にする考え方だ．

吉川洋『マクロ経済学の再構築』181-182 頁

　また，吉川氏と登る道は違うが，同じく需要サイドからみた経済学という山の頂を目指す小野善康大阪大学名誉教授は，『不況のメカニズム』(2007) で次のように具体的に論じている．

　新古典派は，需要不足は物価や賃金が調整されていないから起こる現象であり，それらが調整されれば必ず解消されると信じるようになった．すなわち，ケインズ経済学は物価や賃金が十分に動かない短期の経済を考える分析手法であり，時間が経ってそれらが十分に調整される長期には，需要と供給が一致する新古典派的世界が現れるという考え方である．

小野善康『不況のメカニズム』19-20 頁

　そして私も，『ちょっと気になる政策思想　第 2 版』(310 頁) には，次のように書いている．

　短期的な調整，すなわち固定資本形成の手控えが累積した今日の資本量と，現存する労働力をフル（あるいは平均）稼働した生産力が，「計測された」潜在生産力である．つまり，計測された潜在生産力は過去の短期的な景気変動の影響を受けている．いわゆる「履歴効果」(hysteresis) と呼ばれるこのあたりに考えが及ばず，短期と長期は独立で，長期総供給曲線に影響を与えるサプライ・サイドへ

の政策のみを成長戦略と捉えている論者は多く見受けられるが，ただの想像力不足とみなしてよい．

このあたりの話は長くなる．だから，『ちょっと気になる政策思想』を書いている．詳細はそちらに譲り，ここでは概略を紹介しておく．

社会保障と関わる経済学の系譜

経済学は，社会保障を，資本主義社会，市場社会の中に大きな塊として存在する異物であるかのように教える．世に言う経済学者たちが揃ってそうした考えをすることからも，大方の推測はつくと思う．別に彼らがそう考えついたからではなく，彼らが学習した経済学がそういう作りになっているのである．

オーソドックスな経済学では，将来は何が起こるか分からないという不確実性（uncertainty）を前提として考えようとはしない．そこに，合理的で将来を見通せ，かつ強靱な意思の持ち主である合理的経済人を登場させて，彼 and/or 彼女の振る舞いに関して思考をめぐらせるのであるから，世の中のできごとは自己責任の問題になっていく．その上，経済学では，生産された財・サービスは，価格メカニズムが働いて，それ自らの需要を作るという市場への信頼が奥底にある．ゆえに，経済政策としては，社会全体の生産力をいかに高めていくか，供給，つまりは生産者たちが何を求めているかを聞いて叶えることが最重要と教える．

だが，こうした話は本当なのか？　市場の働きを妨げない政府が望ましく，そこに暮らす人々に生活上の問題が起こったとしても，それを自己責任とする．経済は成長こそが重要で，それを実現してくれそうな人たちを見分けて優遇して上げ潮政策をとっていれば，シャンパンツリーのように富がトリクルダウンして下層の人も救われる——そういう一貫した話を信じたい人がいることは理解できる．世に言う成功者たちはそうしたバイアスを持っていよう．しかしながら，政府による介入を嫌う人たちの希望はそうだとしても，世の現実がそうなのかどうかは別の話である．

そうしたことを，長く問い続けてきた気がする．そしてある頃から，「手にする学問が異なれば答えが変わる」という話をするようになっていた．そして

その話をする際に意識してきたのが，図表91の社会保障と関わる経済学の系譜である．

この図にあるように，経済学の始祖アダム・スミスの直後に，経済学は，ジャン＝バティスト・セイ——供給はそれ自らの需要を作るというセイの法則（販路法則）の提唱者——やリカード流の，この図で言えば「右側の経済学」と，マルサス流の「左側の経済学」に分かれる．

マルサスは，アダム・スミスに反論し，そしてスミスの考えを単純化して継承し，セイの法則を唱えるリカードやセイに対しても反論するのだが，残念ながら標準的な経済学は，ずっと右側であった．そして両大戦間期に，ケインズによって左側の経済学が，市民権を得ることになるが，今から考えると，そう長くは続かなかった．

この右側の経済学と左側の経済学は，思想とも密接に関わってきた．右側はリバタリアン，そして左側はリベラルとなる．こうした相容れない政治思想との関わりがあるために，右側の経済学と左側の経済学が融合していく流れなどまったくなかった．

リバタリアンとリベラル

リバタリアンとリベラルという言葉を少し説明しておこう．

リバタリアンとは，「自由」という価値に最も重きをおく人たちのことである．図表91に登場するハイエク，フリードマンの考え方がそうである．彼らが個人的自由，経済的自由を重視する理由は，それが福祉を最も高進させると考えるからであり，その信念に基づいて国家の介入に反対の論陣を張る．

対して，左側の経済学はリベラルとの親和性が高い．リベラルについては，ニコラス・バーというLSE教授の説明にしたがえば，次のような特徴がある．

1. "生産，分配，交換"の手段としての私有財産は，明確にそれ自体が目的ではなく，政策目標の達成に向けた手段として考えられる．
2. リベラルの理論は，分配の原理を含んでおり，その原理は平等主義的な含意を持ち，特定の状況下では所得再分配は国家の適切な機能であると考える．

図表91　社会保障と関わる経済学の系譜

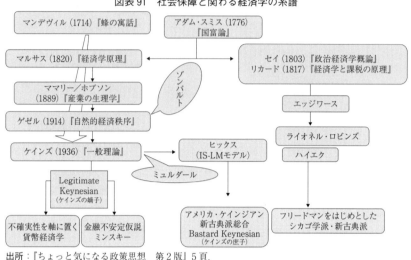

出所：『ちょっと気になる政策思想　第2版』5頁.

　リバタリアンもリベラルも，社会の総厚生の極大化が目的であるという意味では，共通している．ところが，両者には，経済学モデルにおける人間像に決定的な違いがある．右側の経済学では，"合理的経済人"という，金融街であるシティー（リカードが想定）やパリの金融街（ワルラスが想定），そしてウォール街に住んでいるような人たちの性質に近い人間モデルが想定されており，左側の経済学では，前世紀の後半あたりから不確実性の経済学や行動経済学により合理的経済人の修整を図ろうとしてきた．

見えざる手 vs 合成の誤謬

　右側の経済学と左側の経済学では，理論を組み立てる上でのスタート地点が異なっている．このあたりの詳細は，『ちょっと気になる政策思想』の第3章を参照してもらうとして，ここでは概要を説明しておこう．

　右側の経済学は，スミス以来の「見えざる手」が前提される．この前提のもとでは，ケインズが批判した「私的利益と公共善の間の神の摂理による予定調和」という思想が帰結されるため，レッセ・フェール（自由放任）が尊重され

図表92　右側の経済学と左側の経済学の前提の相違

ケインズの嫡子（legitimate Keynesian） 左側の経済学	新古典派経済学 右側の経済学
合成の誤謬	見えざる手
不確実性（uncertainty）	リスク（risk） エルゴード性の公理
流動性選好 資産選好	貨幣ヴェール観 貨幣数量説
貨幣経済 monetary economy	実物交換経済 real-exchange economy
有効需要理論	セイの法則

出所：『ちょっと気になる政策思想　第2版』52頁.

る．対する左側の経済学は，「合成の誤謬」，すなわち個々の経済主体が自らに都合の良いように行動すると，全体として不都合が生じてしまうと考え，合成の誤謬を解決する主体としての政府への期待が生まれる．

　未来については，右側の経済学では，将来起こる出来事の確率分布が既知である状態，これを厳密には経済学でリスクと呼ぶわけだが，未来についてはそうしたリスクを想定して，将来予測をしようと試みる．一方，左側の経済学では，未来のことを分かろうとしても無理があるという意味で，フランク・ナイト流の不確実性を前提とする．そして右側の経済学では，貨幣は物々交換を効率よく行うためのヴェールにすぎないと貨幣ヴェール観に基づいており，左側の経済学は，貨幣，資産に対する強い需要が生まれて貨幣ヴェール観と袂を分かち，貨幣をヴェールと考えるどころか，経済活動の主役を担う貨幣経済を考えることになる．この貨幣経済の中では，将来，どんなものにでも転換できるおカネ，しかも決して飽きがくることがないおカネにこそ，強い需要が生まれるというのが，左側の経済学の考え方で，流動性選好，資産選好というのはそうした考え方が根底にある．

アダム・スミスとマルサス

　議論の分岐点は，アダム・スミスとマルサスの見解の相違に遡ることができる．アダム・スミスは投資の源となる貯蓄こそが成長の源泉と考えていたため，『国富論』（1776）の中で「浪費家はみな社会の敵であり，倹約家はみな社会の恩人である」と，倹約家をたたえていた．そうしたアダム・スミスの思考の背

景には，財の生産に従事する者のみを生産的労働とみなして，今で言う，サービス生産に従事する人たちを非生産的労働者とみなすという考えがあった．そして，アダム・スミスの成長戦略の要は，労働力をいかにして財の生産に携わる生産的労働に従事させるかにあった．

対して，マルサスは『経済学原理』（1820）で，「わたしがアダム・スミスの非生産的労働者をきわめて重くみていることになるであろう．しかしこれは明らかに，生産者としてではなく，彼らのうけとる支払に比例して需要を創出するというかれらの能力によって他人の生産を刺激するものとしてである」と論じて，アダム・スミスの論に疑問を呈する．そして，「アダム・スミスは，「資本は節約によって増加し，すべてのつつましい人は社会の恩人である……」と述べている．……貯蓄の原理は，過度にわたるときには，生産への誘因を破壊し去るであろうことは，まったく明らかである．そこで経済学の力ではそれを確かめることができないかも知れないが，生産力と消費への意志との双方を考慮に入れた場合に，富の増加への刺戟が最大になる中間点（intermediate point）がなければならない，という結論となる」と考えた．この２人の見解の相違を図示したのが図表93である．

横軸には社会全体の総貯蓄を取っている．この貯蓄は所得分配が高所得者に偏り分配が不平等化していくと多くなる．所得分配の在り方や様々な状況の下で，市場による所得の分配が極大点の右側にある資本主義社会では，高い成長を求めてストックのフロー化を図りながら，購買力を継続して支えていく社会保障に頼らざるを得なくなってくる．一方，右側の経済学では，セイの法則が成立するのであるから，富の増加という成長力には極大点など存在せず，社会保障は生産力の犠牲の上にしか成立しないと見る．

結局，手にした学問が異なると答えが変わることを意識すると，現代国家の最大プロジェクトである社会保障に対して，次のようなスタンスの違いがでてくることになる[87]．

- セイの法則が成立せず合成の誤謬が支配的な左側の経済学の世界では，経済に活力を与えるためには，むしろ，限界消費性向の高い中・低所得層の

---

[87] 『ちょっと気になる政策思想　第２版』40-43頁．

図表93　右側の経済学と左側の経済学の世界とそれぞれの経済政策

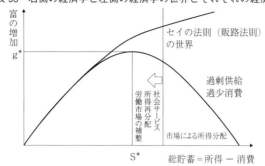

出所：『ちょっと気になる政策思想　第2版』39頁.

購買力を高めることで，社会全体の有効需要を増やすほうが妥当な政策ということになる．

- 図93の山型の曲線で，社会が極大点 S*（経済成長の極大点）の左側にあれば，高所得者や企業による貯蓄の増加が，生産そして消費の拡大を生んで経済を成長させる（アダム・スミスの世界）．しかし，市場による所得の分配が高所得者や企業に偏っていき，貯蓄水準が S* を越えて右側の世界に入ると，過剰供給・過少消費の世界に入る（マルサスの世界）．そうした世界では，生産力を拡大してもそれに見合った需要が見込めないのだから，個々の企業は期待収益率を低く予想するようになり，どんなに生産者たちを優遇しても生産力を拡大するための投資は増えなくなる．そこで，需要を拡大して社会の富を増加させるために，労働市場を補整して労働者の賃金水準を高めたり，高所得者から中・低所得者へ所得を再分配したり，さらには政府が，田畑に水を供給する灌漑施設のように，公共サービスを国民経済への灌漑政策として国内全域に張りめぐらせるために医療，介護，保育，教育などの社会サービスを拡充することにより総需要，なかでも総消費を下支えしようという考えが出てくる．現在の日本だと，家計や企業のストックをできるだけ限界消費性向の高い層や高い分野へ回してフロー化することなどが，経済政策としてプラスの働きをすると考えられることになる．

灌漑施設としての社会保障

図表94は耐久消費財の普及率の図である．こうした耐久消費財は，高度経済成長期以前は家の中には何もなかった．アメリカのライフスタイルにキャッチアップしながら耐久消費財が家に入ってきた時代が高度経済成長期であった．しかし今は，当時と状況が違う．今は断捨離の時代でさえある．

お金は，物々交換を効率的に行うためのただのヴェールなどではなく，お金はそれ自体が大きな魅力を持っている．そのお金を手放してどうしても手にしたくなる新たな財・サービスが豊富にある時に，経済は成長に向けて動く．そして，消費がある程度飽和し，その上，将来不安が高まりお金を手元に置いておく欲求が高まる社会で，経済が前向きに動くのは難しい……左側の経済学ではそう考える．

そうした観点から眺めた現在，医療や介護のように，公共政策の下で共同して提供体制を整える方が効率的な基礎的消費部分の社会化を図って国民に安心を与えて現金に対して意識する価値を低め，かつ，広く全国に有効需要を分配するための経済政策は成長戦略として重要となる．

> 「それはちょうど，2019年末，中村哲さんをおそった突然の出来事の後に，繰り返しテレビで放映されていた，彼がアフガニスタンに作った灌漑施設にも似て，絶え間ない水の流れが砂漠を青々とした緑の大地としたように，今の国民経済に作用するのである」．

ジャンプ 知識補給　高齢者は経済の宝，社会保障で地方創生は可能
——「灌漑施設としての社会保障」という考え方　343頁へ

手にした学問により答えが変わる——そして世の中の多くの人には，ここに連載してきた「再分配政策の政治経済学という考え方」をベースに，政治経済のこと，この国の将来のことを考えてもらいたいと思う．手にした学問が異なれば答えは変わる——そして民主主義を通じて，世の中も変わり得るはずなのである．

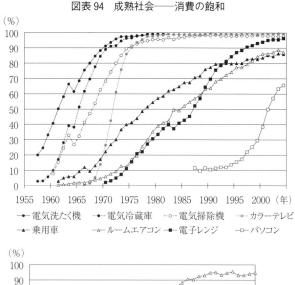

図表 94　成熟社会──消費の飽和

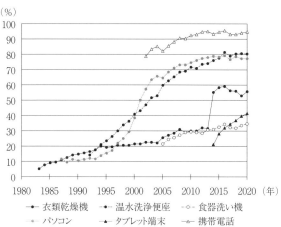

出所：内閣府「消費動向調査」（長期時系列）平成 16 年 3 月調査・令和 2 年 3 月調査より作成.

ジャンプ**！！**　知識補給　成長はコントローラブルなものなのだろうか　339 頁へ

第15章 制度，政策はどのように 動いているのか[88]

物心ついた頃から？　の問題意識

次の文章を書いたことがある．

> ### 1章　再分配政策形成における利益集団と 未組織有権者の役割
> ——再分配政策の政治経済学序論——
>
> 序　論
>
> 　政策は，所詮，力が作るのであって正しさが作るのではない．これを描写できる政策形成モデルを得たいというのが，本章の根底にある問題意識である．

これは，はじめて出した本，2001年出版の『再分配政策の政治経済学——日本の社会保障と医療』の第1章のはじまりから，コピー＆ペーストしたものである．

　　「政策は，所詮，力が作るのであって，正しさが作るのではない」

この言葉は，いわば，この世ではじめて私が声を出した，産声のようなものである．

昔から私には，制度，政策というものが，権力ベクトルの均衡として成立しているように見えて仕方がなかった．図表95は，2010年に描き，授業でも長く使ってきた図である．

88　Web雑誌『医療と介護2040』に寄稿（2021年8月）．Webゆえに，分量の制約も緩く自由に書く．

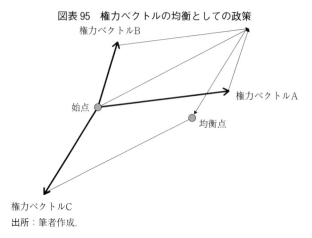

図表95　権力ベクトルの均衡としての政策

出所：筆者作成.

　なぜ，目の前の制度，政策が，現在の形になっているのか．これを動かして
きたのはどういう力学で，これを動かすにはどういう力が必要となるのか．そ
うしたことを理解するためには，権力構造を見なければならないと思えて仕方
がなかった．

　たとえば，先の『再分配政策の政治経済学』の序章は，次で始まる．

序　章

——問題意識の形成と各章の概要——

1　問題意識の形成

　経済政策の大部分の問題には，利害の対立がある．……無条件的諸原
則や基礎的諸概念の帳幕をどんなに張っても，利害対立は依然として
存在している．……経済学を実践的技術もしくは技術学にするために，
われわれは経済的利害の場を詳しく分析しなければならない．そのよ
うな分析に対する主要な障害は，制度的枠組みが所与のものではなく，

多様な方向と多様な程度で変化しうるという事実である．その上，わ
れわれはどんな制度的変化が実現可能であるのかを推定するためには，
社会群の間の力の分布を知らなければならない．

Gunnar Myrdal（1930），
Vetenskap och Politik i Nationalekonomien.
〔山田雄三・佐藤隆三訳（1983）『経済学説と政治的要素』〕

「どんな制度的変化が実現可能であるのかを推定するためには，社会群の間
の力の分布を知らなければならない」というミュルダール（1898-1987，スウェ
ーデン）の言葉に共感しているようである．これらは30歳台に書いており，
その意味は，年を経るほどに理解できるようになってきている．「社会群の間
の力の分布」，権力の分布とその歴史的推移を知っておくことは，実行可能な
政策を考える上では不可欠な観点なのであるが，政策論とは乖離してきた経済
学の中では，忘れ去られている観点でもある．2006年には『医療年金問題の
考え方』で，「政策論が価値判断と実行可能性という2つの制約条件のもとで
織りなされるアートであることをしみじみと実感しているのですが，そのアー
ト・センスをいかにして磨いていくべきか……」と書いており，このあたりの
問題意識をずっと抱えていたのであろう——おそらく歴史に書物を遺してきた
人たちしか共に考えてくれる人もおらず．

政府とは

　経済学では，政府は，市場が失敗するときに，それを修正するための主体と
して存在するかのような教え方がなされてきた．もちろんこうした市場の失敗
の論法は，規範分析（normative analysis）の世界の話であり，政府は「何々す
べきである」という規範的な論は，政府はこういう理由で「何々をしている」
という事実解明的分析（positive analysis）の世界の話とは異なる．しかし，政
府の行動に関して，たとえば消費者の効用極大化行動，企業の利潤極大化行動
という事実解明的分析の世界における行動仮説は，表立って議論されてはいな
かった．
　そのために，政府に関しては，規範分析の世界の市場の失敗の論が，あたか

も事実解明的分析の世界でもあてはまるかのように用いられていた．しかしその論法を受け止めるとしても，なぜ，市場が失敗するときに，政府は市場の失敗を放っておいたりせずに，世の中を正しい方向，国民を幸せにする方向に導くことを良しと考えるのだろうか，政府というのは，いったい何者なのか？外部性の問題を政府が解決すべきだから政府が行動しているのではなく，製造している財・サービスが外部性を持つことと企業の政治力が関係しているから，その政治力に応じて政府は行動しているのではないか？──というような疑問がでてくるわけで，そのあたりが，経済学の初学者の時にはよくわからなかった．

後に，政府に対するこうした性善説的な主流派の経済学，財政学の考え方は，政府に対して，慈悲深い専制君主（benevolent dictator）が想定されていることを意味すると指摘した，少々ひねくれた感のある経済学者ヴィクセル（1851-1926，スウェーデン）という存在などを知ることになり，なるほどと合点がいったような気がする．

国民のことを慮り，国民を幸せにするための政策を，誰の反対もなく確実に実行できる権力を持っている．そうした慈悲深い専制君主モデルが想定されるのであれば，正統派による規範経済学（normative economics）を事実解明的経済学（positive economics）に適用する論法も，一応は成立する．

だが，現実には，政府は慈悲深い専制君主モデルがあてはまるような代物ではないのではないか──慈悲深くもなさそうであるし，やりたいことはなんでもできる，独裁的な権力を持っているわけでもない．したがって，どうして，目の前の制度，政策が，現状のような形になっているのかという問いに対して，正統派の経済学の論法では，なかなか答えが出るようには見えなかった．

正統派の経済学の論法を批判したスウェーデンのヴィクセルの流れから，経済学の中に公共選択論（Public Choice）という学派が，アメリカのバージニア大学を中心に生まれてくる．1986年にノーベル経済学賞を受賞したブキャナン（1919-2013，米国）や，政治学から出てきたタロック（1922-2014，米国）が考え出した経済学，財政学，いわゆるバージニア学派である．この世界では，政府は国民から可能な限り搾り取ることを考えており，そうした政府を放っておくと国民は益々虐げられるようになり，政府は肥大化していく傾きを持って

いると想定する．政府を自由にさせておくと国民は不幸になるから，国民は，憲法を作る立憲段階で政府の行動を縛っておく必要があると説いていく．そしてそうした政府を，正統派経済学が暗黙裏に想定する慈悲深い専制君主モデルに対して，ホッブス（1588-1679，英国）が説いたリヴァイアサンのイメージを借りてリヴァイアサン・モデルと呼んだ．

　おもしろいのは，政府に対してどのようなモデルを想定するかによって，望ましいとされる政策解が異なってしまうことである――いや，実際は，異なった政策解を言いたいがために，研究者たちは違ったモデルを作っていくのであるが．

ジャンプ　知識補給　気質と理屈，どっちが先か？　347頁へ

　慈悲深い専制君主モデルとリヴァイアサン・モデル，どちらのモデルの方が，現実の政府を説明しているのか――これはなかなか難しいものがある．我々の目の前にある政府は慈悲深くも見えないし，まして独裁的な力を持っているようにも見えない．だからといって，国民から搾り取ることができるだけ搾り取ろうとしているようにも見えず，不思議なことに，時々良いこともする．

　やはり，どこかで政府と国民の間の緊張関係が機能しているようにも思えたりする．そうしたことを考えていた頃，政府の行動に関してマキャベリ（1469-1527，フィレンツェ共和国）の『君主論』の中の論法を使うことができないかと考えるようになっていた．

　『君主論』には，「結論としてのべておきたいことはただひとつ，君主は民衆を味方につけなければならない」という言葉をはじめ，君主は民衆の支持を得るようにしなければならないことが繰り返し論じられている．

　政治体制が形の上では民主主義をとっていなくとも，統治するためのコストを抑えるために，国民，民衆の意識，世論，民衆からの支持を統治者は意識せざるを得ない側面があると考えるのが自然であろう．

『君主論』に学ぶ望ましい政策とは

　統治者とは，マキャベリの言う君主でもよく，現在の政治家でも誰でもよく，一国の政策について意思決定権をもっている人として，この統治者は，みずか

265

らの権力の地位に固執するものと想定していた. 皇帝は帝国を継続させるために必死であろうし, 民主主義のもとでの政治家は, 政治家の地位に汲々とし, 政党は政権の維持にあくせくするであろう.

他方, 統治される人たちにとっては, 投票場にでかけるにしても, 革命に身を投ずるにしても, 政治活動を行おうとすれば機会費用が必ずかかる. それゆえ, 統治される人びとは, 通常はこの機会費用を負担することを厭う. したがって, 彼らは統治者が行っている政策について, 普段はダウンズ (1930-2021, 米国) の言う〈合理的無知〉のままで過ごすことになり, 政治活動への参加など無縁な状態で生活している. しかし, ひとたび, 統治者が〈統治される人びとの感情を逆なでする〉政策を展開したり, 歴史上の自然の勢いとして民衆の権利意識が高まるようなことがあれば, 統治される人びとは, 政治活動に要する機会費用を積極的に引き受けるようになる. 統治される人びとのこの動きに対して, 権力の地位に居続けようとする統治者は, 時には統治される人びとを慰撫するアメの政策, 本当はやりたくもない譲歩を行い, そして時には統治される人びとを威嚇するムチの政策を展開せざるを得なくなる.

『君主論』は, 16世紀の初頭, フィレンツェの最高指揮官に任ぜられたばかりの20歳そこそこの「輝かしきロレンツォ・デ・メディチ殿」にマキャベリが捧げたものであり, その序章には次の文章がある.

> 「殿がもしこの書物をまじめにお受け取りくださり, お読みくださいますなら, 運命とご自身のさまざまの資質によって殿に約束されておりますご勢威のきわみに到達なされること, それこそが私のこのうえない願いでもあることをおくみとりいただけることでしょう」.

「殿に約束されておりますご勢威のきわみに到達」させることができる政策, それを, 統治者にとって望ましい政策と表現し, そうした望ましい政策が, 模索される政治過程の中で, 統治される側の生活者にとって望ましい様々な制度, 政策が生まれることになる. すなわち, 制度・政策を動かすものは, マキャベリの言葉を借りれば, 「民衆の性質」であり, ある時点で生まれた制度・政策も, 民衆の性質が変われば変わる.

　では，民衆の性質とは何なのか．それぞれの国における労使の力関係，さらには，人々の権利意識が高まって，時間軸上では過去と現在の人間が別人になるような場合には，統治者にとって望ましい制度・政策も変化する．ひとたび，大衆の感情が逆なでされるような政策が展開されると，日頃は政治に無縁な人びとまでもが，積極的に政治活動に参加して，統治者に反旗を翻しはじめ，統治者の権力の維持を脅かす．統治者は，これを恐れて譲歩する．

　こうしたフレームワークの中で，たとえば，次のように論じながら，医療などが公共政策の下に置かれている状況を説明しようとしていた．

　　自分を支持してくれる人の数や自分に不支持を示す人の数を予測するのに，財・サービスの所得弾力性がきわめて重要な意味をもつ．ある財・サービスの所得弾力性が低いということは，それが劣等財でもないかぎり，その財・サービスを高所得者と同じように消費したいという中・低所得者の強い欲求の表れであると読むことができる．統治者は，所得弾力性の低い財・サービスが何であるのかを見極め，これを特殊平等主義の観点から平等に分配する政策を展開すれば，みずからの政治的なポジションを強化することができる．
　　　『再分配政策の政治経済学 I ——日本の社会保障と医療』（2005 ［初版 2001］）
　　　　　　　　　　　　　　　　　　　　　　　　　　　　　　　　　　103-104 頁

　そして統治者たちを権力のポジションにいさせ続けるのに最適となる戦略は社会状況に依存していると考えることにより，各国の社会保障という再分配政策の姿形が異なっていた状況を説明しようともしていた．

　　統治コストを小さくする方法は，統治者が生きている社会状況に依存しているのであって，ユニバーサルな方法があるとは思えない．……
　　北欧の小国のように，人口規模が小さく，それゆえに国内市場が狭小な国々では，規模の経済を活かして生産性を引き上げ，国民の生活水準を引き上げるためには，市場を国外に求めざるを得なかった．その結果，輸出依存率〔輸出額／GDP〕が高い経済構造を作らざるを得なくなる．こうした経済構造を作っていく過程で，国内市場が狭小な小国では，リーディング・インダストリーに，資本

と労働の双方を国策として集中的に投入してきた．たとえば，自動車産業に比較
優位をみいだすとなれば，最も生産性の高い自動車会社に，資本と労働が集中的
に投入され，生産性が低い企業は淘汰された．その結果，国内市場の規模には不
釣合いに大きな企業が育成され，そこに，大規模かつ同質の労働需要が発生し
た．同質の労働者は利害も似通っているために，組織化されやすくなる．それゆ
えにこうした北欧の小国では，大規模な労働者組織が形成されていった．そして
この労働者組織がみずからの存在意義を資本への拮抗力としての存在に求め，統
治者に影響を与えはじめる．……これに対して，人口規模が大きく…….

『再分配政策の政治経済学Ⅰ——日本の社会保障と医療』（2005［初版 2001]）
174-175 頁

　このように，統治者が自分の権力を維持・強化することができる政策を求め
る政府を想定し，その上で，各国の権力分布の違いが生まれてくる経緯を歴史
的に観察し，そうした権力分布の違いから各国の社会保障制度，政策の違いを
説明しようとしていたようである．

為政者の保身

　2001 年に「政策は所詮，力が作るのであって，正しさが作るのではない」
と書いた本を出して 10 年も経たない頃，「為政者の保身」という言葉を使うよ
うになっていた．公の場で，この言葉をはじめて使ったのは，2008 年社会保
障国民会議の場である．

　　政策というのは強い権力さえ持っていれば何でもできるんですね．政策の実行
　を抑止する力というのはどこから生まれてくるのか……．そのときにキーワード
　となるのは「為政者の保身」——「為政者の保身」が非常に重要なキーワードに
　なると．歴史的な事例をいろいろと考えてみますと，為政者が自分を守るため
　に，これはできるかできないかを判断していく．そしてその時に結構な善政がな
　される．　　　　　　　社会保障国民会議第 4 回雇用年金分科会（2008 年 5 月 19 日）

各国の社会保障制度の創設期を見ると分かるのだが，大方は，社会保険を創

設したビスマルク（1815-1898，プロイセン王国・ドイツ帝国）の「飴と鞭」，つまり社会保険の導入と社会主義者鎮圧法のような両睨みの視点で社会保障政策が導入されている．社会主義と帝国主義を融合した社会帝国主義者として知られるイギリスの政治家，ジョセフ・チェンバレン（1836-1914，イギリス）の「（裕福な者は）財産がその安全を保障される代償として身代金を支払うべき」（1885年演説）という，いわば富裕層への脅しの言葉も，ビスマルクとは立場こそ違え，同じ視点から出たものだと思われる．

　また，政敵の勢いを削ぐために，政敵のお株を奪うという政略として社会保障は拡充されたりもする．こうした現象を，「為政者の保身」と表現してきた．このような考え方を使わないことには，慈悲深い専制君主モデルも，リヴァイアサン・モデルも腑に落ちず，制度，政策の現実が，権力ベクトルの均衡として成立しているように見える私には，制度，政策というものを理解するのが難しかった．

　為政者の保身というのは，決して悪い意味ではない．為政者達が我が身，および自分たちが支配者である体制を守る，いわゆる保身のために大衆に妥協を示す際に，国民にとっての善政のひとつとしての社会保障政策は生まれ，拡充するようなのである．

　次は，日本で皆年金が実現された1961年あたりについて書いた，本書第1章の年金の論文の中（16頁）での文章である．

　　1955年10月，4年前の1951年にサンフランシスコ条約を巡って左右2派に分裂していた社会党が統一している．……国民皆年金は，いわゆる55年体制の産物であった．なお，1958年総選挙で社会党は政党史上最高議席166を獲得している．

　ここにも，為政者の保身が働いている．1961年の国民皆年金，皆保険の成立を，慈悲深い専制君主モデルで説明するのも，リヴァイアサン・モデルで説明するのも難しい．

力と正しさ

　話を元に戻そう．20年ほど前に書いた「政策は所詮，力が作るのであって，

正しさが作るのではない」——今もそう思っている．だから，政策の動向や実現する見込みのある政策を考える際には，正しさだけではなく力についても目を配っておく必要を感じてきた．

　いま，国民皆保険・皆年金が実現されたのは，社会党が歴史上最も勢力を拡大したことがきっかけとなったと論じた．さらに言えば，育児休業制度が動いたのは，第10章でみたように1988年にリクルート事件が発覚して以降の政治の混乱がきっかけであり，介護保険が動いたのは，1990年代半ばに55年体制が崩壊して，自民党が一旦政権を失い，再び政権に戻ろうとした大動乱期である．そして，福田政権の2008年から社会保障・税の一体改革が動き始めたのも，民主党の勢いがいよいよ増し，政権交代をうかがわせた時からであった．以前，次のように書いたことがある．

　　社会保障政策のような，所得の分配面で大きな変革を伴う政策は，為政者に身と
　　地位の危険を感じさせるくらいの動きが起こらないと，なかなか先には進まない
　　ようです．
　　　　　　　　　『ちょっと気になる社会保障　V3』（2020）［初版2016］43頁

　さて，これからの社会保障政策——どういう展開をみせるのか．それは，与党の政権維持に対する危機感に依存するのかもしれず，もしかするとそうでないかもしれない——そう思うのは，ここに書いたような理由によったりもする．

未来に向けた社会保障

第16章 今後の子育て・両立支援に要する財源確保の在り方について

2021年3月頃，こども庁の話が世の中に出てくる．4月，自民党政務調査会の「少子化対策特別委員会」から「今後の少子化対策に要する財源確保の在り方について」の講演依頼が来たので，「子育て支援連帯基金という考え方」を話してくる．
本章は当日の講演録である．
講演時に用いたスライドは次にある．

オンラインへ GO！ (kejoh.com/online/)
自民政調「少子化対策特別委員会」報告資料（2021年4月27日）

負担する人たちに，どう納得してもらうか

依頼されたテーマは，「今後の少子化対策に要する財源確保の在り方について」でしたので，本日は，私が以前から言っている「子育て支援連帯基金」，略称，子育て基金の話をしたいと思います．

（スライド2）子育て支援策の問題に限らず，私は，社会保障問題とは，結局のところ財源調達問題に尽きると，2004年に出した本にも書いていました．2011年，民主党政権を多くの社会保障論者が心から応援していた頃には，彼らを空想的社会保障論者と呼んでからかっていました．

今年（2021年）の1月に日本年金学会が出した本にも書いているように（本書第1章に掲載），社会保険を作ったビスマルクたちも，どのようにして費用を負担してくれる人たちに納得してもらうかということに苦心していました．彼らが考えた論理は，事業主たちは資本主義から十分に恩恵を受けているのだから，体制が維持されているという大きな受益に対して使用者も折半で負担すべ

きだというものでした．使用者に対して我が身，我が地位が無事でいるために
は身代金を支払うべきと言ったのはイギリスのチェンバレンですけど，根本は，
体制の動揺を防ごうとしたビスマルクと同じ考えです．

そして，霞が関のみなさんの先輩の山崎史郎[89] さんの言葉を紹介しますと，
「社会保障の論理はお金を支払う人に対するメッセージだ」と．そして山崎さ
んは，私が本日話をする「子育て支援連帯基金」に関して，究極の財源論だ，
この財源論からも，縦割り行政をやめて，ぜひ実現したいと話してくれていま
す．

（スライド3）この子育て基金という構想は，2017年5月に「人生100年時代
の制度設計特命委員会」で話したことです．

ジャンプ 知識補給　どうして，連帯基金？　349頁

雇用保険からの育児休業給付などは既に行われており，それに加えて，年金
保険，医療保険，介護保険という，主に人の生涯の高齢期の支出を社会保険の
手段で賄っている制度が，自らの制度における持続可能性，将来の給付水準を
高めるために，子育て基金に拠出し，この基金が子育て支援制度を支えるとい
う話です．

なぜ，子育て支援連帯基金が考えられるのか？

（スライド4）なぜ，こうした基金が考えられるのか？

まず，こうした構想は，人と人との支えあい助けあいという日本の良き伝統
に即した考えであるということがあります．次に，連帯を通じて，個人，地域，
社会に繋がりがあり，子育て費用を社会全体で負担していこうという意識を涵
養できるメリットがあります．さらには，先ほどの山崎さんの言葉を紹介しま
したが，社会保障行政の縦割りを見直すこともできます．

加えて2番目に，年金，医療，介護という社会保険の持続可能性を脅かすの
は少子化です．これは，output is central という概念を理解していれば，財政
が賦課方式であろうが積立方式であろうがさほど変わりがないことを理解でき
ると思います．のみならず，未婚であろうが既婚であろうが，子育てを終えて

89　2022年現在，全世代型社会保障構築本部事務局総括事務局長．

いようが，その人たちの将来の給付水準は子育て支援策をしっかりとやっていれば高くなります．そうした年金，医療，介護保険という高齢期の生活費を社会化した制度が子育て費用の社会化を支援できるようになります．

　さらに 3 番目です．ここで経済学者のミュルダールという人が登場します．1934 年に，スウェーデンのグンナー・ミュルダールとアルバ・ミュルダールのミュルダール夫妻，夫のグンナーはノーベル経済学賞，奥さんのアルバはノーベル平和賞を受賞している夫妻なのですが，彼らは『人口問題の危機』という本をふたりで出して，子育て費用の社会化を訴えました．

　彼らは「出産と育児の消費の社会化」という言葉を使います．その理由は，年金などの社会保障が充実してくると，個人が子どもを持つことの便益が減ってくる．結果，出生率低下，人口減少が起こるわけですが，それは，社会的利益と衝突する．彼らは合成の誤謬という言葉は使っていませんでしたけど，ここで生じる合成の誤謬を解決するためには，ふたつの解決策があると言います．ひとつは，公的年金制度などをなくすこと．今ひとつは，出産，育児に要する消費の社会化を図ることです．そして，高齢者に対する生活保障の制度をなくすという選択肢については，1934 年時においても，高齢者の貧困を多くすることになるためにあり得ないと考えたミュルダール夫妻は，残された道は，「子育て費用の社会化」しかないと論じます．

　ミュルダール夫妻の『人口問題の危機』のインパクトは大きく，スウェーデンでは，この本をきっかけとして，問題が顕在化する前に展開する予防的社会政策が広範囲に展開されていくことになります．

　ミュルダール夫妻が指摘したように，高齢期の支出が社会化された制度，今の日本では年金，医療，介護保険などが相当するわけですが，そうした制度が少子化を促していることは確かです．ゆえに，これらの制度が，子育てを支援できるようになるというのは，高齢期向けの社会保障が抱える矛盾の解決にもなります．

　4 番目は，社会保険というのは高い財源調達力を持っているということです．この国では 1998 年から，社会保険料収入が国税収入を抜いています．社会保障財源の 6 割を占める社会保険料は，税と比べて圧倒的な財源調達力を持っています．この社会保険料が子育て支援を支えることになれば，極めて安定した

財源を確保することができます.

そして,5番目は,資本主義の動揺の補正を経営サイドから協力できる機会も生まれます.日本の資本主義は,少子化から予測される今後の労働力不足,および多くの人たちの消費が,ある程度飽和してきているための需要不足や社会保障の持続可能性に関する将来不安のために,順調な発展を期待することが難しい状況に陥っています.それでいいのか? ということですね.

ビスマルクの時代からそうですが,この資本主義体制から便益を得ているのは,資本サイド,今で言えば経営サイドの人たちです.もちろん,個々の経営者の立場から言えば,労務費は安ければ安いほど良く,労働力を使い切った方が利潤は極大化できるかもしれません.しかし,そのように経営者たちがミクロ的観点から合理的行動をとると,マクロの側面,さらには長期的観点からはどうしても問題が生じるという,合成の誤謬という問題が生じます.

古くは大河内一男先生の労働力保全という,個別資本と総資本の間の矛盾,今流にいえば,合成の誤謬を解決するために,総資本の立場から個別資本に拠出を求めて総資本のために社会政策を展開するということが言われていました.といっても,そうした合成の誤謬の克服が社会全体の順調な発展をもたらすことになるという論点は,古くはビスマルクの時代,そして大河内先生の時代,さらに,少子化のもとで労働力不足と需要不足に悩む今の時代にも成立します.したがって,子育て支援連帯基金に,経営者たちは積極的に協力する方が,長期的には自分たちのためになる,そうした機会をこの基金は,経営者たちに提供することができるということになります.

最後に追記として,(スライド31-33)2008年の社会保障国民会議の時から言っていた,年金積立金を財源とした国民皆奨学金制度の話のスライドを準備しています(知識補給図表10参照,355頁).公的年金というのは,向こう100年ほどの財源構成をみると積立金の寄与は1割程度で,9割は保険料と税です.保険料と税の収入は人的資本に依存します.積立金を使って人的資本投資をすることに公的年金被保険者の利益と矛盾はありません.未成年の学生は親が年金保険料を払っているという条件で奨学金を受けることができるようにし,未納対策にもする.そして奨学金の返済は,社会に出てから支払い能力に応じて行う.そうした国民皆奨学金の話を,2008年の国民会議の中間報告にまで書

くことができたのですけど，最後に，年金の積立金は年金にだけ使ったほうがいいという委員たちの発言におされて最終報告書には載せることができませんでした．

> **ジャンプ** 知識補給　年金積立金を用いた国民皆奨学金制度の合理性　354 頁へ

　2 つめの追記として，（スライド 34-36）社会保障の政策には現金給付と現物給付があるけど，「よい消費（good consumption）」，「価値財（merit goods）」を期待して費用負担をする人たちの納得，彼らからの支持は，現物給付でないと得られないだろうという話もしておきます．

子育て支援連帯基金，2017 年からのその後

　（スライド 5）子育て基金は，2017 年の 5 月に言い始めたので，そのあとの歴史があります．

　その年の 9 月に山崎史郎さんが出した本には，連帯基金の図を描いて紹介してくれています（図表 96 参照）．おそらく山崎さんが，右側からの税財源からは破線で描いているのは，一体改革であれだけ財務省に協力したのになんてことになってるんだという思いがあって，「点々点」しか描かなかったのだと思います．税はたしかに，点線の点々点しか描けないんですね．

　堀田力さんは「にっぽん子ども・子育て応援団の団長」を努められていて，この記事[90] では，法律家の観点から，「子ども・子育てに用途を限定した費用を，社会連帯の考え方に立ち，社会保険の制度を借りて拠出する仕組みを新設することは，憲法違反でも何でもなく，国会の議決でできることである」と論じてくださっています．

　日本医師会には 3 大会議というのがあり，そのひとつに医療政策を議論する医療政策会議というのがあります．その 2020 年報告の序章は「医療政策会議における共通基本認識」となっていて，日本医師会の執行部と有力な都道府県医師会会長 14 名からなる委員の共通基本認識がまとめられています．その中に，医療保険，介護保険からも拠出する子育て支援連帯基金を支持するとまとめられ，この連帯基金に全世代が参加できるように，介護保険の被保険者を

90　「子育て支援の財源，誰が負担？　社会みんなで支える」『東京新聞』2017 年 6 月 24 日．

図表96　制度間連帯による支え合い

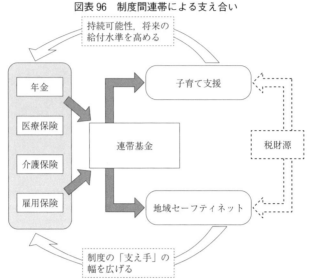

出所：山崎史郎（2017）『人口減少と社会保障』143 頁.

20 歳からにするべきだという話が書かれています.

　2 年ほど前に，老健局の勉強会に呼ばれて，若い人たちに，昔は，介護保険の被保険者を 20 歳からにするつもりでいたんだよっ，そういうことを少しは考えたいねっと話し，わたくしが子育て支援連帯基金の話と消費の平準化（consumption smoothing），つまり高齢期に支出が偏る医療や介護などを自分の生涯の中で平準化をしているのが社会保険というような話を延々としますと，それならば払って良いと若い人たちも言ってくれています. 全世代型社会保障が言われる時代に，なんで若い層が負担しなきゃいけないんだという空気がありますけど，子育て基金の話をすると，若い人たちも前向きになってくれるんですよね.

　社会保険の中で，お金をぐるぐる回していくという考え方はあっていいと思うんですね. 実際のところ，介護からの受益というのは，高齢者の家族という側面も大いにあるわけですし，最近はヤングケアラーという問題もでてきています.

図表 97　子育て支援連帯基金の財源候補

連帯に新たな参加者も加えつつ，候補となる以下の各制度がそれぞれ全体として
子育て支援連帯基金の財源を負担

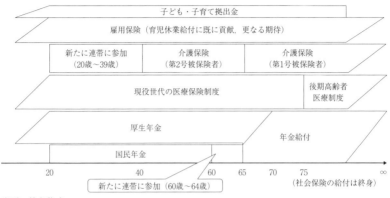

出所：筆者作成.

　そして，2020 年の財政制度等審議会の建議には，少子化対策の安定財源確保として，「医療保険制度を含め，保険料財源による少子化対策への拠出を拡充するという考え方も，将来的課題として検討する余地がある」と書かれています.

　子育て支援連帯基金というのは，子育て支援の費用を負担してくれる人たちにもけっこうメリットがある話だと思っています．これをやらないと，ミュルダール夫妻ではないですが，『人口問題の危機』を原因としてみんなが衰退していくことになる．このスライド 6 には，子育て支援連帯基金の財源候補をまとめています（図表 97 参照）．先ほど，介護保険の被保険者を 20 歳からにして新たに連帯に参加してもらうという話をしました．それと似たような話として，国民年金の被保険者を 64 歳まで延長して，新たに子育て支援連帯基金に参加してもらえればと願っています.

子育て支援連帯基金の財源候補

　子育て支援の財源を保険料に求めるという考え方は以前からありました.
2003 年の「次世代育成支援施策の在り方に関する研究会」の報告書には，「国

民ひとりひとりがこの目的（次世代育成支援）のために拠出するという枠組み」
を提案していました.

2013 年の社会保障制度改革国民会議には，少子化対策が十分に進まなかっ
たのは社会保険という財政方式を採ることができていなかったことにあると論
じられていて，「全世代型の社会保障への転換は，世代間の財源の取り合いを
するのではなく，それぞれ必要な財源を確保することによって達成を図ってい
く必要がある」と書かれております. いよいよ，子育て支援のために，必要な
財源を確保する方法が議論されるようになったのかと思いながら最近のこども
庁の話に関する報道をみていました. 私からは以上になります.

追記

自由民主党政務調査会「少子化対策特別委員会」の報告書「総合的かつ抜本的な少子
化対策に向けて」（令和 3 年 5 月 25 日）より

> 有識者ヒアリングでは，
> ……
> 少子化対策の恒久財源は，社会全体で連帯して負担する観点から，消費税の活用
> が望ましいと考えるが，より迅速かつ着実に対応するため他に財源を求めるとす
> れば，金融所得課税，法人課税，資産課税等や付加税の創設などによる財源確保
> に加え，年金保険，医療保険，介護保険からの拠出により子育て支援連帯基金を
> 創設する方法が考えられるのではないか.
> など，いずれも今後の少子化対策を進める上で，示唆に富む指摘がなされた.

第17章　総花的な「公的支援給付」が生まれる歴史的背景[91]

「バタフライ・エフェクト」という言葉を，最近よく思い出す．

この言葉は，気象学者のエドワード・ローレンツが，1972年にブラジルで1羽の蝶が羽ばたく程度の攪乱が，遠くテキサスで竜巻を起こすような大きな影響を与えると語ったことに由来して，力学系の状態にわずかな変化を与えると，そのわずかな変化がなかった場合とは，その後の状態が大きく異なってしまうという現象をいう．

2004年には，『バタフライ・エフェクト』という映画も作られていた．過去に戻ることのできる能力を持つ主人公エヴァンが，何度も過去に戻り，昔の出来事を意識的に変えてみて，結果，大きな変化が生まれてしまった人生を，繰り返し経験するというような話である．

もしもあのとき……．そう思うことがどうも近ごろ多いのである．

プライバシーの自由と生存権保障インフラ

最近は，天災や経済危機は忘れる前にやってくる．経済学では，同じ「将来の不確実性」といっても，将来の発生確率の分布をおおよそでも知ることができる状況を risk（リスク）という．

対して，将来のことは，戦争や災害が起こるかもしれず，市場の動きも長期には何がどういうふうに展開していくのか正直なところよくわからないという状況を uncertainty（不確実性）と呼ぶ．

そして，将来について確実に言えることは，将来は，不測の事態が繰り返し

91　『東洋経済オンライン』（2020年7月7日）より．

起こる不確実な社会であるということくらいしかなさそうである.

　では，そうした不確実な世の中に対するリスクマネジメントの観点から，常日頃から備えておくべきものは何であろうか．最優先として挙げられるのは，国は生存権の保障として，人命と生活を守るためのインフラを整備することであろう．人命を守るために，ゆとりを持った医療環境は必須である．では，生活を守るためには？

　今回のコロナ禍の下，既存，新設の多様な制度を通して生活を守るための所得の保障が行われている．しかしそうした施策には，生活に困窮している人をつかみ切れていないという弱点がある．したがって，政策は総花的となり，ゆえに，必要な人には不足しており，そうでない人には棚からぼた餅が配られている側面がある．

　この国では，災害，経済ショックが起こるたびに，いつもそうである．理由は，生存権を保障すべき国が，国民の生活の状態を把握できていないことにある.

　確かに富裕層が所得，資産，そして時にはアングラ・マネーを秘しておきたいという気持ちをプライバシーと呼ぶのであれば，それを侵害することになるかもしれない．だが，プライバシーの自由を絶対視すると，これからも不確実な未来を生きる中で，生存権を守る政策は必ずスピードと正確さを欠くものになる.

　これまでこの国では，プライバシーの自由の議論は盛んであったが，これとトレードオフの関係にある，不確実な未来の中での生存権保障インフラを整備する必要性の議論はあまりなされていなかった.

バタフライ・エフェクト其の壱「日本型軽減税率」

　懐かしい話がある．2015年のことである．当時，2017年4月に消費税が10％に上がることが想定される中，軽減税率に関する議論がスタートしていた．そして9月10日に，財務省は，日本型軽減税率というものを打ち出してきた.

　その大まかな内容は，買い物時にレジでマイナンバーカードをかざし，消費税2％分の還付ポイントを得て，後日，ポイントに基づいて一定の限度額の範囲内（報道によれば年4000円）で個人口座に還付されるというものであった.

　この日本型軽減税率案は，ほぼ 1 ヵ月後の 10 月半ばには消える——.「安倍晋三首相は 14 日午前，首相官邸で自民党税制調査会長に内定している宮沢洋一前経済産業相と会談し，2017 年 4 月に消費税率を 8% から 10% に引き上げるのと同時に食料品などの税率を据え置く軽減税率を導入するよう検討を指示した．中小事業者に過度な事務負担が生じない現実的な解決策づくりも求めた．財務省が軽減税率の代替案としてまとめた税と社会保障の共通番号（マイナンバー）カードを使って増税分を後から還付する案は撤回する」（日本経済新聞）ことになった．

　ここに「自民党税制調査会長に内定している」とあるのは，「安倍晋三首相は 10 日，自民党税制調査会長に宮沢洋一前経済産業相を充てる意向を固めた．野田毅税調会長は最高顧問に退く．背景には消費税率 10% 時の負担軽減策を巡って難航する公明党との協議をてこ入れする狙いがあり，同党が主張する軽減税率を軸に検討が進む見通し」（日本経済新聞）という事情があったからである．

　「日本型軽減税率案」が出されたとき，有識者からは「1 人 4000 円ずつ配るほうが効率的だ．個人番号カードを普及させるという別の政策目的が混在しているのではないか」との新聞コメントもあったりした．たしかに言っていることは正しいのであろうが，「別の政策目的」とも言える状況が，まさに今，コロナ禍という不測の事態の状況下で求められていたようなものであろう．

　日本型軽減税率が実現され，皆が持つ一人ひとりのマイナンバーに通帳がひも付けされていたら，今のコロナ禍の下で，どれほど機動的に動けただろうかと思ったりする——もしもあのとき……．バタフライ・エフェクトを思い出すというのは，そういうことである．

　とはいえ，日本型軽減税率が整備されていたとしても，先述した「政策は総花的となり，ゆえに，必要な人には不足しており，そうでない人には棚からぼた餅が配られている側面」は拭いきれない．

　この欠陥を取り除くためには，やはり，生存権の保障を担う国，社会保障の政策主体である公共による低所得・低資産から高所得・高資産までの把握が必要となる．とくに今回のような不測の事態の下で困っている人を見極めたいときにはそうである．

　ところがこの国では，住民税非課税世帯を超えるどこかの所得水準（または資産水準）で線引きする給付を行う術がなく，毎回毎回，誰が困っているのかわからない中で策を講じなければならないのである．だから，総花的な提案に必ず敗ける．この面で懐かしい話としては，グリーンカードというのもあった．

バタフライ・エフェクト其の弐「グリーンカード」

　1980 年に，大平正芳内閣はグリーンカードという制度を作って，国民に納税者番号を割り振り，これによって金融商品の利子・配当に総合課税を行う仕組みを作ろうとした．所得税法の改正も成立して，当初は 1984 年から導入されることが決まっており，国税庁にグリーンカード処理を行う施設も作られる準備が進められていた．

　ところが，銀行や中小企業や政治家あたりから猛反発が起こって，一度成立した制度が，鈴木善幸内閣で延期（1982 年），中曽根康弘内閣の下で廃止（1985 年）になってしまったのである．

　この話は，当時自民党の有力者だった金丸信氏の「いったん通った法律を潰す方法を教えてくれ」（日本経済新聞）との発言も報道されていたし，この背景を論じた石弘光・一橋大学名誉教授によれば「アングラ・マネーの捕捉を恐れる中小企業主や金融機関の意向を受けた政治家のグリーンカード潰しの活動が目立っていた」とのことらしい．

　社会保障政策をきめ細やかにしていこうとする際の壁は，つねに政策主体である公共が国民の所得や資産を把握，捕捉していないという，他国から見ても実に情けない原因が理由であった．年金しかり，医療，介護，子育て，最低生活の保障，全部そうである．この国では，ニーズと負担能力を上手に見極めた所得の再分配をうまく行うことができないのである．

　隣人の所得・資産がガラス張りのスウェーデンでは，国民は為政者の所得，資産を監視するためにガラス張りでなくてはならないと思っているようである．社会保障番号先進国のアメリカは，受給の権利，つまり権利としての給付が公正に行われるための義務が当然視されている．そのために，社会保障番号に関して「権利と義務の均衡」が意識された制度設計がなされている．

　図表 98 は，利子・配当への総合課税を目指したグリーンカードが廃止にな

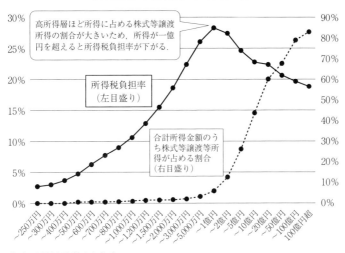

図表 98　いわゆる，所得税 1 億円の壁
申告納税者の所得税負担率（平成30年）

出所：国税庁資料より作成.

　り，今も分離課税であるがゆえに，1 億円以上の富裕層の所得税率がどんどん
と下がっている図である.

　もしもあのとき，グリーンカードが実施され，金融所得が総合課税の対象と
されていたら，所得の捕捉率も高まり，所得税の負担率は所得が高くなるほど
高くなり続けたはずである. そして，コロナ禍が人々に与える影響がさまざま
である中，社会保障と税を通じて社会全体の格差の広がりを抑える効果的な再
分配政策の選択肢が，われわれの目前に広がっていたのではないかとも思える
のである.

　映画『バタフライ・エフェクト』のエヴァンのように，過去にさかのぼって
事態を変えることができるのならば，今の状況で，日本はどのようにうまく振
る舞うことができるであろうか.

マイナンバーは社会保障ナンバーに育ちうるのか

　いやいや，グリーンカード，日本型軽減税率の頓挫は，蝶の羽ばたきのよう
なささいな出来事とは言えず，やはりこの国は，国民自らが望んで，進むべく

してこれまで必然の歴史をたどってきたということだったのであろうか.

　もしそうだとしても，これからも繰り返し不測の事態が起こる不確実な世の中で，生存権保障のためのインフラを今のままにしていくのだろうか.

　本当に困っている人が誰だかわからないというままに，欠陥品の社会保障と税をこの国は抱え続けていくというのであれば，それはそれでよし．社会保障の研究者としては，マイナンバーが，権利と義務が体現された社会保障ナンバーに育つことを願うところもあるが，それが嫌だというのであれば，お好きなようにとしか言いようがない．ただ，みんなよく怒らないものだと思っていたりはする――ある意味，国民性というものだろう.

第18章　日本の社会保障，どこが世界的潮流と違うのか
——カンヌ受賞作に見るデジタル化と所得捕捉[92]

　7月17日に閣議決定された「骨太の方針」（経済財政運営と改革の基本方針2020）には，次のように書いてあった.

> 　様々な災害等の緊急時や相続時にデジタル化のメリットを享受できる仕組みを構築するとともに，公平な全世代型社会保障を実現していくため，公金振込口座の設定を含め預貯金口座へのマイナンバー付番の在り方について検討を進め，本年中に結論を得る.

　「公金振込口座の設定を含め預貯金口座へのマイナンバー付番」というのは，たぶん，今回の10万円（特別定額給付金）のような現金を振り込むための口座を，国民ひとりひとりが1つだけ持っているマイナンバーに紐付けるという話なのだと思う. 当たり前の話であるが，仮にそうした「公金振込口座」というのが整備されたとしても，「公平な全世代型社会保障を実現」することはできない. 今日はそういう話をしておこうかと思う.

映画『わたしは，ダニエル・ブレイク』に思うもの
　オンライン生活に入っていった（2020年）3月から4月頃，家の中でついつい，「ダニエル状態」という言葉を使ってしまっていた——社会派映画の巨匠ケン・ローチ監督に申し訳なく思っている.
　ダニエルとは，映画『わたしは，ダニエル・ブレイク』のダニエルのことで，

---

92 『東洋経済オンライン』2020年7月27日より.

彼は 59 歳で心臓発作を起こし，医師から働くことを止められていた．イギリスでは，福祉事務所で就労が可能なのかどうかについてチェックを受けることになっており，ダニエルは，政府の委託業者によるマニュアルどおりの問診に嫌気がさした返事をしてしまったためか，就労可能の判定を出されてしまう．

　そうなると，彼は，ユニバーサル・クレジットという，日本でいう生活保護や失業給付や住宅手当や児童手当などの現金給付の制度が統合された普遍的（ユニバーサル）な制度の対象となる．

　この制度は，就労を促進するための仕組みが組み込まれていると同時に，給付を受けるためには，求職活動と就労が義務づけられている．

　就労可能の判定に納得がいかないダニエルは，不服申し立てに職業安定所へ出かけるも，手続きのすべてがデジタル化されていて，それ以外の方法は受け付けない状態になっている．彼は，「俺は大工だ．家なら建てられる．だが，パソコンはできない」と訴えるも「デジタル化ですから」との機械的な返事しか戻ってこない．

　ダニエルに，パソコンの使い方を説明しようとする職員がいるにはいたが，彼女は上司から，規律を乱すと叱責を受ける始末．こうして，ダニエルは，自尊心をひどく傷つけられながらイギリスのセーフティネットから漏れ落ちていく．

　新型コロナウイルスの影響で，この 4 月からすべての授業はオンライン，会議もすべてオンラインとなり，パワーポイントによるビデオの作成，Zoom，Webex と，「これ，どうやるんだ？」と戸惑った感覚が，ダニエルの心境を思い出させ，ついつい，ダニエル状態という言葉を使ってしまっていたのである．

　幸い，この年齢世代の相応に，これまでもパソコンをそれなりに使ってきたので，すぐに，10-20 年前では不可能だったことが実現できるようになっていた現実を痛感し（あの頃に今の状況になっていたら講義はどうなっていたのか⁉），オンライン生活で必要となるスキルはたいしたものではなく，今後の壮大な可能性を実感できるようになった．

　だが，59 歳になるまで熟練した大工として生活してきても，マウスの使い方も知らなかったダニエルには，長らくイギリスで進められてきた行政サービスのデジタル化の動きはきつかった．

イギリスにおける行政のデジタル化と貧困救済策

　1998 年，ブレア労働党政権は，2008 年までにすべての行政サービスについてオンラインでのアクセスが可能になるようにする目標を設定していた.

　2010 年に成立した保守党・自由民主党の連立政権下では，インターネットの事業者に当時のイギリス行政のウェブ・ポータルサイトである「ダイレクトガブ（Directgov）」についての調査が委託され，その報告書で，行政サービスの方法をデジタル方式に移行することにより，巨額の財政支出が抑制可能となることが示されていた.

　この報告書と関連して，「デジタル方式のみによるサービス（digital only services）」や「デジタル原則（digital by default）」という考え方も出てきていた.

　これと並行して重要なのは，政府による所得捕捉の動きである. イギリスでは，1944 年に，源泉徴収（Pay-as-You-Earn）が導入されている. そこに，2010年には，新たな情報技術として，「即時情報（Real Time Information）」が提案され，2012 年から試験的に運用されてきた. この即時情報計画によると，雇用に関するひとりひとりの情報が，即時情報システムという歳入国税庁のデータベースに蓄えられていく.

　こうした背景の下に，ダニエルが直面することになる貧困救済制度としてのユニバーサル・クレジットが，2013 年から徐々に施行されていくことになる. この制度に直面していたダニエルを描いた『わたしは，ダニエル・ブレイク』は 2016 年，カンヌ国際映画祭でパルム・ドールを受賞した.

　どの国でもそうであるが，貧困救済制度は複雑になり過ぎて，支援が必要なはずの生活困窮者には制度が届きづらくなっていたり，制度の谷間が生まれていたりするだけでなく，複雑ゆえに行政費用も高まっている.

　そこでイギリスでは，貧困救済のための諸給付をユニバーサル・クレジットに統合して簡素にし，それまでの所得の補助，家賃・地方税に対する補助，障がい者・介護者への補助，子どもを養育する親への補助，低賃金労働者への補助が徐々に廃止されていく.

　さらに，ユニバーサル・クレジットは，ブレア政権で掲げられ，ワーキング・タックス・クレジット（勤労者向けの給付付き税額控除）の導入で具現化された welfare to workfare（福祉から就労福祉へ：workfare は work と welfare の

合成語）を継承している．

就労しても給付が減らない仕組み

　次にユニバーサル・クレジットの概念図を，旧来型の公的扶助と比較しながら描いておく（図表99参照）．

　公的扶助は，足りない部分のみを補うという「補足性の原理」に基づいて制度設計されてきたために，就労で得られた所得の分だけ給付額が減らされるので（限界税率100％），可処分所得は一定である．ゆえに，貧困から抜け出すための就労のインセンティブが阻害されるという貧困のワナ（poverty trap）が生じていた．

　しかし，税額控除（credit）の考えを応用して，税額控除に相当する定額を所得に関わることなく給付することにしたユニバーサル・クレジットは，就労すると可処分所得が増える仕組みとなる．

　映画のはじまりは，ダニエルが就労の可否を問われる「審査」のシーンからである．ケン・ローチ監督は，映画で行政のデジタル化による非人間的対応がセーフティネットから転落して貧困に沈む人々を生んでいる側面を批判してはいたが，ユニバーサル・クレジットそのものへの批判は行われていなかった．

図表99　公的扶助と給付付き税額控除

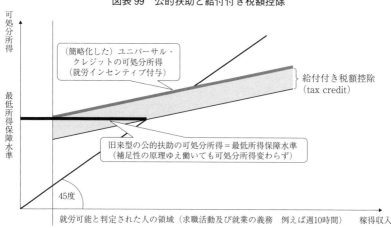

出所：筆者作成．

　とはいえ，雇用情勢が悪い中では，就労インセンティブが制度上保障されているからといっても，求職活動，就業の義務を果たしてもらうことは難しい側面は，映画の中で描かれていた．そして，就労できないという審査を主治医が行っているのに，制度運営上の最終判断を委託業者に任せていることにも批判の目は向けられていた．

　しかし，このユニバーサル・クレジットは，それなりの長所を持っている．運用面で，あそこまで弱者を傷つける非人間的な仕組みにしないでおけば，ケン・ローチ監督もああまでも徹底的に批判はしなかっただろうと思う．

　もっとも，こうした所得調査付きの給付を導入するためには，国が国民の所得を把握しておく必要がある．イギリスでは，長く時間をかけてその前提条件を整備していた．日本を振り返れば 20 年も前の 2001 年に森内閣の下での「e-Japan 戦略」でも「わが国が 5 年以内に世界最先端の IT 国家となることを目指す」とされていたのであるが，この国では，この手の話はかけ声ばかりがその後続くことになる．

本当に困っている人がわからない日本

　最近のイギリスにおける「即時的情報（Real Time Information）計画」をはじめ，以前からアメリカの社会保障番号などが整備されてきた状況を考えれば，国民の所得，生活の状態を国が把握できていないということが，今や先進国の中の日本の際立った特徴になりつつある．

　日本では，住民税非課税世帯であるかどうかの情報くらいしか国側からはわかっておらず，今回の新型コロナウイルスが襲った国民の生活を，政策として支えようにも誰が本当に困っているのか，残念ながらよくわからないのである．

　タックス・クレジット（給付付き税額控除）のような就労福祉を行うためには，所得の随時捕捉は必要であるから，それを行う国では，そうしたインフラの整備が進められてきた．だからそうした国々は，国民の所得情報を用いて給付対象を識別し，要望を待たずに連絡する「プッシュ型支援」を実行できる．このインフラがあったからこそ，今回のコロナ禍では，所得に応じて支援に濃淡をつけることもできていた．

　日本には，給付を受ける側からの申し出を待たずにそうしたことができるイ

ンフラはない．だから，スピードを要する場合には全員に均一の給付を行うということになってしまい，必要な人には不足しており，そうではなく本来は被害者を支える側にいてしかるべき人にも配られてしまうことになるのである．

しかも広くみんなに配るために，費用は巨額にのぼる．私は昔から「広さの怖さ」と呼んでいるが，とにかく広く配るというのは，みんなの想像を超えて巨額が必要になる．

『ちょっと気になる社会保障 V3』へワープ‼
知識補給　国家財政の増大と「広さの怖さ」と「広さの強み」(271 頁)

---

1 万円を 1 億 2600 万人に配れば 1 兆 2600 億円，10 万円ならば 12.6 兆円になる．2020 年度予算における国防費は約 5.3 兆円である．

今回も総花的に広く配ったために「世界一」と言われる額が配られたわけだが（海老原嗣生氏の note 記事「本当に世界一だった日本の経済支援策」参照），別に新型コロナウイルスの件に限らず，日本では災害や経済ショックが襲ってくるたびに，とにかく総花的に配ってきた．

最近はマイナンバーに通帳をひとつ紐付けようとか，免許証や健康保険証と一体化する話やマイナポイントのような話や，先にも挙げた「公金振込口座」の話がでてきているが，公平，迅速かつ効率的な社会保障制度の実現に必要なことはそういうことではない．

社会保障全体に関する世界的潮流は，ミーンズテスト（資力調査）を伴うスティグマを緩和して，受給要件を満たしながら給付請求をできていない人たちを発見しやすくし，制度の谷間を埋め，貧困のワナを抑えたりするために，就労が難しい人たちに十分に配慮しながら（ここは各国でスタンスの差が出るところ），所得捕捉が準備された就労福祉にシフトしていく動きの中にある．

かつては不可能であったことを実現させる政策技術を，デジタルの進化が支えているのである．以前にはできなかったことが今ではできるようになっている──この（2020 年）3-4 月から在宅勤務を求められた人たちの少なからぬ人が，理解しうる話であろう．

就労福祉と最低賃金制度の組み合わせ効果

ただし，就労していても社会保障の給付を受けることができるようにすると，企業側からみれば，それは一種の賃金補助のようにも受け止められ，雇用主が賃金を上げようとするインセンティブを阻害するおそれがある．この危惧は，1790年代イギリスのスピーナムランド制度という，低賃金に対して公的な補助を行った政策で現実のものとなっていた．

賃金をいくら低くしても公的な補助があるからと，雇用主たちは賃金を低い水準のままにとどめてしまったのである．そこで今は，そうした事態を避けるために，当時にはなかった最低賃金制度を活用することにより，就労福祉の政策が賃金補助の役割に堕さないように工夫していくことができる．

つまりはそこで起こっていることは，最低賃金を引き上げることにより，企業に対して付加価値生産性の上昇を促して，結果的に，貧困救済に必要となる税の支出を抑制するという，所得の移転構造の組み替えである．それは同時に，付加価値生産性を高める政策であるのだから，成長戦略ともなる．

この成長戦略の中で問われているのは，使用者たちの経営力であり，付加価値生産性が低い仕事しか準備できないのは，旧式の武器で兵士に戦をさせているようなものなのである．

同様の効果は，非正規労働者への被用者保険の適用拡大によって加速することもできる．厚生年金から適用除外されている非正規労働者は，将来，基礎年金しか持つことができなくなる．そうした人たちの中から，高齢期に生活保護受給者が相当でてくる将来を考えれば，中小企業に厚生年金への適用義務を免除するという今の制度は，将来の生活保護費に要する，将来世代が負担する税をもって，目の前の中小企業に補助金を与えているのと同等の所得移転が行われていることになる．

厚生年金の適用拡大は，将来の生活保護に要する税を，今の企業努力による付加価値生産性の上昇によって賄っていくようにするという所得再分配の構造転換の話でもある．そして繰り返しになるが，このような所得移転の構造転換は，企業の付加価値生産性の向上を促す政策なのだから，成長戦略でもある．

そうした，貧困救済に要する税の節約を果たすことになる就労福祉への転換を図るためには，所得，資産の把握が不可欠である．「骨太の方針」に書いて

あるような「公金振込口座」をみんなが作るようになったからといって，公平かつ機動的な社会保障政策の実現には何の関係もなく，給付が総花的になるというこの国の欠陥は放置されたままとなる．

　総花的ゆえ，巨額に上る現金が配られている現状を目の前で眺めることができる今，マイナンバーを社会保障の給付を受ける権利とそれに付随する義務が体現された社会保障ナンバーに育てていく方法を，この国でも考えはじめなければ，これからも同じことを繰り返すことになろう．

マイナンバーの社会保障ナンバー化を拒むもの

　この種の話のおもしろいところは，社会保障の研究者から見れば，利得の方が多くなる中所得者層，低所得者層の多くが，政府を信用できない，プライバシーを守りたいと言って，社会保障という所得再分配政策をスムーズ，かつ効果的に実行するために必須となる「社会保障ナンバー」の整備に大いに反発することである．

　富裕層にとっては，この上なく好ましい国民性であろう．彼らにとって，広く国民が政府不信を強めるようなキャンペーンを張っておけば，自分たちの資産やアングラマネーを守ることができる環境だけは，この国ではしっかりと完備されている．

　しかし今のままでは，これからも繰り返し，国民の生存権を守る政策は必ずスピードと正確さを欠くものになり，質の高い貧困救済をはじめとした社会保障制度の実施もできず，永劫に旧態依然としたままになる．たしかに政府は今も昔も，そして将来でも信用できるものではないだろうが，われわれの生活の安定と向上のために利用する価値のある代物ではある．

　そういう話に興味のある人，特に，日本においても所得再分配の主体である国が，国民の資産や所得を把握しようとした歴史が過去にあったことやそれを誰が阻止したのかに興味のある人は，第17章の「総花的な「公的支援給付」が生まれる歴史的背景」を参照してもらえればと思う．この方面の議論をする上では，「グリーンカードの顛末」という歴史をみんなで共有しなければ，話がはじまらない．

　本当に反対したい人たちは，自分たちは表に出ることもなく，陰から政府へ

の不信感を煽っておけば，自分たちの狙い通りにできるのが日本という国の特徴なのだろう．ところが，あろうことか，1980年に彼らの所得，資産がガラス張りになってしまう法律が通ってしまったのである．その時，彼ら所得や資産を秘しておきたい人たちはどう動いたか？

　今後，彼らがそういう事態に追い込まれる日が早晩来ることを想像するのは難しい．だから今のところ，真犯人が誰なのかを知ってもらうために，みんなで「グリーンカードの顛末」という歴史を共有するというのは，どうだろうか．みんながあの歴史を共有できたうえでの話であれば，これからのことの成り行きに諦めもつく．そう思って，ああした文章やこうした文章を書いていたりしていたりするのである……．

お　わ　り　に

　本は薄さが大切ですね，と編集者の橋本さんに連絡していたのに，随分と厚くなってしまった．そこで，いったん本書に収めていた講演録「福澤先生ウェーランド経済書講述記念講演会」を外すことにした．そこには次のように書いていたわけで，YouTube の方を是非どうぞ．

"この人民ありてこの政治あるなり" の今日的な意味合いを語って，10 年

> 2021 年のウェーランド経済書講述記念講演会は，コロナ禍の緊急事態宣言の最中であった．ゆえに，YouTube による 5 月 15 日午前 10 時からのオンデマンド配信となった．動画及び講演時のスライドは今も，YouTube にある．

　文章としては，『三田評論』2021 年 7・8 月合併号に掲載しており，次で読むことができます．

　　　　　　• https://www.mita-hyoron.keio.ac.jp/other/202108-1.html

　と言っても，オンラインまでジャンプしていく人はなかなかいないようなのですが，2 万字近い節約のために，まぁ，仕方がない．

　この本は，年金にはじまり，社会保障に関するいろんなものが入っている．そして『ちょっと気になる』シリーズでは，私は『ちょっと気になる政策思想』が一番好きだと話すように，本書のベースになっているのは，経済政策としての社会保障という考え方である．
　ちょうどそのあたりについて，「全世代型社会保障構築会議」で話したので，それをもって，この本を閉じておこうと思う．第 3 回会議（2022 年 3 月 29 日）からである．『ちょっと気になる政策思想　第 2 版』の「第 2 版の刊行にあた

って」に，「この本を読むと，人が，労働力，生産者というよりも消費者に見えるようになってしまうはず」と書いていた——そうした話である．

全世代型社会保障の構築ということで，社会保障の機能強化がまとめられていることを，高く評価しています．

社会保障は，ニーズに見合った給付を行うための効率化を図る必要はありますが，ニーズに見合っているのであれば，いわゆるワイズスペンディングの主役になりうるものです．

第1回会議で，人を見ると消費者に見えると話しました．人が労働力ではなく消費者に見えるというのは，経済成長にとって消費こそが重要であり，人は消費者として他人の生産を刺激することにより成長に貢献するものだと見ているからです．

たとえば毎年のGDPは，供給と需要のどちらか小さい方で決まりますが，今の時代，大方の人たちは，GDPを決めるのは需要の規模だと考えるのではないでしょうか．

そうだとすると，成長戦略は需要を育てることになり，人は消費者としてこそ成長に貢献することになります．

その観点から見ると，購買力を日本中に分配して，消費のフロアを底上げしている社会保障は，十分に成長戦略としての経済政策になります．

資本主義は，ある程度成熟してくると消費が飽和してきて，過少消費に陥ります．皆さんも，どうしても月賦で買いたいと思うものはなかなか思いつかないと思います．

過少消費の状態に入った経済への処方箋は，貯蓄を減らして消費を増やすことであり，消費が飽和していない人や，領域や，地域に所得を再分配することにより，消費の中心的な担い手としての中間層を厚くしていくことになります．経済政策として大規模にそれをやっているのは社会保障で，成長率が極大化するように所得を最適に分配するのを苦手としている資本主義は，社会保障に頼らざるを得なくなります．

OECDも分配の不平等が成長を阻害すると報告しています．分配の不平等の改善を図っているのは社会保障くらいですし，人々の将来不安を緩和して，現在の消費を促す役割を果たすことができるのも社会保障です（図表89）．

本日の資料にある社会保障のいくつもの改革案は，いずれもジニ係数を改善す

る再分配政策で，特に，この構築会議のメイントピックとなる非典型労働者が抱える問題の解決，住まいの保障をはじめとした地域共生社会の構築は，再分配を伴い，国民の生活不安，将来不安を緩和する政策であるため，これらが実現できれば，経済成長にとってはプラスに働く可能性もあります．

逆に，成長のためには生産力の増強が必要であり，人をみたら労働力と見えてしまう風潮が高まると，昨年出版された『現代優生学の脅威』でも挙げられていたように「津久井やまゆり園」のような事件が起こる——つまり人を生産的であるかどうかで役に立つ・役に立たないと評価する風潮が高まったりします．

もちろん，社会保障には，ニーズに見合う給付を行うための効率化を図るという大きな課題を抱えているのですが，その一方で，人を見たら，労働力というよりも，消費者に見えるように国民経済を捉え，社会保障を成長戦略としてのワイズスペンディングとみなすこともできるという観点があることも，一応，話しておきます．

……略……

全世代型社会保障構築会議で，総理出席で「議論の中間整理」がまとめられた第4回会議（2022年5月17日）にも，社会保障は経済政策であり，成長を促すワイズスペンディングであると発言をしている．

社会保障のDXが書かれています．困っている人は分からないという，他国と比べても極めて残念な状況を改善するためには，マイナンバーを社会保障ナンバー化する必要があります．その方向性が示された意味は大きく，この報告書には，住まい，住宅政策を日本の社会保障政策に明確に位置づけるなど，幾つも歴史を画することがまとめられていると思います．

それと，過去，ものが見えている経済学者というのは，分配の平等は消費が増えて，人への投資も増えるので，成長を促すと考えていました．中間整理にある政策を，能力に応じて支える方針に基づいて進めていくと，格差が緩和されて，分配の平等化が進んでジニ係数は小さくなります．この国の成長戦略として真っ先にとるべき政策だったと思います．成長を促すワイズスペンディングとして，中間整理の方向で社会保障改革を進めていただければと思います．

この日は，「若年期，壮中年期および高齢期の全ての世代とあるのは，1人の人間の経年変化を表現していて，全世代という問題を考える表現として適切

かつ重要です」とも発言したかったのだが，長くなるので遠慮をした．今回の「議論の中間整理」では，冒頭に次のように書かれ，社会保障の消費の平準化（consumption smoothing）機能の観点から全世代型社会保障を捉えており，これは，社会保障理解が一歩前進したことを意味している．

全世代型社会保障構築会議　議論の中間整理

1.　全世代型社会保障の構築に向けて

○　「成長と分配の好循環」を実現するためには，給付と負担のバランスを確保しつつ，若年期，壮中年期及び高齢期の全ての世代で安心できる「全世代型社会保障」を構築する必要がある．

　本書も，勁草書房の橋本晶子さんにお世話になった．文章を眺めていると，ああでもないこうでもないとなかなか手放すことができず，本書の企画書に記されていた「原稿受予定」の日よりも，半年以上遅くなってしまった．根気強く待ってくれた橋本さんに，ふたりで心からお礼申し上げます．そして，読みやすくするために目を通してくれた博士課程の院生，車光將君，濱名仁美さんにもこの場を借りてお礼を述べたい．

　原稿の提出が遅れている間，日本も首相が代わり，経済政策，社会政策まわりの環境は随分と変わり，本書の随所に出てくる全世代型社会保障構築会議が立ち上げられたりと，いろいろとあって，本書にも，企画の時はまったく予定していなかったそのあたりの話も入ることになった．

　また世界の方では2月に世界が一変する激震が走った．

　平和を祈りつつ，ここに本書の執筆を終えたいと思う．

2022年3月30日　桜満開の武蔵野にて

知識補給

WPP を知らないのは，もういいだろう，放っておいて

『ちょっと気になる社会保障 V3』へワープ!!

知識補給　分からず屋は放っておこう――WPP で前向きに！（265 頁）

とか

オンラインへ GO！

人生 100 年時代の公的年金保険改革とは何か――2019 年年金財政検証のポイントを読み解く『東洋経済オンライン』（2018 年 12 月 6 日）

といきたいところだが，『V3』は持ってないし，オンラインに飛ぶのも面倒だしという人もいるかもしれない．ということで，『東洋経済オンライン』のインタビュー「年金は破綻なんかしていない、『わからず屋』は放っておこう」（2019 年 6 月 7 日）の冒頭あたりを紹介しておく．

> 営業現場では公的年金への不安が枕として語られがちだ．しかし，不安視する側の認識が誤っていることは少なくない．そこで「ありがちな誤認」を社会保障制度研究の第一人者，権丈善一・慶応大学教授に正してもらった．
>
> ――これからの時代に資産運用はどう位置づけられるでしょうか．
>
> これからは「先発」がワークロンガー（継続就業），「中継ぎ」がプライベートペンション（企業年金や民間生命保険会社の年金保険），「抑え」がパブリックペンション（公的年金）の「WPP の時代」になる．真ん中の P，プライベートペンションは資産運用で賄う．できるだけ長く社会参加し続け，かつ繰下げ受給で公的年金をもらい始めるとすると，プライベートペンションは退職から公的年金を受給するまでの「中継ぎ」になる．いま繰下げ受給の上限（70 歳）を引き上げようとする動きもあるわけで，民間の金融機関には「抑えの切り札」となる公的年金の受給までのセットアップとしての資産運用の新商品を開発してもらいたい．これまで民間は 65 歳で受給し始めた年金に上乗せをする「先発完投型」を考えてきたわけだから，「先発・セットアップ・抑えの守護神」の WPP はコペルニクス的転回かな．

──「退職後の生活には1億円くらい必要になるかも」と営業している金融機関も あるようです.

彼らも生きていくのに大変だね.

──「年金は破綻している」という前提に立たないと,民間金融機関の営業トーク が成り立たない?

年金破綻のセールストークを民間にやめさせることはできないよ.民間はそうい うものだって.資本の膨張圧力というのはみんなが想像するよりも強いわけで, 売らなきゃ話にならないのだから.民間にとって,公への信頼は敵でも仕方がな い.銀行とか保険会社に「公的年金を悪く言うな」と言っても,言うことを聞き やしないのだから,「金融機関の言うことを信用すると損するよ」というだけの話. ……その後,インタビューは延々と続く.

インタビューから3年ほど経った後日談
2021年12月28日　金融庁,生命保険会社の営業手法に関する監督指針に, 「公的年金の受け取り試算額などの公的保険制度についての情報提供を適切に 行う」との規定を盛り込む.この監督指針で,民間保険を「公的保険を補完す る」と初めて位置づける.
2022年3月11日　金融庁,公的保険制度を解説するポータルサイト「公的保 険について──民間保険加入のご検討にあたって」を開設.
https://www.fsa.go.jp/ordinary/insurance-portal.html
ポータルサイトの「はじめに」より

ケガや病気などの日常生活における様々なリスクに備えるための手段である保険 には,大きく分けて公的保険と民間保険の2種類があります.国が運営する公的 保険は原則として強制加入である一方,保険会社が運営する民間保険は任意加入 となります.民間保険は公的保険を補完する面もあることから,公的保険の保障 内容を理解したうえで,必要に応じた民間保険に加入することが重要です.

参考資料

「金融庁，生保販売で「公的保険説明を」　新指針が波紋」『日本経済新聞』
（2021 年 12 月 29 日朝刊）

> 金融庁は特に業界の「あおり営業」に疑念の目を向ける．「将来は年金がどうなる
> かわからない」と不安をあおる一方，がんになった場合に負担を軽減できる公的
> な高額療養費制度があることを説明しなかったり，限られた情報しか提供しなか
> ったりといった営業手法だ．
> 今後は，保険会社や募集人は公的保障の仕組みを正確に理解した上で，顧客のラ
> イフプラン，公的年金の受け取り試算額，必要となる保険の中身を丁寧に説明す
> ることが求められる．金融庁は実態把握に向けたモニタリングも強化し，説明が
> 不十分な場合は是正を促す方針だ．
> 指針改定に伴い，生命保険協会も自主ガイドラインを改定し，募集人への教育や
> 研修を充実させるなどの体制整備を進める方向だ．

日本証券アナリスト協会 第 8 回国際セミナーにおける森信親金融庁長官（当
時）基調講演「資産運用ビジネスの新しい動きとそれに向けた戦略」（2017 年 4
月 7 日）より

> 「何故，長年にわたり，このような「顧客本位」と言えない商品が作られ，売られ
> てきたのでしょうか？　資産運用の世界に詳しい方々にうかがったところ，ほぼ
> 同じ答えが返ってきました．日本の投信運用会社の多くは販売会社等の系列会社
> となっています．投信の運用資産額でみると，実に 82％が，販売会社系列の投信
> 運用会社により組成・運用されています．系列の投信運用会社は，販売会社のた
> めに，売れやすくかつ手数料を稼ぎやすい商品を作っているのではないかと思い
> ます．」
> 「ここ数年，友人から，「母親が亡くなり遺品の整理をしていると，最近購入した
> と思われる，お年寄りには到底不向きのハイリスクで複雑な投信が，何本も出て
> きた」という苦情を聞くことがよくあります．」
> 「積立 NISA の対象となりうる投信は，インデックス投信とアクティブ型投信あわ
> せて約 50 本と，公募株式投信 5406 本の 1％以下となりました．ところが，同じ基
> 準を米国に当てはめてみると，全く異なる結果となります．米国で残高の大き

い株式投信については，上位 10 本のうち 8 本がこの積立 NISA の基準を満たしています．一方，我が国の残高上位 30 本の株式投信の中で，この基準を満たしているのは 29 位に 1 本あるだけです．」

2022 年度に入り，授業の中で，今は，公的保険と私的保険の関係が変わろうとしている転換点なのかもしれないと話していた．5 月には，次のような記事もでる．

「「老後 2 千万円」から 3 年，関係者の後悔」『朝日新聞』（2022 年 6 月 25 日）

「2000 万円」問題は「副作用」を業界にもたらした．報告書をまとめた金融審議会の外部の有識者の一人は，朝日新聞の取材に対し，こう反省する．「年金制度や老後への負担を過度にあおって手数料稼ぎをする金融機関の営業を，不本意にも助長させてしまった」

「あおり営業防止か，国の怠慢か」『朝日新聞』（2022 年 6 月 26 日）

金融庁は昨年 12 月に当初の通り監督指針を改正．今年 2 月には，公的保険制度の「適切な情報提」について，生保各社に取り組み状況のアンケートを実施した．「公的保険の保障内容について説明・情報提供をすることは重要と考えているか否か」「どのように取り組んでいるか」などを尋ねた．
業界では金融庁の方針に従って，体制整備に乗り出している．生命保険協会も「募集人の公的保険制度に関する理解と情報提供への支援を強化していきたい」（広報）としている．

ii 頁へ戻る

社会保険における高所得層の包摂

日本医師会の医療政策会議報告書に次がある――と言っても，医療政策会議の議長であった私が書いているわけだが．

社会保険における能力に応じた負担という考え方は，財源調達面に限るのであり，生活リスクに直面してニーズが顕在化し給付を受ける段階で，自己負担率に差を設けることは，社会保険の理念にそぐわない[93, 94]．ゆえに，低所得者対策を除いて，所得に応じて自己負担に差を設けている現行制度も見直すべきである．このことは，公的年金の繰下げを進める政府の方針とも整合性を持つ．

社会保険というのは，時代時代の為政者たちが，社会を統治し政権を安定させるために工夫して作り上げてきた統治システムである．このシステムでは，費用負担をしっかりとやってくれる中の上，そして高所得者を離反させずに包摂しておくための工夫がなされてきた．すなわち，社会保険の給付の段階では所得を見ないという方法である．

このあたりについて，『ちょっと気になる社会保障　V3』でも数ヵ所で触れているので紹介しておこう．

「最近は，経済学者を中心として，高所得者から低所得者への所得再分配――これを垂直的再分配と呼ぶことがあります――以外の所得の移転を，非効率な再分配とみなす人もいるようですけど，社会保障というのは，基本的に，生活リスクに直面していない人から直面してしまった人への保険的な再分配や，医療介護や年金などのように必要でない時から必要な時期への時間的な再分配から成り立っているんですよね」『V3』41-42頁

「今日の公的年金でも，高所得者から低所得者に所得の垂直的な再分配が行われています（つまり，年金に加入することは高所得者よりも低所得者の方が有

93　堀勝洋『社会保障・社会福祉の原理・法・政策』（ミネルヴァ書房，2009）第2章 1「社会保障と社会保険の基本的考え方」(4)「応能負担原則とニーズ給付原則」（41-44頁）参照．

94　この文にあるふたつの社会保険は，医療政策会議報告書では社会保障となっている．しかし，社会保険の方が妥当であるため修文している．

利）．そうは言っても，「現役時代に保険料拠出という自助努力をした人は，老後もそれなりに報われる」という制度設計となっていて，保険料拠出が多かった人が少なかった人よりも給付が低くなることはなく，現役時の労働や保険料納付のインセンティブを損なわない仕組み，かつ所得が高い人が年金制度に対して，奪われるばかりだという強い敵意を抱かせないような工夫がなされています」『V3』56-57頁

　「図表［本書図表85］をみれば，社会保障の拠出（税＋社会保険料）は能力に応じて，給付は必要に応じて行われていることが分かります．そして高所得者も中所得者とさほどかわらない水準の給付が行われていることが分かります．これは医療，介護，年金などの社会保険制度を，あらゆる所得階層の人たちが利用しているからです．このことは，税による救貧制度のように，中・高所得者は負担するのみで給付には関係がないと意識させる制度と社会保険制度が根本的に異なる制度であることを示しているとも言えます．実は，社会保障の中の社会保険による所得再分配は，その多くは中所得層間の大規模な時間的，保険的な所得移転であって，かつ，中の上の所得層，高所得者だからといって給付がなくならないところがミソでもあるわけです．ゆえに，中・高所得層にも，自分も必要なときには利用できる制度であるという意識を持ってもらえる社会保険の特徴が生まれます．社会保障のそういう側面を，「はじめに」で紹介したシカゴ学派系，公共選択系の経済学者たちは嫌います．彼らは，政府の介入は低所得者の救済に限るのが理想と考え，それを効率的な再分配政策と考えているからです．しかし彼らシカゴ学派系，公共選択系の経済学者が望む社会保障にすると，中の上の所得層，高所得層は，社会保障は人のためのものであり，自分たちは負担を強いられるだけという捉え方をするようになるでしょう．そうした制度がどういう運命を辿るかは，考えてみる価値があると思います．もっとも彼らの中には，市場領域を最大化する狙いはあっても，社会を分断することには無頓着（もしかして意図的？）であったりするわけですけどね．また，そうした彼らの狙いに気付かずに，日本で彼らと同じような再分配のあり方を提案している経済学者がいたりもします」『V3』100-102頁

今ひとつ，『ちょっと気になる医療と介護　増補版』より紹介する．

　「結局，④「一定以上の所得のある利用者の自己負担を２割へ引上げ（ただし，月額上限あり）」についての処置は妥当．そして妥当であるゆえに，財源削減効果は微少．ならば初めからやらなくても良かったのではないかということにもなるのですが，そのあたりは微妙というところでしょうか」161-162 頁

　一定以上の所得のある人の自己負担率を高くするのは，政治的な影響を考えて，大きな財政抑制効果を持つことができない程度のものになり，労多く益少なき話となる．しかも制度が複雑になり，高所得者たちからの反感も招く．

　いつの頃からか，この国では，医療や介護などの社会保険の給付段階で，所得によって自己負担率が異なるような制度が普通になってきている．高所得者はすでに負担を通じて再分配に貢献している，いやこれからは一層，能力に応じた負担が強化される方向に進んでいく．厚生年金にしても，比例保険料率で保険料を払い，給付は定額と比例の２階建ての設計になっているために，すでに所得の再分配は組み込まれている．

『ちょっと気になる社会保障 V3』へワープ!!
知識補給　日本の年金の負担と給付の構造と令和元年財政検証（188 頁）

　給付の時に所得を見ない，そうした原則を徹しておく方が，統治システムとして得策である──そうした先人たちの知恵があったから，後生の者たちが道を誤らないように先人たちは給付時には所得を見ないという社会保険の原則を残してくれていたはずである．しかしそれが次第に忘れられてきている．医療や介護保険において，所得階層別の保険証によって自己負担率に差を設ける仕組みの導入などの労多く益少なき方法によって，おかしくなってきている．

　なお，給付時には原則所得をみない，所得に応じて医療の自己負担に差を設けるべきではない，加えて，医療保険制度においては高額療養費制度の存在が重要という観点から 2021 年の後期高齢者自己負担引き上げに際して支持を表明した文章は次になる．

オンラインへ GO !
高齢期の患者負担は1割，2割，それとも？──「高齢者」ではなく「高齢期」，世代間対立は不毛だ『東洋経済オンライン』（2020 年 11 月 25 日）

要点をピックアップしておこう.

高額療養費制度の存在を前提とすると, 自己負担の議論は違った景色になってくる. ……加入者1人当たり平均（年間）自己負担額は8.1万円である. ここで仮に2割負担とした場合, 年3.4万円増の11.5万円となる. 自己負担率が1割から2割になると負担が2倍になるのは, 自己負担額が低い人たちであり, 大きなリスクを抱えた医療費が高くなる重病の人たちは2倍にはならない. 先に「医療保障制度の中核的役割を果たしている」と評した高額療養費制度があるからである. ……高額療養費制度があるために, 自己負担率を1割から2割にしてもさほど変わらない. 特に, 自己負担額が高額療養費制度の上限に近い重病の人たちほどほとんど変わらない. 自己負担率に年齢区分を設ける理由を考えるのは難しく, 最終的には一定にするのが理想的な姿であろう.

iv頁, 85頁, 245頁へ戻る

医療政策を取り巻く政治環境の変化

　日本医師会の「医療政策会議令和2・3年度報告書」の「序章　医療政策会議における共通基本認識——この2年，パンデミックと政治の変化を経験して」（議長である私が執筆）から，医療政策を取り巻く政治環境がどのように変化したかを紹介しておこう．

　政治の世界においては，2年前とはベクトルの方向性そのものが変わった．そうした中，2年前の医療政策会議報告書の内容では，客観的な情勢とのズレが生まれる事態もでてきている．

　前回の報告書がまとめられた2年前は，二木立日本福祉大学名誉教授が書いていた「千三つ官庁」（＝経産省）[95]が主導していた医療政策が意識された文章が多くあった．そうした政策は，新自由主義から演繹される医療政策であり，予防で医療費は抑制できる，抑制された医療費で財源問題は解決できる，病気になるのは自己責任，医療は，予防で若返った人たちを労働力として経済成長に貢献させるためにあるといった要素を含むものであった．そうした医療政策は，『現代優生学の脅威』という本の第5章「『生きる権利』がないがしろにされる社会」に書かれているように，「財政難や労働力不足といった民衆の不安に訴えかけるような"ポピュリズム医療政策"」でもあった．

オンラインへ GO！
医療維新「全世代型社会保障検討会議報告書を読み解く」vol.2　「忍び寄るポピュリズム医療政策」から脱却なるか『m3.com』（2021年1月18日）

　そして，『現代優生学の脅威』の「まえがき」で，著者の池田清彦氏は，「現代優生学」が引き起こした犯罪の極みと言うべき事件として，「津久井やまゆり園」の事件をあげている．事件を起こした犯人は，世の中の風潮，労働力として役に立つかどうかで人を判断する，そうした観点から，障害者を見ていたということである．著者の池田氏は，「経済合理性に基づき，重度障害者や終末期の高齢者への支出を削減しようという考えは，いまや各所で叫ばれるようになりました」と論

95　二木論文（2020）「「千三つ官庁」対「現業官庁」——経産省と厚労省の医療・社会保障改革スタンスの3つの違い」『平成30年・令和元年医療政策会議報告書』．

じている．ポピュリズム医療政策は，そうした風潮を生んだ．しかし，前回の医療政策会議報告書から2年経った今，ポピュリズム医療政策を主導していた者たちは政策の中心にはいない．ゆえに，医療政策のあり方も変わってきており，医療政策会議が前回の報告書で批判していた諸々の論点が，世の中から消えてしまっている．

たとえば，前報告書には次のような論があるが，今はことさら強調する必要もなくなっている．

　　　……略……（下記参照）

オンラインへ GO！
日本医師会医療政策会議・令和2・3年度報告書「序章　医療政策会議における共通基本認識」

こうした文章は，2年前当時の医療政策に向けられた批判である．あれから世界も日本も変化した．あの頃の医療政策は，ことさら取り上げる必要もない話になっている．

オンラインへ GO！
医療維新「全世代型社会保障検討会議報告書を読み解く」vol.1　途中で「主役」がいなくなった会議『m3.com』（2021年1月15日）

このように，新型コロナウイルス感染症によるパンデミックと政治の世界の変化を受けて，ひとつは「かかりつけ医機能」を備えた「かかりつけ医」の普及促進への必要性と世の中からの期待が高まるとともに，医療政策が提供体制の改革から目を背けていた経産省主導の時代は，現段階では過去のものとなりつつある——もちろん，将来はわからない．

iii 頁へ戻る

公的年金の創設，拠出制か無拠出制か？

　国民年金法の成立を主導した厚生官僚，小山進次郎氏が『国民年金法の解説』(1959) で論じているように，「無拠出制を基本とすると，その支出を賄うための収入がその時々の経済及び財政事情の影響を受けやすく，場合によっては突発的な財政需要のために年金額をにわかに引き下げなければならないことさえ起きかねない．イギリスにおいては拠出制を建前としなければならない理由の一つとして，国の財政から独立した年金制度の安定性ということが強調されるのであるが，それは右に述べたことを指しているものである．以上のような理由から年金制度を本格的に発展させようとするならば，拠出制を基本としたものとならざるを得ず，英，米，西独など年金制度の先進国といわれる国はすべて拠出制を原則としており」(34頁) と考えていたのも，小山氏は財政運営の厳しさ，予算獲得の難しさを熟知していたであろうから，当然のことであると思われる．

7頁へ戻る

年金財政検証が用いる新古典派成長モデルの特徴

　公的年金の財政検証時に用いられている成長会計モデルに関しては，経済前提の専門委員会において，日本を代表するケインジアンである吉川洋委員の次の発言は特筆に値しよう（第1回社会保障審議会年金部会年金財政における経済前提に関する専門委員会議事録（2017年7月31日））．

　「スタンダードな成長会計のモデルでやるというのは，結論的にはこれしかないだろうと思いますし，私もそのことに異存はないんですが．……成長会計のモデルというのは，通常はいわゆるサプライ・サイドのモデルだと理解される」として「私は，それにはテイクイシュー，異論があるんですが，そのことはちょっと別にして，需要サイドをどう考えるのかということです」．

　吉川氏の念頭にある経済モデルは，需要の伸びが大きい，新たな財を誕生させるという意味で，技術進歩の「需要創出」（demand creation）効果が重要な役割を果たすモデルである．

　今は，計算技術上の理由から成長会計というサプライ・サイドのモデルを用いて財政検証を行っている．財政検証で用いられているコブ・ダグラス型生産関数における諸変数間の因果関係をどのように読むかなどについて，随時慎重な考察が求められる．

『ちょっと気になる政策思想　第2版』へワープ‼

　知識補給　経済成長を需要サイドから見れば──青木＝吉川モデル（350頁）

14頁へ戻る

ロマンとして生まれた国民皆年金

坂本純一氏は，当時の様子を次のように表現している（「数理の目 76　国民年金というロマン」『年金時代』2013 年 9 月号）．

> 国民皆年金実現のための検討が行われていたころの話として，当時自由民主党政務調査会調査役をしていた喜多一雄氏が次のような述懐をしている．国民年金制度創設のために，米，英，仏，西独各国の状況調査に行った．その結果を当時自由民主党で国民年金実施対策特別委員長をしていた大蔵省出身の野田卯一衆議院議員に報告したが，その際，これらの国は本気で自営業者の年金には取り組んでいないこと，英や西独の年金局長からは費用ばかりかかるのでよした方がいいというアドバイスをもらったことを伝えた．これに対し，野田委員長は「欧米ができぬと思い込んでいることでも，日本に成就できることがある」と応えられた．

17 頁へ戻る

いわゆる「支給開始年齢の引き上げ」と将来の給付水準の引き上げ

　いわゆる「支給開始年齢の引き上げ」は，将来世代の給付水準を引き上げるのには効率が悪く，「支給開始年齢」という惑わしい漢字六文字の持つ印象のために政治的にもセンスが悪い．要は，保険料固定方式の下で将来世代の給付水準を上げるためには，現在の給付を抑えて，そこでセーブできた資金を将来世代の給付確保に回せば良い，つまりは，今の高齢者から将来世代に仕送りをすればいいわけで，その方法はいろいろある．

　マクロ経済スライドの見直しを考えても，名目下限の撤廃もそうであるし，現在の基礎年金が 2004 年改革時に予定されていた給付水準よりも高くなっていることを視野に入れれば，現下のスライド調整率を基礎年金に対して引き上げることも技術的には考えられる．他にも様々な方法があるのだが，いかなる方法を用いても，基礎年金の給付水準改善は国庫負担の増加を伴う．問題は，既に出されている案と新たに考えられた案のいずれが，他の政策との兼ね合いのとれた筋の通った理由付けであり，受け入れられるかである．そうした考察を終えた後の提案でなければ，政策論が混乱するだけである．

31 頁へ戻る

「支給開始年齢の引き上げ」まわりの見せかけの相関

　たとえば，高年齢者雇用安定法が 2020 年に改正されて，70 歳までの就業を事業主が支援することが決められ，2021 年 4 月から施行されている．こうした政策の動きについては，2018 年の第 5 回社会保障審議会年金部会（10 月 10日）にて，私は次の発言をしている．ここにある「見せかけの相関」というタームは，キーワードとして理解しておいてもらいたい．

　　今，60 歳台前半の就業率が高まっているのは，支給開始年齢の引き上げが直接の原因なのではなくて，高年齢者雇用安定法が企業に 65 歳までの雇用確保措置を義務づけているからというのが普通の物の見方ではないだろうかと．いわばこれまで観察されてきた支給開始年齢の引き上げと 60 歳台のこの国における就業率の上昇は見せかけの相関だった．

　　ここからがおもしろいのですけれども，今，興味深いことが起こっていて，政治家たちが平成 16 年の年金改正の意味，つまり，保険料固定方式とマクロ経済スライドの意味をかなり正確に理解するようになってきて，旧来の支給開始年齢の引き上げは必要ではないというように考え，この国にとって必要なことは，人々が長く社会に参加することだと．そして，年金は繰り下げを薦めることが重要であるということがわかってきています．今，政治のほうでは，彼ら自身が，ちょっと前のめりかもしれないのですけれどもと言っているのですが，年金部会とか年金局が何も言っていないのに，高年齢者雇用安定法をさらに改正して，雇用確保措置の対象を 66 歳とか 67 歳，68 歳，さらには 70 歳まで延ばせればと考えているみたいなのですね．

　　その是非はここでは言いませんけれども，もし高齢法が改正されて，例えば 67歳までの雇用が義務化されると，高齢者の就業はふえると思います．つまり，これから先，ようやく支給開始年齢の引き上げと雇用の延長が高齢法を経由した見せかけの相関だったということが明確に証明される時代が来るかもしれない．

　　ただ，未だに支給開始年齢の引き上げに未練がある人たちは，どうもそれが高齢者の就業率上昇の直接の原因であると考えたいようでして，これがないと高齢者の就業率は高まらないと言いたいようなのですけれども，それは違うよねということは，きょうの資料（知識補給図表 2）の中で確認できるし，支給開始年齢の

知識補給図表 1 　高齢者就業率をめぐる，見せかけの相関と真の因果関係

支給開始年齢の引き上げ	見せかけの相関 ▷	高齢者就業率の上昇

高齢者雇用安定法の改正	真の因果関係 ↑

- 2004年改正（65歳までの就業機会確保）
  2006年4月より，65歳までの雇用確保措置義務化
- 2020年改正（3月31日成立　70歳までの就業機会確保）
  2021年4月より，70歳までの雇用確保措置努力義務
  （今後の進捗状況をみながら，高齢法改正の可能性は当然ある）

出所：筆者作成.

知識補給図表 2 　高齢者（60〜64歳）の雇用者数の推移

○60〜64歳の雇用者数については，2004年の高齢者雇用安定法の改正（高年齢者雇用確保措置の義務化，2006年施行）と，団塊世代が，60歳台に到達したこと[※]を受けて，2006年以降大きく増加．（※）団塊世代の先頭集団（1947年生まれ）は2007年に60歳台入り．

○ここ数年は，60〜64歳の就業率は上昇を続けているものの，団塊世代が65歳以上に移行し，60〜64歳人口が減少していることも影響し，雇用者の絶対数はやや減少．

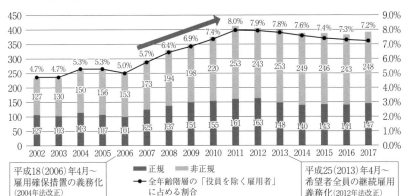

平成18（2006）年4月〜
雇用確保措置の義務化
（2004年法改正）

■ 正規　■ 非正規
━●━ 全年齢階層の「役員を除く雇用者」
　　 に占める割合

平成25（2013）年4月〜
希望者全員の継続雇用
義務化（2012年法改正）

資料：総務省統計局「労働力調査」（詳細集計）

注：1. 雇用者数は，役員を除く雇用者数である.
　　2. 2005年から2009年までの数値については，2010年国際調査基準のベンチマーク入口に基づく時系列接続用数値を使用している.
　　3. 2011年は補完推計値である.

出所：第5回社会保障審議会年金部会（2018年10月10日）資料1，12頁.

引き上げと高年齢者雇用安定法はパラレルに全部動いてきているから，今までは
どちらが原因となかなか言えず，いわばヨミの世界の話だったのですけれど，こ
れから先，もしかすると高齢法のみが先に動いて，社会実験の場が生まれてくる
かもしれないと思っておりますので，コメントさせていただきました．

　そしてこの発言から 1 年半後の 2020 年に，「高年齢者雇用安定法」が，高齢
者の就業を促すために，年金と関係なく動き，3 月 31 日に改正される．

32 頁へ戻る

ワーク・ライフ・バランス憲章の総括について

「働き方改革」は成果を上げているのだろうか．そんなときに比較的コンパクトにこれまでの動きを確認できる，お勧めの一冊がある．2021 年 6 月に仕事と生活の調和連携推進・評価部会と仕事と生活の調和関係省庁連携推進会議がとりまとめた「仕事と生活の調和（ワーク・ライフ・バランス）総括文書 2007 〜 2020（以下,「総括文書」という）」である．

「働き方改革」と言えば，2018 年に成立した「働き方改革関連法」あたりを思い浮かべる方も多いだろうが，実のところ，すでに 2007 年 12 月には，「仕事と生活の調和（ワーク・ライフ・バランス）憲章（以下,「憲章」という）」が，政労使トップの合意のもとで策定されていた．これは，次の 3 つの会議の提言を踏まえたものであり，その指摘は今も課題とされていることが多い．

- 経済財政諮問会議（労働市場改革専門調査会）……労働力供給が今後の経済成長の大きな制約要因となることから，全ての就業希望者の就業可能性を広げることが重要
- 「子どもと家族を応援する日本」重点戦略会議……少子化の背景に働き方をめぐる様々な課題が存在
- 男女共同参画会議（ワーク・ライフ・バランスに関する専門調査会）……多様性を尊重した活力ある社会実現のために，ワーク・ライフ・バランスが必要

憲章策定後，2009 年から毎年公表されてきた「仕事と生活の調和（ワーク・ライフ・バランス）レポート」のタイトルをみると，「働き方」「働き方改革」が頻繁に登場する．2007 年の憲章以降すでに 15 年，いわゆる働き方改革に取り組んできたと言える．

もっともこれ以前，1980 年代にも諸外国と比べた日本の労働時間の長さが問題となり，1986 年の前川レポート，1987 年の新前川レポートを受け，当時 2,000 時間を超えていた労働者 1 人平均年間総実労働時間を 1,800 時間とすることや週休 2 日制の早期実施などを目指して，労働時間の短縮に取り組んでいた．労働基準法の改正により，1997 年には週 40 時間制（特例を除く）に移行した．このように，労働時間短縮の取組みが続いてきたが，1980 年代後半に

知識補給図表3　仕事と生活の調和行動指針における数値目標設定指標の動向

	行動指針策定時 (2007.12)	新行動指針策定時 (2010.6) 又は最新値と比較可 能な最も古い数値	最新値	目標値 (2020年)	評価
I 健康で豊かな生活のための時間が確保できる社会					
① 週労働時間60時間以上の雇用者の割合	10.8%（2006）		5.1%（2020）	5%	ほぼ達成
② 年次有給休暇取得率	46.6%（2006）	46.7%（2007）	56.3%（2019）	70%	未達成
③ 労働時間などの課題について労使が話し合いの機会を設けている場合	46.6%（2006）	40.5%（2010）	60.5%（2020）	全ての企業で実施	未達成
④ メンタルヘルスケアに関する措置を受けられる職場の場合	23.5%（2002）		59.2%（2018）	100%	未達成
II 多様な働き方・生き方が選択できる社会					
⑤ 短期間勤務を選択できる事業所の割合（短時間正社員制度等）	（参考）8.6%以下 （2005）	13.4% （2010）	16.7%（2019）	29%	未達成
⑥ 自己啓発を行っている労働者の割合					
正社員	46.2%（2005）		39.2%（2018）	70%	未達成
非正社員	23.4%（2005）		13.2%（2018）	50%	未達成
⑦ 第1子出産前後の女性の継続就業率	38.0（2000-2004） ⇒遡及改定値39.8%		53.1% （2010-2014）	55%	未達成
⑧ 保育等の子育てサービスを提供している数					
認可保育所（3歳未満児）	―		収容児童数 約111万人（2020） ※定員数約120万人 （2018.4.1）	116万人 （2017年度）	達成
放課後児童クラブ	―	81万人（2010）	約131万人（2020）	122万人 （2019年度）	達成
⑨ 男性の育児休業取得率	0.50%（2005）		7.48%（2019）	13%	未達成
⑩ 6歳未満の子どもをもつ夫の育児・家事関連時間	1日当たり60分 （2006）		83分（2016）	2時間30分	未達成
III 就労による経済的自立が可能な社会					
⑪ 就業率（I、IIにも関わるものである）					
20～64歳	―	74.6%（2009）	82.2%（2020）	80%	達成
20～34歳	―	73.6%（2009）	80.6%（2020）	79%	
25～44歳　女性	64.9%（2006）		77.4%（2020）	77%	
60～64歳	52.6%（2006）		71.0%（2020）	67%	
⑫ 時間当たり労働生産性の伸び率（I、IIにも関わるものである）	1.6% （'96-'05年度の 10年間平均） ⇒遡及改定値1.8%		0.6% （'10年度-'19年 度の10年間平均）	実質GDP成長率 に関する目標 （2%を上回る水準） より高い水準	未達成
⑬ フリーターの数	187万人（2006） （2003年にピーク の217万人）		136万人（2020）	124万人 （ピーク時比で 約半減	未達成

出所：内閣府（2021）「仕事と生活の調和（ワーク・ライフ・バランス）総括文書　2007～2020」
14頁（注記は省略）.

はまだ専業主婦世帯が共働き世帯を上回っており，生産年齢人口も増加していて，家族や社会のあり方やその問題意識も，今とはだいぶ異なっていた．

さて，前述した 2021 年の総括文書は，憲章と同時に策定された「仕事と生活の調和推進のための行動指針（以下，「行動指針」という．）」で定めている数値目標の期限が 2020 年であったことを機に（後述するように当初は 2017 年が目標年であったが変更されている），数値目標のこれまでの動向や，関連する法律の制定や改正をはじめ，政労使の取組み内容などを振り返ったものである．評価を見ると，就業率や保育サービスが「達成」，週労働時間 60 時間以上の雇用者の割合が「ほぼ達成」である以外は，「未達成」も多い．改めて取組みの成果を上げることの難しさを考えさせられる．

なお，憲章と行動指針は，2010 年にリーマンショック後の情勢を踏まえ改訂されており，行動指針の数値目標の期限も，当初の 2017 年から 2020 年へと延長となった．また，憲章制定以降，政府内で数値目標を掲げることが増え，それらを踏まえて「行動指針」の数値目標にも変更が加えられた．2016 年 3 月には，就業率の目標値も見直されている．また，テレワーク比率は 2015 年に終期を迎えたこともあり，今後新たな動きがあれば，評価部会において議論することとして，「行動指針」の数値目標からは外されている．

（権丈英子）

52 頁へ戻る

終身保険は民間でなく公的となる理由

「人生 100 年時代における公的年金保険の枠割りと WPP」『生命保険論集』第 216 号（別冊）（2021 年 9 月 20 日）より

生命保険協会の「人生 100 年時代における生命保険業界の役割について」（2020）には，終身年金に関する言及もある．

　「個人年金の受け取り方法として「終身年金」は現在あまり選択されていませんが，長寿化の進展や金融リテラシーの向上等により，今後は終身年金の有用性が認知されるようになり，終身年金を活用した「上乗せ年金」ニーズも今後拡大するものと考えます」．

たしかに今，「長寿化の進展や金融リテラシーの向上等により」，終身年金へのニーズが高まっているのであろう．そして公的年金保険が終身保険であることの再認識の中で，公的年金保険への信頼が醸成されつつあるとも言える．

生命保険協会も，終身年金の必要性を認識し，2018 年には「長寿安心年金」の創設を提案している．報告書「安心社会を実現するための社会保障制度の構築に向けて──公的年金を補完する『長寿安心年金』の創設」（2018）では，「足下の個人年金における終身年金の選択率は，ほぼゼロに近い水準」であり，「過去に終身年金を選択された方も含めた加入者でみても，終身年金の選択は減少傾向にあり，足下の販売（選択）状況を踏まえると，今後その傾向は急速に進んでいくことが予想されます」という認識を示している．

そうした認識に基づいて，「政策支援あり」の終身年金「長寿安心年金」が

知識補給図表 4　個人年金の年金受け取り方法の選択状況

年金受取方法	選択件数	選択率
有期年金（5・10 年確定年金等）	54,167 件	96%
終身年金（含，保証期間付）	2,073 件	4%

※平成 26 年度に受取開始した個人年金の選択方法（A 社の例）

出所：生命保険協会（2018）「安心社会を実現するための社会保障制度の構築に向けて」15 頁.

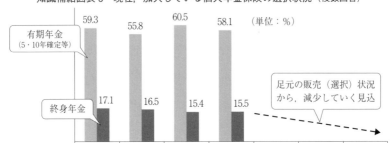

知識補給図表5　現在，加入している個人年金保険の選択状況（複数回答）

有期年金
（5・10年確定等）

終身年金

足元の販売（選択）状況
から，減少していく見込

（単位：％）

59.3　55.8　60.5　58.1

17.1　16.5　15.4　15.5

H18　H21　H24　H27　H30　H33　H36

※出典：生命保険文化センター「平成27年度　生命保険に関する全国実態調査」

出所：生命保険協会（2018）「安心社会を実現するための社会保障制度の構築に向けて」15頁.

　提案されている．政策支援とは，加入を促すためのインセンティブとして保険料の支払時に補助金を支給するという意味である．

　補助金の分配の仕方には工夫はされている――「所得が低い方ほど制度加入のメリットが高まるように，所得に応じた保険料支払いを条件に，保険料支払時に一律の補助金を支給」して，積立方式で運営される長寿安心年金の中で，「所得の低い方ほど積立金に占める補助金の割合は大きくなる」ようにする．つまり，補助金は定額，保険料は所得比例が想定されている．

　報告書にあるように，生命保険会社は「平均寿命が延び続け，かつ歴史的な低金利が続いている状況下では，終身年金に高い利回りを設定することは困難な状況」にある．加えて公的年金も世の中の同様の問題に苦労してきたわけだが，「契約者の視点においては，一般の金融商品と同様に，保険料の支払総額と年金の受取総額とを単純に比較してしまいがちであることや，将来の利益よりも現在の利益をより重視しやすい心理的傾向等」が，人々にはある．

　これまでの推移を考えれば，私的な終身年金への需要が生まれるかどうかは，投入される財源の多寡に依存することになろう．そして財政支援が十分でなければ民間の終身年金への需要は見込めないであろう．

　長寿安心年金は，被保険者期間20歳から60歳迄（60歳経過後最初に来る契約応答月前月迄），1人当たり補助金は一律月額3,000円，年間36,000円が想定されている．仮に，現在，20歳から60歳の人たち約6,300万人（2019年）が

100%加入すれば必要となる財源規模は2兆2,680億円，50%加入で1兆1,340億円となる．加入者が少なければ財源は少なくてもすむが，それは制度の趣旨ではない．また，月額3,000円の一律の補助額で終身年金への需要が生まれるのかどうかは定かではない．

　一方で，日本の国庫には余裕はない．仮に増税などにより，高齢期の所得保障方面に投入することのできる財源を確保することができるのであれば，その財源は，国民年金の被保険者期間の延長に要する1兆円超，すなわち40年から45年に延長することによる基礎年金の1割強の給付の引き上げに使うことが優先されるであろう．

　長寿安心年金は，任意加入の保険として設計せざるを得ないのであるが，そうした任意の制度に，所得と関わりなく一律定額の補助金を出すことにどのような理由付けが必要となるのか．さらには，税が投入される際には，財政使途の明確化の要請から，保険会社に対して付加保険料率の明示が求められることになろう．付加保険料率が明示された時，長寿安心年金制度への国庫負担投入の意味に関する議論が起こることになるのではないか．加えて，民間運営の長寿安心年金は積立方式で運営せざるを得ず，積立方式は賦課方式と違い，不確実性，すなわち経済学者フランク・ナイトの言う確率的に予測できないリスクへの対応力が弱いことなども議論の対象となるであろう＊．

　　＊『ちょっと気になる社会保障　V3』「第5章　社会保険と民間保険」および「第2
　　章　社会保障は誰のため？」における "Output is central という考え方" 参照．

81 頁へ戻る

医療政策で「需要」と「ニーズ」を使い分ける理由

普通は，オンラインへGO!!までわざわざ飛んでいかないですよぉという声もあるので，「医療政策で「需要」と「ニーズ」を使い分ける理由」『東洋経済オンライン』（2021年6月1日）より．

医療政策に関する文書の中では，「需要」ではなく「ニーズ」という言葉が意識的に使われる．

「需要」と「ニーズ」はまったく違う

たとえば，2013年の『社会保障制度改革国民会議報告書』には次のような記述がある．

1970年代，1980年代を迎えた欧州のいくつかの国では，主たる患者が高齢者になってもなお医療が「病院完結型」であったことから，医療ニーズと提供体制の間に大きなミスマッチのあることが認識されていた．

急性期治療を経過した患者を受け入れる入院機能や住み慣れた地域や自宅で生活し続けたいというニーズに応える在宅医療や在宅介護は十分には提供されていない．

知識補給図表6　医療ニーズと需要，そして提供体制改革の意味

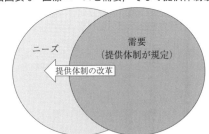

医療需要は，現実に顕在化したものであり，常に提供体制とマッチしている．ゆえに，需要に提供体制をマッチさせるなどという日本語は成立しない．しかしながら，ニーズに提供体制をマッチさせるという日本語は意味をなす．

なぜ「需要」ではなく「ニーズ」なのか？

　その理由は簡単で，顕在化している需要が患者の医療ニーズと必ずしも一致しないからである．かつてこの国では，医療需要を減らして介護需要のほうにシフトさせていくことを目的として介護保険が生まれたりもした．本当に存在していたニーズは，医療ニーズではなく介護ニーズだったからである．だが，医療需要は存在していた．

　目下展開されている医療政策の目標は，医療ニーズに提供体制をマッチさせることにある．それにより，医療の質を高めることになる．医療の質を高めるために提供体制の改革が必要と言い続けてきたことは，そうした理由による．

オンラインへ GO！
日本の医療は高齢社会向きでないという事実──「医療提供体制改革」を知っていますか？『東洋経済オンライン』（2018 年 4 月 21 日）

109 頁，124 頁へ戻る

内生的医療制度論という話，再び

　日本病院会が出す『日本病院会雑誌』は，毎年7月号に「銷夏随筆」を掲載
している．2022年7月号に書いた文章である．

> 　4年前の2018年の夏，盛夏の暑さをしのぐためのはずの「銷夏随筆」に「医療
> 制度は内生的であるという話」という，あまり涼しそうでない話を書いていた．
> そして，今年2022年の4月に，日医の会長に医療政策会議の議長として答申を行
> った「日本医師会医療政策会議／平成2・3年度報告書」にも，医療制度は内生的
> であるという話を書いていた．すると，それを読んだある県の医師会会長から，
> 「「医療制度は内生的であろうとする力学」という部分がよくわかりませんでした
> ので調べてみました．……経済学の理論なのだというところまでは理解できまし
> た．大事な理論のようなのでもう少し勉強します」との連絡があった．日常用語
> のように使っていた「内生的（endogenous）」が理解を阻んでいたことをはじめて
> 知り，私も「内生的」で検索してみたが，なかなか良い説明はなかった．そこで
> 次のような返事を出した．
>
>> 　医療制度，医療政策が内生的というのは，医療制度の外にある変数，ここで
>> は所得の変化が，それに相応しい制度や政策を自動的に形作っていくという
>> 話です．制度が医療費の水準を決めるのではなく，所得水準に見合った医療
>> 費の水準になるように，制度が選択されるという感じです．
>> 　内生的医療制度論に基づくと，所得の伸びが医療費の水準を決めるわけです
>> から，様々な組織を通じて誰が政策に関わってきても同じような制度になる
>> ということにもなります．そして60年代の高度成長期には，武見太郎会長で
>> なくても，医療費は伸びていたということにもなります．
>
> 　政治部の記者たちは，人の名前が大好きで，誰それがどうしたこうした，どん
> なところでなんと言ったというのが仕事なのだろうが，そうした人たちからみれ
> ば，内生的医療制度論はなんとも味気ない話にみえると思う．しかし世の中そう
> いうもの──そうした達観が，この論にはある．そして実際，医療政策の中長期
> 的な動向を予測しようとするとき，内生的医療制度論はよく当てはまるのである．
> 　ここで，内生的医療制度仮説が生まれてきた経緯を，再度確認してみよう．医

療経済学者のNewhouseは，どうしてこうした仮説を考えたのだろうか．それは，
1人当たり医療費の分析をしてみると，1人当たり所得が90%程度を説明してしま
い，高齢化のような医療ニーズを表す指標は影響がないというエビデンスが観察
されていたからであった．そこで，「制度要因は内生的である：医療の制度要
因——患者による自己負担の在り方，医療費の支払方式，病院経営の分権・集
権——は，内生的に取り扱われるべきであり，各国は自国の所得水準に相応しい
医療制度を，みずから発見するであろう」と論じていた．

　エビデンスと整合性を持つ仮説を他に立てるのは難しい．となれば……という
話を，医療政策会議の報告書に書いている．その報告書に私が書いた「日本の医
療政策，そのベクトルをパンデミックの渦中に考える」は，次の文章で終えてい
る．

　　　所得の伸びが鈍化し，財政制約が強まる中，「高齢化の進展により更に変化
　　する医療ニーズと医療提供体制のミスマッチを解消することができれば，同
　　じ負担の水準であっても，現在の医療とは異なる質の高いサービスを効率的
　　に提供できる」（社会保障制度改革国民会議（2013））方法があることを，医
　　療提供者グループは費用負担者グループに示し続け，率先して行っていく必
　　要があるのだろう．そうして国民全般との信頼関係を築いていきながら，新
　　たな財源調達の道を論じていく必要がある．……GDP比でみれば公的年金の
　　給付費は今後低下していくのに対して，公的医療・介護給付費の対GDP比は
　　増える．医療・介護の財源はやはりどうしても追加的に必要となってくる．
　　医療制度は内生的であろうとする力学に抗うかのような追加財源の調達は，
　　この国ではどれほど難しいことであっても，実現していかなければならない
　　課題である．
　　　医療・介護の関係者たちと共に今の時代に見合う世の中への財源調達の説
　　得のあり方，できれば支払い側が少しでも納得する方法を考えていく——今
　　はそれが医療・介護をとりまく政策のなかで最もと言って良いくらいに大切
　　なテーマであるように思える．

124 頁へ戻る

医師・患者関係と「患者の責務」規定

医師と患者の関係，患者の医療のかかり方について，社会保障制度改革国民会議の報告書には，次もある．

> ともすれば「いつでも，好きなところで」と極めて広く解釈されることもあったフリーアクセスを，今や疲弊おびただしい医療現場を守るためにも「必要な時に必要な医療にアクセスできる」という意味に理解していく必要がある．そして，この意味でのフリーアクセスを守るためには，緩やかなゲートキーパー機能を備えた「かかりつけ医」の普及は必須であり，そのためには，まず医療を利用するすべての国民の協力と，「望ましい医療」に対する国民の意識の変化が必要となる．

「国民の意識の変化が必要」——この文章を受けて，2014 年 6 月の医療法改正で，「国民は，良質かつ適切な医療の効率的な提供に資するよう，医療提供施設相互間の機能の分担及び業務の連携の重要性についての理解を深め，医療提供施設の機能に応じ，医療に関する選択を適切に行い，医療を適切に受けるよう努めなければならない」と，患者の責務が規定されている．

限りある医療資源の有効かつ効率的な利用に協力してもらいたいということである．大病院にいつでも行けることをかけがえのない価値と考えるのではなく，身近なかかりつけ医にいつでも相談ができること，その上で大病院へのアクセスもしっかりと開かれている医療の方が本当は良い医療，望ましい医療なのだということへの理解も深めてもらいたいということなのであろう．

128 頁へ戻る

日本の医療，固有の歴史的特徴と政策課題との関係

第3回全世代型社会保障構築会議（2022年3月29日）で話したことである．この日は，議題に対して話すことはあまりなく，下記の話や「あとがき」に載せた，社会保障は成長戦略であり，資本主義は社会保障に頼らざるを得なくなり，社会保障はワイズスペンディングだという話もしたりと．

2013年の国民会議の時に改革の道筋が示され，それ以降，新たに「地域医療構想」が作られ，それまで介護の世界にあった地域包括ケアを医療の世界にまで拡張し，さらに医療法の中で，「地域医療構想と地域包括ケアシステムの構築に資する役割を積極的に果たすよう努めなければならない」と規定された地域医療連携推進法人などが生まれました．

2013年から9年経ち，その間パンデミックもあったなか，あの時に示された改革の方向性の正しさは十分に認識されたと思います．問題は，当時意図されたほどには改革が進まなかったことです．

地域医療構想は，2025年を目標としていたので，今後すさまじく人口が減少していく2040年を目標としてバージョンアップする必要があります．そして同時に，改革を実行たらしめる手段のあり方も検討していく必要があります．

たとえば，本日の資料にある，都道府県のガバナンスの強化や，医療保険の見直し，加えて，国保の都道府県化の徹底，後期高齢者医療の都道府県化など，財政責任を含めて医療行政を都道府県に集約化していくこともそれに相当すると思います．

また，長く，医師偏在の深刻さが言われてきました．ただ，医師の地域偏在，診療科偏在は，自由開業医制，自由標榜制，フリーアクセスの条件が揃えば起こります．また，日本の医療は薄く広く人を配置していることが弱点と，今回広く知られたわけですが，出来高払い的な医療の下では，支払い側は単価を下げようとするのは当然ですし，提供側は薄利多売で対抗するのも当然で，結果，どうしても，薄く広くの特徴が生まれます．

偏在が問題である，薄く広くから「選択と集中」へということはみんなわかっているのですが，その症状を生む原因に触れないままで，目の前にある症状

への対症療法しか選択肢が与えられていなかった霞が関の人たちは，足かせをつけてマラソンをやるように言われているようで，この10年，少しかわいそうでした．

　フリーアクセスについては，「保険証一枚でいつでも，好きなところで」から，「緩やかなゲートキーパー機能」を整備して「必要な時に必要な医療にアクセスできる」という意味でのフリーアクセスの方向に変わってきましたが，他は手つかずのままです．

　偏在を強く問題視し，提供体制の改革に高い優先順位を置くのであれば，本当は，日本の医療，固有の歴史的特徴とみなされてきたことも，視野に入れなければならなくなります．

　　追記　2022年2月24日に，自民党の財政健全化推進本部では次のようなことも話していた模様．

　2013年の社会保障制度改革国民会議は，今の制度よりも，徹底した国保の都道府県化を言っていました．都道府県で国保保険料を一本化し，その保険料を県議会で決めることもイメージしていました．都道府県は何のためにあるのですか？　と問われたら，医療を行うためにあると答えられるようにしておきたかった．そうしないと，提供体制の改革はできません．しかしその後の制度設計は，かなり曖昧なものになりました．今後は，後期高齢者医療制度の都道府県化なども含めて，都道府県のガバナンス強化のルートからの地域医療構想は強く進めなければなりません．

　しかし，他のルートも併行して行っていっていいのではないかとも思っています．

　そのルートは，医療法で「地域医療構想の達成及び地域包括ケアシステムの構築に資する役割を積極的に果たすよう努めなければならない」と規定されている地域医療連携推進法人を推奨することです．地域医療連携推進法人という医療機関間の協調の場，提供者間のネットワークを，その地域の「社会的共通資本」とみなして，その整備を都道府県がサポートする．

　そしてできれば国も，地域医療介護総合確保基金の方から，支援を考えてみる．――そうしたソフトなルートからの医療提供体制の改革という道もあっていいだろうと思っています．

110頁，130頁へ戻る

医療情報の共有化を遮るもの

> 次は，あるところから，電子カルテシステムの改革についての提言を出そうと思
> うので，コメントがほしいと連絡がきたときの返事である．その提言は，国は医
> 療情報の標準の開発を進め，その標準を国の電子カルテシステムに必須の要件と
> すること，医療に関わる産業界は旧弊を改めデジタル改革を進めることなどから
> なっていた．

　全体的なご趣旨賛同いたします．そして実行の難しさを予測いたします．

　提言に書かれている「産業界」は，経済学的には「独占的競争市場」，もし
くは製品が差別化されている寡占市場ということになります．教科書的には，
次のように位置づけることができます．

知識補給図表7　市場構造のタイプ

出所：『クルーグマン　ミクロ経済学』（第2版）484頁．

　右下に描かれている独占的競争市場とは，たとえば，ショッピングモール
や空港にあるフードコートで，複数のファストフードのレストランが顧客の争
奪戦をしているような市場構造です．個々の企業の経営戦略は，製品差別化と
顧客の囲い込みです——標準化や互換性の向上は彼らの目的に反します．

　提言にある「産業界」が，どのような環境になれば，あるいは国などの政策

主体がどのように政策ベクトルを働かせれば，製品が差別化されていない（つまり標準化された）1つのシステムを作ることができるのか．

　もっとも，通常の市場であれば，標準化の実現には相当に強いパワー，既得権益を破壊することができるほどのパワーや，彼らの既得権益の逸失を補償することができるほどの資金等諸々が必要になることが予測されます．しかしながら，医療は公的価格の下にあります．公的価格の有り様を通じて，ベンダーにとってのこの市場の魅力を変えることができるとも言えます．

　引き続き，どのような状況になれば政策ベクトルのスカラーは小さくても目的の方向に産業界が自然に進んでいくようになるのかを考察したり，あるいは政策のあり方について考えていきたいと思います．

133 頁へ戻る

終末期の医療をめぐるこの十数年の大きな変化――いかに生きるかの問題へ

> 本論の脚注62で，2007年「終末期医療の決定プロセスに関するガイドライン」
> と，その見直しバージョンである2018年「人生の最終段階における医療・ケアの
> 決定プロセスに関するガイドライン」の話を書いている．およそこの10年の間
> に，医療をめぐっては大きな変化があった．そのことを端的に示す，町野朔上智
> 大学名誉教授の発言を紹介しておきたい．

「人生の最終段階における医療の普及・啓発の在り方に関する検討会」（2018年3月23日）において．

町野参考人　終末期医療の検討会は今回で7回目で，このような報告書も5つ目か6つ目になると思います．私は，2回目ぐらいからずっと関与させていただいている……．

最初は，「安楽死と自己決定」という，法律家好みのテーマからスタートし，ある程度，法律家の人も議論するということがあったのですけれども，これがだんだん医療・ケアの問題に変わってきた．恐らくこの方向は正しかったのではないかと思います．本人の意思の重要性については，最初はリビング・ウィル中心というところがあったのです．しかし，本人の意思を書面1枚で契約のように決めるという考え方は，検討会の回を重ねるごとに薄くなってきたように思います．このことも，やはり妥当なのではないだろうか．

もう一つは，これは，前々回ぐらいから出てきた話だと思いますけれども，この報告書の中にも強調されているように，終末期の医療・ケアは病院完結型ではないということです．これはかなり重要なところだろうと思います……．

最後に，終末期という言葉というのが，今や適切ではないのではないかと，つまり，死に方だけの問題ではなくて，それまでいかに生きるかと，要するに店じまいの問題だろうと思いますけれども，私が，今，それをまさにやらなけ

ればいけないわけですけれども，そういうことの問題になってきているので，死が遠くなっているということは，その点では，いいことなのかなと考えます．そう考えると，まだ，これから，この問題は発展し，変わっていくのではないかと思います……．

『ちょっと気になる医療と介護 増補版』へワープ‼

第17章　政治経済学からみた終末期医療

　ワープ先の文章は，日本医師会の第 XV 次生命倫理懇談会での講演録（2017年8月9日）である．当時，この日医の生命倫理懇談会と厚生労働省の「人生の最終段階における医療の普及・啓発の在り方に関する検討会」の委員であった（町野先生も両会議の委員）．ワープ先の「政治経済学からみた終末期医療」から少し紹介しておこう．

社会保障制度改革国民会議と QOD

『社会保障制度改革国民会議』の報告書は 2013年8月にまとめられました．そこに次のような QOD の記述があります．

『社会保障制度改革国民会議報告書』（2013年8月6日）32頁

・超高齢社会に見合った「地域全体で，治し・支える医療」の射程には，そのときが来たらより納得し満足のできる最期を迎えることのできるように支援すること——すなわち，死すべき運命にある人間の尊厳ある死を視野に入れた「QOD（クォリティ・オブ・デス）を高める医療」——も入ってこよう．「病院完結型」の医療から「地域完結型」の医療へと転換する中で，人生の最終段階における医療の在り方について，国民的な合意を形成していくことが重要であり，そのためにも，高齢者が病院外で診療や介護を受けることができる体制を整備していく必要がある．

……

QOD を高める医療

QOD，すなわち死に向かう医療の質を高めるためには，医療と介護が一体となって，地域包括ケアというネットワークの部分をしっかりと整備し，患者が信頼する「かかりつけ医」が身近にいて，そのかかりつけ医と家族と当人が，繰り返し，

みなさんご承知の ACP — Advance Care Planning について話し合いながら進めていくことができる体制が準備されないと難しいということになります．ACP については，終末期医療の病態，患者の意識，のみならず家族，介護者の気持ちの推移の不確実性，人生最終段階における意思決定問題の複雑性に対応できるあり得べき最善の方法だと考えられます．

いまひとつ，インタビュー記事を紹介しておけば

オンラインへ GO！

終末期医療，お金かかる論は「素人」 専門家がデマ批判『朝日デジタル』(2019年2月10日)

このオンライン記事は，次ではじまる．

「最後の1カ月間の延命治療はやめませんか？」．人生の最終段階「終末期」をめぐって，コスト削減と結びついた発言がやまない．これを，「最近はやりの「ポピュリズム医療政策」にのせられた論」と話すのが，政府の社会保障国民会議で委員を務めた権丈善一・慶応大商学部教授（社会保障・経済政策）だ．話は医療や介護の行く末にも及び，「費用を削減すべきだ」との論調にも疑問を呈した．

135 頁へ戻る

好事例か，それとも創造的破壊者か

しばしば，いや，とても頻繁に好事例の横展開とか水平展開という言葉を目にしたり聞いたりする．そこで想定されているのは，いったいどういう世界なのだろうか．

たぶん，こういうことではないか——目の前で展開されているゲームの参加者は，みんなで同じ目標を目指している．しかし，情報や着想力に秀でた誰かはそれができて，誰かにはできない．だから，できた人の事例を紹介して，できない人たちに模倣してもらい，多くの人にできるようになってもらう．

もしそうした世界があるとすると，模倣は創造よりもはるかに容易であるから，好事例として紹介されることは，どんどんと横展開されることになるはずである．ところがどうも，そううまく事は運ばないようなのである．

このあたりは，こう考えてみてはどうだろうか．

ほとんどの人たちは，最初からやりたくないからやっていない．そこにたまたま突然変異であるかのように，何らかの理由でやった者たちが登場してくる．このとき，そのことができた彼らを，第三者からみて好事例として持ち上げてみても，気が進まないと思っている大勢の人たちはまねるわけもなし——私には，昔から，そのように世の中が見えて仕方がない．

本論で挙げた地域医療連携推進法人やプライマリ・ケアの例もそうだとしたらどうなるか．我々や地域住民からみれば気持ちが良いくらいに好事例のように見える場合がある．ところが，現状で良しとする人たちから見れば好事例どころか，出る杭，余計なことをしているように見えるのではないか．

したがって，人が，そして政府が，好事例の横展開という表現を使うとき，私の中で立てられる問は，いわば，生物の進化の過程で突然変異のような形で生まれてきた創造的破壊者による制度の変革，制度の進化を政策的に促すにはどうすればいいのか，そうした問が考えるべき問として立てられることになる．こうした問の延長線上には，多数決でものごとを変えていくことの難しさも示唆するものがある，と昔から思っていたりもする．

145頁，154頁へ戻る

成長はコントローラブルなものなのだろうか

　アビジット・バナジー（2019年ノーベル経済学賞）はいみじくも「経済成長は
コントロールできないのです．……政策で成長率に影響を与えようとしても，
同時にたくさんのことはできません．たくさんのことをしたら，公的債務が爆
発的に増えてしまう．それほど大変なことにもかかわらず，やっても成長率は
変わらない．我々経済学者が言いたいのは，もう成長戦略にこだわるのはやめ
ましょうということです．成長戦略がうまくいく科学的根拠はないからで
す．……というのも研究によれば，既に裕福な国の経済成長は，基本的に国家
戦略には左右されないようなのです[96]」と論じている．こうした論は，経済学
者の間では特に新しいものではなく普通に共有されてきたものである．

　そうした中，成長はコントローラブルなもの，成長が起こらないのはデフレ
ゆえ，インフレ目標2%は金融政策で実現できるというナラティブ，ストーリ
ーを信じて異次元の金融緩和を展開していけば，市場の規律が弛緩し，資源配
分と所得分配がゆがめられ，成長戦略の名の下に財政を疲弊させることになる．
特に，金利も低く抑えられて補助金も豊富な市場，つまり規律が緩んだ市場が
10年も続けば，アニマルスピリッツ，起業家精神（entrepreneurship）が衰退
していく長期的な影響，潜在成長率の低下は看過できなくなる，と思うのだが，
このあたりは，年相応に私は，老子や荘子を読んでいてうなずけるものが増え
てきた．無為自然——金利，為替やビジネスの存亡などは市場の規律という
「道」に委ねて，短期ではともかく長期的には何もせずあるがままに任せる．
経済成長は技術の新陳代謝をいかにスムーズに行うかに強く依存するため，技
術の転換の過程で不利な状況に陥る労働者はしっかりと守るが，生産者は市場
という道に委ねる．そうした老荘思想に通じるような政策は，スウェーデンの
経済政策，特に積極的労働市場政策と連帯賃金制度からなるレーン＝メイドナ
ー・モデルを支える政策思想に近く見えるのであるが，彼の国の方が生産者は
アニマルスピリッツ，起業家精神を市場から求められ，生産者のモラルハザー
ドは抑えられる．ために，競争力が鍛えられる．また，2004年に初版を出し
た『年金改革と積極的社会保障政策』の中で経済成長論のサーベイを行った箇

96　アビジット・バナジー「日本は成長戦略にこだわるな」2020年9月7日『日経ビジネス』．

所の最後に，次のように書いている——「特筆すべき緻密な分析として知られる感応度分析を行った……Sala-i-Martin（1997）の論文タイトルは「私は200万回回帰分析を行った（I just Run Two Million Regressions）」であるのだが，彼の分析では，社会保障や政府の規模と経済成長率との間に何らかの傾向があることは観察されていない」（第2版，162頁）．そして「ソローの経済成長モデルに，教育水準で代理される人的投資水準を組み込んでモデルの適合度を高め，大きな反響を呼んだ1992年のMankiw, Romer and Weil（1992）の分析では，日本を含む22OECD諸国を対象とした方程式のなかで，成長に有意な影響を与えたのは人的資本のみであり，資本形成さえ有意な結果を示していない」（第2版，229頁）．人への投資，そのためには分配は平等である方が望ましいのだが，そういう当然のことがようやく言われるようになったことは，成長論議の中では意味のある動きである．さてさて……．

と言っても，ただし……，という話はある．『ちょっと気になる政策思想』にはそのあたりをいろいろと書いている．まず，そこで紹介している，ピケティの論を見てみよう．

> 「過去の［1人当たり産出の］成長は，たしかに目を見張るものとはいえ，ほぼ常にかなりゆっくりした年率で生じており，通常は年率1-1.5%程度の成長でしかなかったのだ．それよりも目に見えて急速な，年率3-4%の成長が起こった歴史的な事例は，他の国に急速に追いつこうとしていた国で起こったものだけだ．……重要な点は，世界の技術的な最前線にいる国で，1人当たり産出成長率が長期にわたり年率1.5%を上回った国の歴史的事例はひとつもない，ということだ．……この現実をぜひとも念頭においてほしい．多くの人々は，成長というのは最低でも年3-4%であるべきだと思っているからだ．すでに述べた通り，歴史的にも論理的にも，これは幻想にすぎない．」　　　　　　　ピケティ『21世紀の資本』99頁
> 「実は，1980年あたりに始まった経済自由化も，1945年に始まった国家介入主義も，そんな賞賛も責めも受けるいわれはないのだ．フランス，ドイツ，日本は，どんな政策を採用していようとも，1913-1945年の崩壊の後で，イギリスと米国に追いついた可能性がきわめて高い（この一文に誇張はごくわずかしかない）．せいぜい言えるのは，国家介入によって何も被害は生じなかったということだ．同様にひとたびこうした国々が世界の技術最前線に躍り出たら，イギリスや米国に勝

る成長率は実現できなくなったのも，図が示す通り．

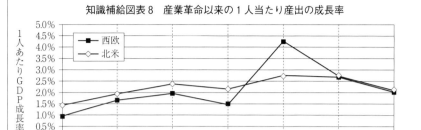

知識補給図表8　産業革命以来の1人当たり産出の成長率

1人当たり産出の成長率は，1950-1970年にはヨーロッパで年率4％を超えたが，その後アメリカの水準に戻った．

　こうした富裕国の成長率がおおむね同じくらいになったのも，不思議でもなんでもない」　　　　　　　　　　　　　　　　　　ピケティ『21世紀の資本』105頁

そして，『ちょっと気になる政策思想』には，次の文章がある．

模倣と創造と経済成長
キャッチアップという「模倣」と「創造」は根本的に違うということは，これまで繰り返し言ってきた．その違いが高度成長と安定成長の違いをもたらすことになる．……いまのように「世界の技術最前線に躍り出た」日本で，かつてのような経済成長は起こせるものという観点から，国民が将来を選択するのと，そうではないという観点から選択するのでは，おのずと選ばれる社会経済政策に違いが生まれてくる．そうした選択に影響を与える根源的な観点については，パラダイムという大げさな言葉を使う必要はないのであるが，いまこの国で，たしかにその切り替えが求められている．　　　　『ちょっと気になる政策思想　第2版』273頁

　ちなみに，OECDは，2015年の報告書 *In It Together: Why Less Inequality Benefits All* の中で，格差は経済成長を損なう，再分配後の格差（可処分所得のジニ係数）が大きいほどOECD諸国の成長率が押し下げられる，税や社会保障による再分配それ自体は成長を阻害しないという分析結果を示していたりもする．

　そして『ちょっと気になる政策思想』では，次のように言っている．

> 僕自身は，知識も技術も生活水準も成熟社会の仲間入りをしている日本では，労働市場での一次分配の改善を図り，所得の再分配を強化し，今よりも社会サービスを充実させるほうが，わずかにでも成長力を高めるとは考えています．
>
> 『ちょっと気になる政策思想 第2版』37頁

　こうしたストーリーは，もう，随分と長く言ってきたことであり——このあたりの考え方は，本書の「図表93　右側の経済学と左側の経済学の世界とそれぞれの経済政策」（257頁）を参照されたい．また，このあたりの問題意識は，長く次のようなものであった．

オンラインへGO！

日本経済はどんな病気にかかっているのか——政府の成長戦略は「やった振り」で終わる『東京経済オンライン』（2019年10月31日）

221頁，259頁へ戻る

高齢者は経済の宝，社会保障で地方創生は可能 ——「灌漑施設としての社会保障」という考え方

この知識補給のタイトルは『東洋経済オンライン』記事からの紹介になる．このあたりの考え方は，けっこう重要なポイントなので，オンラインへGO!!としても紹介し，その一部を知識補給としても紹介ということで．

オンラインへGO!

高齢者は経済の宝，社会保障で地方創生は可能——「灌漑施設としての社会保障」という考え方『東洋経済オンライン』(2020年11月19日)

オンラインへGO!

医療維新「全世代型社会保障検討会議報告書を読み解く」vol.6　高齢者を呼ぶ「灌漑事業」こそ，地方創生『m3.com』(2021年2月1日)

おっと，その前に，第14章第5回「社会保障の再分配機能」を予習しておいてもらいたい——是非とも．では，はじめよう．

地方創生と社会保障

さて，こうした所得の再分配を行っている社会保障の観点から見ると，ある地方に，高齢者がひとりいるということは，その地域に高所得地域から所得を移転してくれる経済主体がひとりいるということになる．しかも，高齢者ひとりは，医療，介護のサービス需要も持っているのであるから，高齢者がいれば，医療介護方面での労働需要も大いに生まれる．さらには，医療介護は，公定価格であるため（介護には若干の地域差はあるが），地方での実質価値は高くなる．

普通に考えれば，高齢者がひとり地方にいるということは，高所得地域の所得がその地方に移転しているという話になる．ならば，積極的に，高齢者を地元に誘致する政策を考えることが，勝算の見込みの高い立派な経済政策となる．

地方創生——この言葉はこれまで成果を上げられなかったイメージが強いためにあまり使いたくないが，未来への期待を込めて用いるとすれば——これまでの「地方創生」というのは，得てして，若者をいかに呼び込むかということに着目されがちである．

　県や市町村の財政担当者から見れば，自分の地域での高齢者の増加は，医療介護の地方負担分が増えるだけではないかと愚痴の一つも言いたくなるだろうことはわかる．しかしながら，高齢者たちは，社会保障という所得再分配機構を通じて，日本の高所得地域から所得を持ってきてくれる，いわば，経済の宝なのである．

　知り合いの地方の県医師会会長は，「今ではもう高齢者のなり手さえいなくなっている」と話していたが，これはその地方経済にとってかなり痛い．

高齢者に魅力ある町づくり

　とはいえ，高所得地域に住む現在の高齢者，もしくは将来の高齢者に，喜んで地方に移ってきてもらうためには，どうすればいいのか？

　考えられうる一つの策は，高齢者が住みよい町をしっかりと準備するというものである．そのためには，安心して高齢期を過ごすことができる条件として長年考えられてきた医療介護の一体的なあり方，すなわち地域包括ケアの充実が重要となる．

オンラインへ GO！
日本の医療は高齢社会向きでないという事実──「医療提供体制の改革」を知っていますか？『東洋経済オンライン』（2018 年 4 月 21 日）

　高齢者が多くなると，医療介護のニーズは増える．とはいえ，医療介護というエッセンシャルワーカーばかりが多くなる町づくりというのも考えにくい．ところがいま，日本中でリモートワークの可能性も広がってきており，国民経済の中で重要性が増すばかりの「アイデアの生産」には，人口が一極集中している東京圏との距離というものがあまり関係なくなりつつある．

　さらにはいま，航空業界をはじめとして，産業構造の転換の中で労働力が不足している領域への移動が準備されつつある．

……

　社会保障というのが，私には昔から，灌漑施設に見えて仕方がない．そして積極的に社会保障を展開していく積極的社会保障政策が，今の時代，かなり有効な成長戦略だと論じ続けてきた（2004 年に出した『年金改革と積極的社会保障政策』参照）．そうした観点から，「灌漑施設としての社会保障」という文章を書いているので紹介しておこうと思う．

　要するに，現代の資本主義は，基礎的消費の社会化を図る社会保障という水路を全国に張り巡らし，その地域地域の田畑に必要な水を流して，土地を青々と茂らせる「灌漑施設」としての再分配政策に頼らなければ成長も難しいのである．

　2011 年 2 月 15 日に，自由民主党の国家戦略本部第 1 分科会「成長戦略」で話をしたときの演題は，「灌漑政策としての社会保障──呼び水政策と灌漑政策との相違」であった．呼び水政策はひろく知られた言葉であり，1 回限りの財政支出追加によって総需要が拡大し，それに民間経済活動が刺激され，消費や投資が誘発される可能性にかけた政策である．

　しかし，灌漑政策とは，上述のように，基礎的消費部分を社会化することにより，広く全国に有効需要を分配するための経済政策のことである．それはちょうど，2019 年末，中村哲さんをおそった突然の出来事の後に，繰り返しテレビで放映されていた，彼がアフガニスタンに作った灌漑施設にも似て，絶え間ない水の流れが砂漠を青々とした緑の大地としたように，今の国民経済に作用するのである．

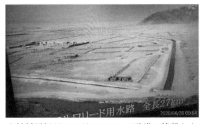 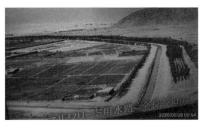

中村哲医師がアフガニスタンの砂漠に建設した灌漑施設　　やがて，絶え間ない水の流れが緑の大地を作った

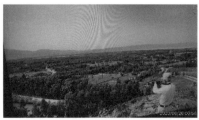

画像右下の人物は中村哲医師．「良心の実弾——医師・中村哲が遺したもの」（九州朝日放送制作，2020年5月29日放送）を筆者が撮影．ペシャワール会，九州朝日放送の許可の下，掲載．

日本医師会・平成30年・令和元年度医療政策会議報告書
『人口減少社会での社会保障のあるべき姿』43頁

「日本版CCRC」という，東京圏から地方に高齢者の移住を勧める話も言われているが，その議論には，健康寿命とか，高齢者をサービスの受け手から支え手としての役割へ，などの言葉が散見し，どうも，社会保障政策の再分配機能を正確に把握したうえでの話に聞こえてこない．

社会保障が，灌漑施設として国民経済の中で機能することを理解すれば，老人は宝に見えてくるようになり，未来に対して結構おもしろい絵を描くことができる．

医療・介護を中心とした本格的な町づくりを，医療・介護界と自治体が一緒に同じ方向を向いて積極的にやってみる——進みが遅い医療介護の一体改革にも加速度がつき，そこには愉快で明るい世界が広がることは確実である．

258頁へ戻る

気質と理屈，どっちが先か？

　ガルブレイスが1958年に出した『ゆたかな社会』は，いわば公共サービス擁護論である．その本は，保守主義的気質を持つ研究者を刺激することになる．その1人，タロック——ブキャナンとともに公共選択論の創始者として位置づけられる人物——の回想録をみてみよう．

> 「ジョン・ガルブレイスの『ゆたかな社会』．わたくしはその本を読んではいないのだけれども，レビューを読んでみて，かなり苛立った．そして民間企業と同じように政府も過剰支出するのだということを証明することを心に決めた．その成果が，多数決の問題（problem of majority）であり，これから，『公共選択の理論——合意の経済論理』（*The Calculus of Consent*, 1962）が生まれた[97]」．

　この『公共選択の理論』は，ブキャナンとタロックによる共著であり，公共選択学派の代表者としてブキャナンが1986年にノーベル経済学賞を受賞する際に高く評価された経済理論の書物である．だが，そのなかには，ガルブレイスの名も，『ゆたかな社会』という書名も出てこない．

　タロックは，感情やイデオロギーで立ち位置が決まって，それからイデオロギーになじみの良い理屈，理論を作っていたわけだが，そうした状況が，ことさら特殊ではないように思えるのが，人という生き物のように思えるわけである．

　どうも世の中を見ていると，人はまず気質やイデオロギーに基づいて心の居心地のよい立場を決め，その後，確証バイアスに基づきながら自分が決めた立場に都合のよい証拠をひたすら探し求めるゆえに，思想の違いは，理論や議論で正すことはできそうにない．だからそうしたことを熟知した先人の多くは，自らが説く理論の普及を，思想的には白紙に近い次の世代に求めてきたとも言えるのであろう——ダーウィン然り，マックス・プランク，ケインズ然り．

97　Tullock（1988），*Wealth, Poverty, and Politics*, New York: Basil Blackwell, p. 3.

『ちょっと気になる政策思想 第2版』へワープ!!

ダーウィン, マックス・プランクとパラダイム・シフト (259頁)

265頁へ戻る

どうして，連帯基金？

　ここは，『ちょっと気になる医療と介護　増補版』「知識補給　子育て支援連帯基金構想」にワープ‼　と行きたいところだが，その本を持っていないと，子育て支援関係者から言われるようにも思える．ということで，先方の文章の幾分かをこっちにワープしてきてもらうことにする．

『東京新聞』（2017年6月24日）より

論説委員が聞く　上坂修子

> 「子育て支援の財源，誰が負担？—みんなで支える」
>
> 少子高齢化への対応策として，小泉進次郎氏ら自民党の若手が提案した「こども保険」構想が注目を集めています．これをサポートする形で，権丈善一慶應大商学部教授は同党特命委員会で公的年金，医療保険，介護保険の3つの制度から拠出する「子育て支援連帯基金」創設の話をしました．子育て支援策の財源確保はどうあるべきか考えました．

上坂　年金，医療，介護という高齢期に関わる社会保障が専門の権丈さんが子育て支援のための基金を創るという新構想を提案されたことに驚きました．

権丈　だって，年金，医療，介護政策というのは，日夜，少子高齢化問題との格闘ですよ．例えば，年金の財政検証が5年に1度行われています．そこで試算される将来の給付額は，出生率，つまりは将来の労働力の数と賃金の水準，要するに労働力の質によって決まります．こうした関係は，医療，介護保険も同じです．公的な年金，医療，介護という3つの制度は，自分の高齢期にずしんと重く集中する支出を若いうちから負担しておき，生涯の消費支出を平準化するという役割を果たしています．そうしたことは老齢年金だったら分かりやすいんですけど，医療でも65歳以上の人たちが医療費の6割ほどを使っていますし，介護だと98％を65歳以上の人が使っています．医療，介護，年金みんな同じですね．

上坂　「子どもが必要な保育・教育を受けられないリスクを社会全体で支える」という小泉氏のこども保険の理念には大いに賛同していますが，課題も多いと感じていました．権丈さんの案の方が理解が得られやすいと思います．

権丈　このご時世に財源調達の話を盛り上がらせたのは大したものですね．こど

も保険という賛否両論で白熱するネーミングが良かったんだと思います．みんなで大いに明るくアイデアを出し合えばいいと思う．

彼ら若い人たちが年金保険料に上乗せして子ども保険をと提案していたので，この国最大の国難に立ち向かう大役を，年金ばかりに任せないで，医療や介護も加えてほしいんだけどと，自民党特命委で話をしてきました．年金にだけ良い格好させるわけにもいかないでしょう．それに高齢者からは自分たちも参加して，この国の未来のために貢献したいという声もある．

上坂　小泉氏も「非常に意義のある提言」と言っていました．権丈さんの新構想は「少子化対策を進める→将来の給付水準が高まる」とした点が説得力があります．

権丈　僕は説得力を高めるためにそう言ったのではなくて（笑），単なる制度上の事実を言っただけ．構想自体は簡単な話で，公的年金保険，公的医療，公的介護という，主に人の生涯の高齢期の支出を社会保険の手段で賄っている制度から，自らの制度における持続可能性，将来の給付水準を高めるために子育て支援基金に拠出し，この基金がこども子育て制度を支えるという話です．この時，介護保険は20歳まで被保険者を対象として，若い人たちが自分も利用する機会のある子育て制度を支える仕組みにした方が分かりやすいよね．

よく，子育て支援は，本来，税でやるべきだという声もあるけど，「本来」とか「そもそも」に続く話で，世の中，役に立った話は聞いたことがない．

上坂　加えて雇用保険も絡んでくるのですね．

権丈　仕事と家庭の両立支援を行っている雇用保険とのバランスと連動をはかりながら進めた方がいいとも思います．2013年の社会保障制度改革国民会議の報告書には「企業における両立支援の取り組みと子育て支援の充実は車の両輪であり両者のバランスと連動を担保する」必要があると書いてあるけどその通りだと思うんですよね．

知識補給図表9　権丈教授が考える「子育て支援連帯基金」のイメージ

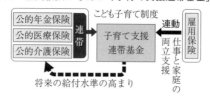

ついでに言うと，報告書には「切れ目なく全世代を対象とする社会保障への転換を目指すべきである．その際，全世代型の社会保障への転換は，世代間の財源の取り合いをするのではなく，それぞれ必要な財源を確保することによって達成を図っていく必要がある」と，とてもまともなことも書いてあります．

上坂　高齢者と若年者の「世代間対立」が激しくなっているようで危惧しています．

権丈　子育て支援の財源というとなぜか多くの人が高齢者の社保保障を削って持ってこいと言うのだけど，別にこの国の一人一人の高齢者が他の先進国と比べてゴージャスな給付を受けているわけではないですから．

医療，介護，年金の給付が増えてきたのは，受給者である高齢者の数が増えてきたからだし，これからも増え続けます．日本は人類未到の高齢社会のトップを猛スピードで走っているのだから，仕方ないですよ．医療，介護，年金の効率化を図ってサービスの質を上げる努力は絶対に必要．でもこれを減らして子育て支援へということをやっていたら，自分が年をとった時に自分や家族が結構，つらい目にあいますよ．

高齢者だ，勤労者だ，若者がとか言うのは，今時，あんまりかっこいい話ではないと思います．みんな年をとって高齢者になるのだから，自分が年をとっても，悲しい余生とならなくてもすむように，今の若い人たちと高齢者が話し合いながら折り合いをつけていった方が，良いと思うんですけどね．

上坂　保険料の負担増につながるため，企業側は難色を示すと思います．

権丈　経済同友会（同友会）に先月（2017年5月）呼ばれた時「合成の誤謬」の話をしました．個々には妥当であるとしても，全体を合計すると不都合が生じるという話です．かつては，個別資本にとって都合の良い低賃金労働を推し進めていけば，労働力が再生産できなくなって不都合なことが生じるから，個々の資本が反対しても総資本の立場から労働者保護を進めるべきだという「大河内理論」というのがありました．もっと言えば，19世紀末のビスマルクは，この体制を守るために第一の恩恵を被っている経営者も責任を果たすべしと，企業に負担を求めた．すごい政治家ですね．

上坂　最近の経済界の主張の多くは短期的な利潤を追求するためだけのものと感じます．

権丈　同友会とか経団連というのが，個々の企業の要望である短期的な利潤極大

化を求める市場の声に拡声器をつけるだけの団体だったら，民主主義の力で市場の力を抑えていくしかないと思います．

でも，経済界の大きな団体はそういう存在ではなく，大所高所，長期的な持続可能性を視野に入れた観点から合成の誤謬を調整・解決する役割を果たしてくれるのが存在意義でしょう．

同友会が昨秋に出した「未来への希望を拓（ひら）く税制改革」などは，そうした観点からの提言だと高く評価しています．

それに公的年金保険，医療保険，介護保険の存在理由を今さら論じる必要はないとも思います．これらの制度はこの国の人たち，労働者が尊厳をもって生涯を全うするために重要です．そしてこうした制度の将来の給付額，より充実したサービスは積極的な子育て支援によって高まる．だから日本人全員で連帯して支えようという話です．

上坂　日本の少子化は危機的な状況にもかかわらず，対策は進みません．

権丈　1989 年の出生率が過去最低となった翌年に「1.57 ショック」とネーミングして，少子化対策をやろうとした．そうしたらバブルが崩壊して，何もできなくなった．これは不幸なわけですよ．

　ちなみに，人生 100 年特命委で話した「子育て支援連帯基金」というのは，これまで繰り返し論じてきて，「年金と医療介護の類似性」という考え方の応用編である．医療や介護というのは，高齢期に支出が集中する費用，そうした消費支出を生涯で平準化する，消失の平準化（consumption smoothing）という役割を果たしている．その意味で，年金も同じである．現在の公的年金保険も公的医療保険・介護保険も，人々の高齢期に集中する支出を賄うための負担が，ある個人や家族に集中したり，人生における，ある年齢期に集中したりすることのないよう，より多くの人に，より長く関わってもらうように設計された長期保険である．

　次は，人生 100 年特命委で報告した際に用いたスライドである．

年金・医療・介護の類似性

・現在の公的年金保険も公的医療保険も，人々の高齢期に集中する支出を賄うための負担が，ある個人に集中したり，人生におけるある年齢期に集中したりすることのないよう，より多くの人により長く関わってもらうように制度設計された

ものです．そしてこの国では，かなり残念な特徴ではありますが，税よりも保険財源の方が制度の安定化を図ることができることは，過去においては経験済みで，そして次章以降で論じるように今後はその傾向は一層増していくことが予想されます．

権丈（2018）『ちょっと気になる医療と介護　増補版』185 頁

> これら制度の持続可能性，具体的に言えば，将来の給付水準の高さは，将来の労働力の質と量に依存．つまりは，公的年金，医療，介護にとって，自らの制度のために子育て支援施策が極めて重要になってくる．

　人生 100 年特命委で報告した時，こども保険を提唱していた「2020 年以降の経済財政構想小委員会」の委員長代理・小泉進次郎さん，事務局長・村井英樹さん，事務局次長・小林史明さんたちは，配布したスライドの中の「これらの制度の持続可能……公的年金，医療，介護にとって，自らの制度のために子育て支援施策が極めて重要」というところに，そろって，スッ！　と線を引いていたのが印象的であった．

　「2020 年以降の経済財政構想小委員会」とは，2015 年度補正予算案に，低所得の高齢者に 1 人当たり 3 万円を支給する臨時給付金が計上されたことについて，少子化対策が大事と言いながら高齢者向けの政策が優遇されすぎではないかと小泉さん，村井さん，小林さんら若手議員から指摘が相次いだのがきっかけとなって，翌年 2 月に立ち上げられた小委員会である．2016 年 4 月から 2017 年 3 月にかけていくつかの政策提言を行う中，2017 年 3 月に「こども保険」が提言された．2017 年 4 月，小委員会の提案の具体的な検討に向けて，茂木敏充政調会長を委員長とした「人生 100 年時代の制度設計特命委員会」が発足している．

274 頁へ戻る

年金積立金を用いた国民皆奨学金制度の合理性

　公的年金の積立金を使って国民皆奨学金制度を創設する．この話は，子育て支援の話をする際には，いつも資料をつけて話している．それも，随分と前からである．

　その時には，だいたい，次のような説明をしている．

　時は2008年．当時，福田内閣の下で社会保障国民会議というものが開催されていた．6月にまとめられた，その名も「中間取りまとめ」に次の文面があった．

> 第一分科会（所得確保・保障（雇用・年金））
> 公的年金制度を若者を含めた国民全体のものであるととらえる視点をもつことがなによりも大切である．このため，とくに若年層の現行制度に対する世代間格差感に配慮することは重要で，育児期間中の保険料免除といった形で年金制度が育児支援を行ったり，あるいは会計的な透明性に留意しつつ積立金を活用した若者（就労機会や能力開発機会に恵まれなかった者も含む）に対する奨学金制度を創設したりするといったことなども検討に値する．

　将来の公的年金の給付水準を上げる方法のひとつとして，公的年金の積立金を人への投資，つまり奨学金を作るという方法を，社会保障国民会議の委員であった宮武剛先生（当時，目白大学教授）と私は考えていた．会議でも発言して，中間取りまとめに，上述のことが書かれるところまでいった．

　ところが，年金の積立金は年金だけに使うのが良いという発言があって，最終報告書まで残ることができなかった．

　しかしながら，次の知識補給図表10に書いているように，公的年金の仕組みを理解すれば，公的年金の積立金で奨学金制度を準備することは，年金被保険者の利益となんの矛盾もなく，実に合理的なのである．

　『ちょっと気になる社会保障　V3』には，「およそ100年先までの公的年金保険の給付総額に積立金が貢献する割合は，平均すると1割程度にすぎません．将来の年金給付水準を上げるのに最も有効な策は，保険料収入の増大をもたら

知識補給図表 10　年金積立金を用いた国民皆奨学金制度の合理性

財政検証で前提としている概ね100年間を平均すれば，給付の約9割が保険料と税金で賄われる．

図　公的年金の財源の内訳 ケースⅢ
財源
合計　2400兆円

つまりは，将来
の人的資本から

保険料　1,670兆円（70％）

積立金から得られる財産　210兆円（9％）
（積立金の取り崩し及び運用収入）

1割程度

国家負担　520兆円（22％）

2019（令和元）年度末

「およそ100年先までの公的年金保険の
給付総額に積立金が貢献する割合は，平
均すると1割程度にすぎません．将来の
年金給付水準を上げるのに最も有効な策
は，保険料収入の増大をもたらす賃金の
引き上げや，それにつながる人的資本の
充実だと言われるゆえんです．」

出所：権丈（2020）『ちょっと気になる社会保障　V3』32-33頁.

す賃金の引き上げや，それにつながる人的資本の充実だと言われるゆえんです」と書いている．この「人的資本の充実」のために，年金積立金を使う．人への投資も増えて，この制度を利用した人たちの将来の所得も上がり，勤労世代の所得に連動した高齢者の年金給付水準も高まる．

さらに，この奨学金の返済を所得連動返済型教育ローン，いわゆる将来時点での応能負担での出世払いローンという方法で，回していく．このことは，次のように理解することができる．

つまり，消費の平準化（consumption smoothing）を果たす公的年金が，今の自分から将来の引退した自分に所得を再分配するのとは逆で，所得連動返済型教育ローンは将来の自分から，将来時点での応能負担で教育を必要としている若い頃の自分に再分配をする通常とは逆向きの社会保険と考えることができる．

教育国債という話もあったりするが，将来世代への教育投資の財源として年金積立金もひとつの選択肢になり得る──こういう話を，これまで繰り返ししてきたものである．

277 頁へ戻る

事 項 索 引

人 名 索 引

著者略歴

権丈　善一（けんじょう　よしかず）

慶應義塾大学商学部教授　博士（商学）

1962 年福岡県生まれ．1985 年慶應義塾大学商学部卒業，1990 年同大学院商学研究科博士課程修了．嘉悦女子短期大学専任講師，慶應義塾大学商学部助手，同助教授を経て，2002 年より現職．この間，1996 年～1998 年ケンブリッジ大学経済学部訪問研究員，2005 年ケンブリッジ大学ダウニグカレッジ訪問研究員．

公務では，社会保障審議会，社会保障国民会議，社会保障制度改革国民会議，社会保障制度改革推進会議，全世代型社会保障構築会議の委員や社会保障の教育推進に関する検討会の座長など．

主要業績に，『ちょっと気になる政策思想——社会保障と関わる経済学の系譜　第 2 版』(2021 年)，『ちょっと気になる医療と介護　増補版』(2018 年)，『ちょっと気になる社会保障　V3』(2020 年)（以上，勁草書房），『年金，民主主義，経済学——再分配政策の政治経済学Ⅶ』(2015 年)，『医療介護の一体改革と財政——再分配政策の政治経済学Ⅵ』(2015 年)，『社会保障の政策転換——再分配政策の政治経済学Ⅴ』(2009 年)，『医療政策は選挙で変える——再分配政策の政治経済学Ⅳ［増補版］』(2007 年［初版 2007 年］)，『医療年金問題の考え方——再分配政策の政治経済学Ⅲ』(2006 年)，『年金改革と積極的社会保障政策——再分配政策の政治経済学Ⅱ［第 2 版］』(2009 年［初版 2004 年，労働関係図書優秀賞］)，『再分配政策の政治経済学Ⅰ——日本の社会保障と医療［第 2 版］』(2005 年［初版 2001 年，義塾賞］)（以上，慶應義塾大学出版会），『医療経済学の基礎理論と論点（講座 医療経済・政策学　第 1 巻）』（共著，第 1 章「医療経済学の潮流」第 7 章「総医療費水準の国際比較と決定因子をめぐる論点と実証研究」，勁草書房，2006 年），翻訳として V. R. フュックス著『保健医療政策の将来』（共訳，勁草書房，1995 年）などがある．

URL　http://kenjoh.com/

権丈　英子（けんじょう　えいこ）

慶應義塾大学商学部卒業，慶應義塾大学大学院商学研究科博士課程単位取得退学，アムステルダム大学大学院経済学研究科博士課程修了，Ph.D（経済学）．アムステルダム大学研究員，亜細亜大学准教授等を経て

現　在　亜細亜大学経済学部教授

公　務　労働政策審議会雇用環境・均等分科会，同労働条件分科会，仕事と生活の調和連携推進・評価部会，社会保障審議会児童部会等の委員を歴任．現在は地方財政審議会地方公務員共済組合分科会，財政制度等審議会財政制度分科会，中央最低賃金審議会等の委員

著　書　*Balancing Work and Family Life in Japan and Four European Countries* (Thela Thesis, Amsterdam, 2004)，『ちょっと気になる「働き方」の話』（勁草書房，2019 年），共著に *Social Policies, Labour Markets and Motherhoods* (Cambridge University Press, 2008)，『国際比較の視点から日本のワーク・ライフ・バランスを考える』（ミネルヴァ書房，2012 年），『（社会福祉学習双書 2022）社会福祉の原理と政策』（全国社会福祉協議会，2022 年）等．

もっと気になる社会保障
歴史を踏まえ未来を創る政策論

2022 年 9 月 20 日　第 1 版第 1 刷発行

著　者　　権丈善一
　　　　　権丈英子

発行者　井　村　寿　人

発行所　株式会社　勁　草　書　房

112-0005　東京都文京区水道2-1-1　振替　00150-2-175253
（編集）電話 03-3815-5277／FAX 03-3814-6968
（営業）電話 03-3814-6861／FAX 03-3814-6854
本文組版 プログレス・平文社・中永製本

ISBN978-4-326-70125-4　　Printed in Japan

＊落丁本・乱丁本はお取替いたします。
　ご感想・お問い合わせは小社ホームページから
　お願いいたします。

https://www.keisoshobo.co.jp

勁草書房

＊表示価格は 2022 年 9 月現在．消費税 10% が含まれております．